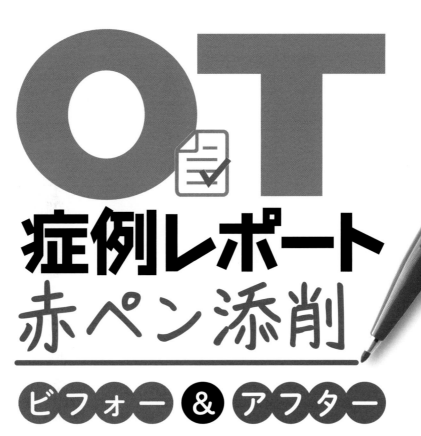

OT症例レポート赤ペン添削

ビフォー & アフター

編集

岡田　岳，長谷川明洋，照井林陽

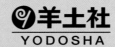

謹告

　本書に記載されている診断法・治療法に関しては，発行時点における最新の情報に基づき，正確を期するよう，著者ならびに出版社はそれぞれ最善の努力を払っております．しかし，医学，医療の進歩により，記載された内容が正確かつ完全ではなくなる場合もございます．

　したがって，実際の診断法・治療法で，熟知していない，あるいは汎用されていない新薬をはじめとする医薬品の使用，検査の実施および判読にあたっては，まず医薬品添付文書や機器および試薬の説明書で確認され，また診療技術に関しては十分考慮されたうえで，常に細心の注意を払われるようお願いいたします．

　本書記載の診断法・治療法・医薬品・検査法・疾患への適応などが，その後の医学研究ならびに医療の進歩により本書発行後に変更された場合，その診断法・治療法・医薬品・検査法・疾患への適応などによる不測の事故に対して，著者ならびに出版社はその責を負いかねますのでご了承ください．

序

　作業療法士になるためには、臨床実習が必須であり同時に実習課題としてレポートの作成が必要となっています。また、症例レポートの作成はライセンスを取得後も院内カンファレンスや症例検討や報告会、学会発表など私たちの仕事には必要不可欠なことでもあります。しかし、誰でも初めから簡単に書けるわけでもなく、それぞれが苦労しながらその技術を習得しています。そして、その初めての苦労が臨床実習中の症例レポートとなります。私も約20年前になりますが、非常に苦労した記憶があります。さらに実習指導者としての立場として学生指導をするなかでも、どのように指導すればよいのか悩んだ経験ももっています。

　苦労をする新人セラピストや学生に共通して見られるのは、知識や経験不足、レポート作成のための統一した書き方や指導の方法がないことも要因の1つだと考えられますが、レポートの書き方のコツを知らない人が多いように思えます。そのため、実習は「辛いもの」「苦しいもの」という認識に陥ってしまい、本来の実習の意味を失ってしまっている学生が多いように思えます。したがって、そのコツさえわかれば「苦労の実習」ではなく「身になる実習（ためになる実習）」になるのではないかと考えられます。

　本書はPT版「PT症例レポート赤ペン添削　ビフォー＆アフター」の姉妹編として、実際の症例レポートを通して、「どこがダメで、どのように直せばよいのか」を赤ペンで添削指導していく書籍として企画されました。

　本書の主な特徴は、学生のレポート指導のなかでよく見られる間違いに対して、読みやすく、かつ内容の理解ができるような書き方を赤ペンで添削指導し、添削部分を添削前（Before）・添削後（after）として比較できるように示すことで、学生の立場と実習指導者の立場、両者にとって理解しやすい構成になっています。また、学生だけではなく、ライセンス取得後の臨床現場においても、院内カンファレンスや学会報告でも役立つものになっています。

　章立ては、臨床実習で担当する可能性が高い疾患を、身体障害領域、精神障害領域、高齢期障害領域、発達障害領域の4つの領域で、それぞれ厳選しました。

　2017年には、理学療法士・作業療法士学校養成施設カリキュラム等改善検討会の設置があり、そのなかで臨床実習のあり方について、診療参加型の実習形態が明示されています。今後、実習形態の変更とともに実習課題も変更になる可能性がありますが、完全移行までは現在の実習形態をとるところも多いと思います。また、現在、作業療法士養成校数は197校（2018年）であり、その入学定員は7,706名となっており、作業療法士がかかわる代表する4つ領域すべての実習が困難な傾向もみられ、その体験を補う

意味でも本書をご活用していただければ幸いです。

　本書が、一人でも多くの学生や新人セラピスト、実習指導者、養成校教員の手に渡り作業療法の発展に寄与し、臨床や教育に役立つことを切に願っています。

　最後になりますが、本書の刊行にあたり、お忙しいなかご執筆のご協力をしていただいた先生方、執筆編集作業が予定より大幅に遅れることの多い小生を辛抱強く支えてくださり、この貴重な機会を与えてくださいました鈴木美奈子氏、林理香氏をはじめとする羊土社の皆様と、編集を分担していただいた長谷川明洋先生、照井林陽先生に深謝申し上げます。

2018年7月

編者を代表して
岡田　岳

目次

OT症例レポート 赤ペン添削 ビフォー&アフター

- ◆ 序 .... 岡田 岳 ... 3
- ◆ 本書の主な特徴・本書の使い方 8

序章

1. 症例レポートの書き方 .... 岡田 岳 ... 14

2. 症例レポート作成に役立つツール .... 照井林陽 ... 21

- ◆ 付録1 症例報告書の書き方例 .... 照井林陽 ... 25
- ◆ 付録2 症例報告を含む医学論文及び学会研究会発表における患者プライバシー保護に関する指針 28

第1章 身体障害領域の症例レポート

1. 脳出血・急性期（左片麻痺、左半側空間無視） .... 田山麻子 ... 30

- ● Before 31
  - +α知識 ①バイタルサイン（血圧管理）／②Anderson（アンダーソン）の基準の土肥変法（リハ中止基準）／③「リハビリテーション医療における安全管理・推進のためのガイドライン」（リハ中止基準）／④バイタルサインチェック時の注意／⑤BIT（Behavioral Inattention Test）：BIT行動性無視検査日本版／⑥生活行為向上マネジメント（Management Tool for Daily Life Performance：MTDLP）
- ● After 41

2. 脳出血・回復期（左片麻痺、高次脳機能障害） .... 長谷川明洋 ... 45

- ● Before 46
  - +α知識 ①筋緊張の評価（Modified Ashworth Scale：MAS）／②脳卒中で用いられる一般的な高次脳機能検査とテストバッテリー／③動作分析の一例／④左半側空間無視へのアプローチ法
- ● After 57

3. 脳梗塞・回復期（右片麻痺、失語、失行） .... 大舘哲詩 ... 61

- ● Before 62
  - +α知識 ①失語症状の分類／②非言語コミュニケーションの種類／③観念失行、観念運動失行以外の行為の障害／④作業遂行観察のコツ
- ● After 75

4. くも膜下出血（高次脳機能障害に対する作業療法） ...... 中川雅樹 ... 80

- ● Before 81
  - +α知識 ①基本的な評価手順／②くも膜下出血の主な原因／③記憶の種類と分類／④外的補助具
- ● After 91

5. 橈骨遠位端骨折　　　　　　　　　　　　　　　田上　永　96
- Before 97
  - +α知識 ①画像所見
- After 106

6. パーキンソン病　　　　　　　　　　　　　　　大野　雄　110
- Before 111
  - +α知識 ①Hoehn & Yahr（ホーエン・ヤール）の重症度分類、パーキンソン症候群の主要病型／②生活機能障害度分類／③UPDRS（Unified Parkinson's Disease Rating Scale）／④TUG（Timed Up and Go）／⑤運動合併症
- After 124

7. 頸椎症性脊髄症　　　　　　　　　　　　　　　徳田継祐　130
- Before 131
  - +α知識 ①パーデューペグボードテスト（Purdue Pegboard Test）／②オコナー巧緻テスト（O'Connor Finger Dexterity Test）
- After 141

第2章　精神障害領域の症例レポート

1. 統合失調症（妄想型、病棟）　　　　　　　　　須藤智宏　148
- Before 149
  - +α知識 ①ストレングスモデル／②質問法／③興味関心チェックシート／④意志質問紙（Volitional Questionnaire：VQ）／⑤気分と疲労のチェックリスト（Invetory Scale for Mood and Sense of Fatigue：SMSF）Ver.2
- After 159

2. 統合失調症（破瓜型、デイケア）　　　　　　　菊池大典　164
- Before 165
  - +α知識 ①就労移行支援事業所（移行支援）／②地域活動支援センター（地活）／③GAF（Global Assessment of Functioning：機能の全体的評定尺度）／④就労継続支援A型（継続A）／⑤就労継続支援B型（継続B）
- After 174

3. 統合失調症（精神発達遅滞合併）　　　　　　　新井孝行　178
- Before 179
  - +α知識 ①特別支援学級／②WAIS-Ⅲ〔Wechsler（ウェクスラー）成人知能検査 改訂第3版〕／③田中Binet（ビネー）式知能検査／④Kohs（コース）立方体組み合わせテスト
- After 187

4. 現代型うつ病　　　　　　　　　　　　　　　　横田　維　191
- Before 193
  - +α知識 ①うつ病自己評価尺度（Self-rating Depression Scale：SDS）／②ハミルトンうつ病評価尺度（Hamilton Rating Scale for Depression：HAM-D）
- After 203

第3章　高齢期障害領域の症例レポート

1. 認知症　長井陽海　210
- Before　211
  - +α知識　①意欲の指標（Vitality Index）／②老年期うつ病評価尺度（GDS15）／③障害高齢者の日常生活自立度（寝たきり度）／④認知症高齢者の日常生活自立度／⑤Anderson（アンダーソン）の基準の土肥変法／⑥Karvonen Formula（カルボーネン法）
- After　220

2. 大腿骨頸部骨折　鈴木俊弘　224
- Before　225
  - +α知識　①大腿骨頸部骨折の作業療法／②人工骨頭置換術の手術アプローチによる脱臼肢位の違い／③深部静脈血栓症（Deep Vein Thrombosis：DVT）／④血清アルブミン値（Alb）／⑤大腿骨頸部骨折（人工骨頭置換術）後の痛み／⑥N式老年者用精神状態尺度
- After　237

第4章　発達障害領域の症例レポート

1. 脳性麻痺　石田麻子　242
- Before　243
  - +α知識　①粗大運動機能分類システム（Gross Motor Function Classification System：GMFCS）／②把握・つまみの発達／③道具操作の発達／④視知覚検査
- After　253

2. 発達障害　中山泰哲　257
- Before　258
  - +α知識　①マイルストーン／②新版K式発達検査／③防衛反応と感覚経路／④中心視と周辺視／⑤身体図式（Body Shema）／⑥知覚運動水準、パターン知覚水準／⑦注意機能／⑧構造化
- After　269

◆ 略語一覧　273

◆ 索引　276

◆ 編者Profile　279

本書の主な特徴

① 臨床実習指導、作業療法治療、教育・研究に携わっている作業療法士が各専門分野の疾患について執筆しています。

② 学生のレポート指導のなかでよく見られる間違いに対して、読みやすく、かつ内容の理解ができるような書き方を赤ペンで添削指導しています。

③ 添削部分を添削前（Before）・添削後（after）の比較できるように示すことで、学生の立場と実習指導者の立場、両者にとって理解しやすくなっています。

　◇学生の立場：どこが間違っていて、どこをどのように直せばよいのか、指導者に直接指導を受けているような感覚で読み進められます。

　◇実習指導者の立場：学生指導およびレポート作成について、どのような指導をすればよいのか？　またどこをどのように添削してあげればよいのか？　など指導のコツをつかめます。

④ 学生だけではなく、ライセンス取得後も臨床現場においても、院内カンファレンスや学会報告でも役立ちます。

⑤ 執筆者の先生は臨床経験10年前後の若い先生が主であり、自身の指導者としての苦労や陥りやすい点を踏まえた指導内容となっており、新人実習指導者の指導の目安にも役立つ内容となっています。

⑥ 購入者特典として、レポート作成時に必要な、Stick Pictureやジェノグラムなどの役立つ素材データをダウンロードできます。

《本書の章立てについて》

　本書の章立ては、臨床実習で担当する可能性が高い疾患を厳選しました。取り上げた疾患は、身体障害領域、精神障害領域、高齢期障害領域、発達障害領域の4つの領域それぞれにおいて下記の基準で選出致しました。

① 学生が臨床実習にて担当することが多いもの
② 現場でセラピスト（有資格者）が担当することが多いもの
③ 過去の国家試験に出題された疾患であったもの
④ 学校にて模擬症例として事例検討などを行うことが多いもの

本書の使い方

添削前・添削後のレポートを見比べることで修正すべき点がわかります

添削前　症例レポートを提示し、よくある間違いを解説

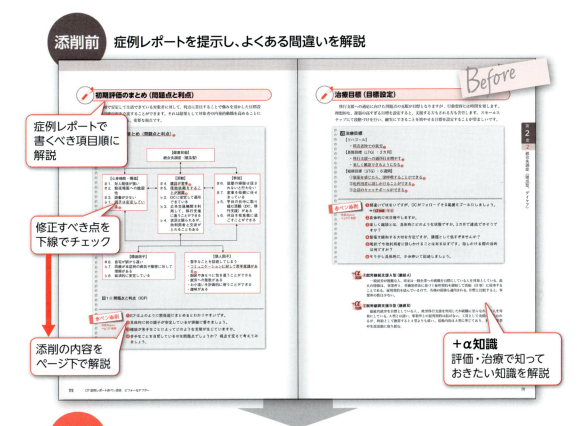

- 症例レポートで書くべき項目順に解説
- 修正すべき点を下線でチェック
- 添削の内容をページ下で解説
- +α知識　評価・治療で知っておきたい知識を解説

添削後　添削内容を反映した完成レポートを掲載（レジュメ形式）

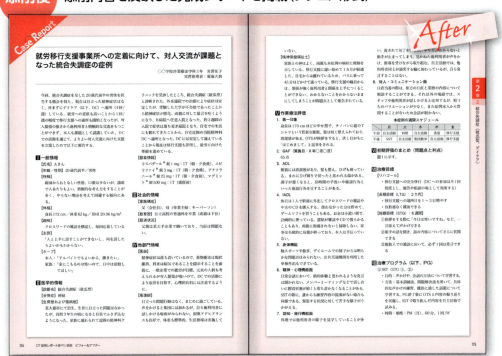

購入者特典

レポート用素材ダウンロードのご案内

症例レポートを作成する際に役立つ素材のデータを
小社の本書特典ページからダウンロードすることができます。
ぜひご活用ください。

ダウンロードいただけるもの

1) そのまま使えるレポートのテンプレート
   (Microsoft® Word)

2) Stick Picture
   (Microsoft® Word／PowerPoint®)

3) 反射検査
   (Microsoft® Word／PowerPoint®)

4) Body Chart
   (Mirosoft® Word／PowerPoint®)

5) ジェノグラム
   (PowerPoint®)

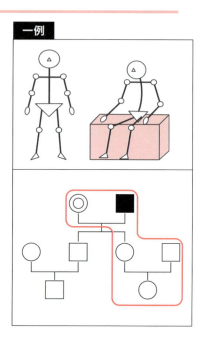
一例

特典ページへのアクセス方法

1 **羊土社ホームページ** にアクセス（下記URL入力または「羊土社」で検索）
   http://www.yodosha.co.jp/

2 **[羊土社 書籍・雑誌　特典・付録] ページに移動**
   羊土社ホームページのトップページに入り口がございます

3 **コード入力欄** に下記コードをご入力ください
   コード：**eux** - **xuoj** - **dfhh**　※すべて半角アルファベット小文字

4 **本書特典ページへのリンクが表示されます**
   ※ 羊土社HP会員にご登録いただきますと，2回目以降のご利用の際はコード入力は不要です
   ※ 羊土社HP会員の詳細につきましては，羊土社HPをご覧ください

執筆者一覧

◆ **編　集**

岡田　　岳	マロニエ医療福祉専門学校作業療法学科
長谷川明洋	群馬大学医学部附属病院リハビリテーション部
照井　林陽	社会医学技術学院作業療法学科

◆ **執筆者** (掲載順)

岡田　　岳	マロニエ医療福祉専門学校作業療法学科
照井　林陽	社会医学技術学院作業療法学科
田山　麻子	社会医療法人社団大成会 長汐病院作業療法科
長谷川明洋	群馬大学医学部附属病院リハビリテーション部
大舘　哲詩	医療法人社団苑田会 花はたリハビリテーション病院作業療法科
中川　雅樹	国立障害者リハビリテーションセンター病院リハビリテーション部
田上　　永	医療法人ひかり会 クリニカル病院
大野　　雄	株式会社かがやき デイサービスセンターかがやき赤土
徳田　継祐	群馬大学医学部附属病院リハビリテーション部
須藤　智宏	医療法人心救会 小山富士見台病院
菊池　大典	さわやか訪問看護リハビリステーション
新井　孝行	医療法人大林会 福山こころの病院診療サービス部作業療法科
横田　　維	医療法人社団翠会 成増厚生病院作業療法室
長井　陽海	ツクイ稲城東長沼
鈴木　俊弘	医療法人穂仁会 大滝病院リハビリテーション部
石田　麻子	(元) 心身障害児総合医療療育センター
中山　泰哲	白井市こども発達センター

OT症例レポート赤ペン添削
ビフォー&アフター

序章

第1章
身体障害領域の
症例レポート

第2章
精神障害領域の
症例レポート

第3章
高齢期障害領域の
症例レポート

第4章
発達障害領域の
症例レポート

序章

1. 症例レポートの書き方

岡田　岳

はじめに

　実習中に、症例レポートをどのように記載し、まとめればよいのか？　実習中に頭を悩ませた経験のある方は多いと思います。私も実習中、書き方もわからず苦労し睡眠時間を削っていました。特に初めての実習では、授業で行った模擬症例報告書を、ただ真似て書いてしまい、実習指導者に「何のためにレポートを書いているの？」と質問されて答えられず困った苦い経験があります。本書を読んでいるあなたは、そんな苦労や壁にぶつかって症例レポート作成のヒントを得たいと思っている実習生でしょうか？　それとも学生の実習指導でレポート指導に行き詰まりを感じている実習指導者の方でしょうか？

　症例レポート作成にはいくつかのポイントがあります。そのポイントを知らなかった私は、学生時代に苦労しました。**そのコツを知っているか知らないかで症例レポート作成の効率や完成度が変わります。**

　例えば、私も実習指導者として学生指導にあたっていた経験がありますが、すんなり読めるレポートと何度も同じところを読み返さないとなかなか理解できないレポートがありました。理解できないレポートの共通点は、一見形になっているレポートでも、情報量が多すぎたり、日本語の文法が支離滅裂であったりと、レポート作成のルールが守られていない場合が多く見受けられました。そもそもレポートは「誰」が読むのでしょう？　実習指導者ですよね。それを考えて書くだけでも読み手はスムースに理解することができ、的確なアドバイスができるでしょう。

　実習指導者は、通常業務（臨床、カルテ記載、研究や教育、その他の書類仕事など）を行いながら限られた時間を調整し、実習生の指導にあたっています。限られた時間のなかで的確に指導を受けるためにも、自らにとっても思考の整理ができ、後で振り返りやすいレポートを作成するために、自分だけではなく誰が読んでも理解しやすいレポートを書くよう意識しましょう。

　反対に、実習指導者も「学生の立場を考える」必要があります。自分が学生であったときを考え、「ここ違うよね」「もっとまとめて」といった抽象的な指導ではなく、**どこがどう違うのか？どうするとまとまるのか？**　など、具体的なアドバイスをする必要があります。学生に考えさせる指導を行う場合の注意点としては、「考える材料を与える」という点です。考えるための材料を与えなかった場合、手探りで非効率な思考となりやすく、限られた実習時間を削ってしまいやすくなります。また、学生が困っていたり、行き詰まっている様子がみられるなら適宜、実習指導者から声かけやアドバイスを行うことで、実習生と実習指導者の双方にとって円滑な実習やレポート作成（指導）が達成できると思います。

　本稿では、症例レポート作成にあたってのポイント（コツ）を「3つの準備」と「7つ道具」としてまとめ、述べたいと思います。

Point 1 実習に行く前の心構え 〜3つの準備〜

実習に行く前にまずは準備すること（心構え）があるのを知っていますか？ その準備をしておくのとしないのとでは、「実習が実りあるものになるかどうか」といっても過言ではないくらいに違いが出ます。症例レポートの書き方を知っていても、また、いくら専門知識があったとしても、実りある実習になるとは限りません。もちろん、知識はあったほうがよいに越したことはないのですが、実りある実習にするために必要な3つの心構えを確認しておくことはとても重要です。

1）症例レポートの目的は何だろう？

そもそも症例レポートを書く目的は何でしょう？ 学校への提出物だから？ 実習の記録だから？ いいえ、違います。症例レポートの目的は、対象者に対して**より良い治療やサービスを提供するためのものでもあり、自分自身の技術の向上や気づきを得るための探究（研究）**ともいえます。もっというと、自らが行った作業療法評価と治療を振り返り、対象者と向き合うためでもあります。そして、最終的には、自己と向き合うことにもつながるのです。

つまり、対象者のためでもあり自分のためでもあります。実習本来の目的とともに症例レポートを書く目的を意識することが大切なことです。

目的が明確になると、症例レポートを書くための実習ではなく、対象者に良い作業療法を提供するために必要なことを身につける実習、自分の知識や技術を向上させるための実習になり、結果、症例レポートを能動的・主体的に進められると思います。課題として課されているから、といった受動的なレポート作成にはなってはいけません。

2）誰が読むのですか？

実習の症例レポートは誰が読むためにあるのでしょうか？ 自分ですか？ 学校の教員ですか？ 違いますよね。まずは実習指導者ですね。そして、その他のスタッフ、先生方が読みます。自分だけがわかる文章、表現になっていませんか？ 書きながら点検しましょう。

私も実習指導者の経験がありますが、読みづらい症例レポートは、はっきり言って読みたくないというのが正直な感想です。限られた時間内でレポートを読む先生方に伝わりやすい、読みやすい文章を心がけましょう。では、読みやすいレポートとはどんなレポートなのでしょうか？

それは、何も小説家になるわけではないので、最低限の日本語が使えればいいのです。例えば、主語のない文章は非常にわかりづらいです。このほか、日本語の文法については後で詳しく触れたいと思います。

3）忘れないために「かく・れん・ぼう（確・連・報）」と語呂で覚えておきましょう！

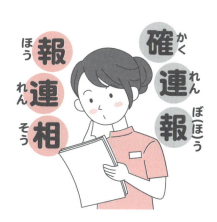

ほうれんそう（報・連・相）という言葉はよくご存じですよね。しかし、実習においては「確認」が何よりも重要です。臨床現場では学生さんは知らないことがたくさんあります。学校において知らないことがあった場合は、調べて勉強していけばよいかもしれませんが、現場においてはそんな悠長なことはいっていられません。1つ間違えを起こしたなら対象者を危険な目に合わせるなどのインシデント、アクシデントを起こしてしまうかもしれません。医療の現場は病気やけがを治すためにいる場所です。そのため

には**実習中は実習指導者に必ず「確認」を行い、許可をもらってから行動に移る、各種行為を行うことが重要です**。重複してしまいますが、「かく・れん・ぼう（確・連・報）」と「ほうれんそう（報・連・相）」の2つを念頭に入れながら実習に行くことをおすすめします。また、レポート作成においても適宜、実習指導者の先生に内容の確認や報告をすることで、悩まずに円滑に進めていけると思います。

Point 2　症例レポート作成のための7つ道具

症例レポート作成にあたっての点検ポイントを下記に7つ道具としてまとめました。ただし、この7つだけを守っていれば症例レポートが書けるわけではありません。実習指導者の先生によく相談をしながら作成していくことが大切です。

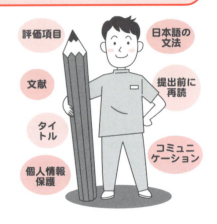

1）対象者への配慮ができている？　個人情報が入っていませんか？

個人情報の保護は、医療人として最低限守らなければならないことの1つです。それは、実習においても同様です。特に名前はイニシャル表記すればよいということではなく、個人が特定されないような配慮が重要です。したがって対象者のイニシャルがG.O.さんであっても、Aさんにしましょう。また、本来であれば身体症状の情報なども個人情報にあたるため、場合によっては加工する必要があります。しかし、あまり加工をしすぎると全体像がつかみづらくなるので、最低限「基本情報」の範囲で加工してください。同時に症例レポートにまとめる際は、対象者にも承諾を得る必要があります。実習指導者の先生と相談してみてください（症例レポートに関しては、指導者の先生が対象者に許可をとっていることが多いでしょう）。いずれにしても、どこまで書いてよいのか？　どの情報を省くべきか？　どのくらいの加工をすべきなのか？　は、実習指導者に確認しながら進めてください。また、学校の指示・指定に則ってください。

最近では、データや記録の持ち帰りができない施設もあります。個人情報を施設外に持ち出さずに実習を進める必要がある場合はそれにならいましょう。対象者についてや見学場面などを**記載したメモ帳を落とすようなこともないように。置き忘れや紛失などには十分注意しましょう**。実習生がきちんと情報管理ができるかどうかも問われるのが臨床実習ですので、くれぐれも個人情報の取り扱いには注意しましょう。

もちろん、実習中であってもそれ以外の場面であっても、対象者の個人情報を不用意に口にしてはいけないことも忘れないでください。

2）表題（タイトル）のつけ方にこだわろう！

タイトルは人間の身体のパーツでいえば「顔」のようなものです。本文のすべてが、タイトルに反映されているといっても過言ではありません。**自分自身がどんな対象者に出会い、どのようなことを体験し、どのようなかかわりをしたのか？　そしてどのような結果を導くことができたのか？**　を簡潔に記載するとよいと思います。

例えば、「悪い鬼を倒しに行った物語」よりも「1人の少年が3人の仲間と出会い、数々の難関を仲間と協力しながら乗り越え、悪い鬼を退治できた物語」にしたほうが、どのような過程を

経て今に至ったのか情景が目に浮かんできませんか？ そのような意識でタイトルを書くと、「うつ病により希死念慮を呈した症例」が「リラクセイションと活動記録表の活用を通し、ストレス対処技能と生活リズムの改善を目指したうつ病症例」と具体的になります。

あなたがこの症例レポート（報告）を通して何を最も伝えたいのか、を念頭におくとタイトルは自ずと明確に具体的になるでしょう。

また、はじめは、5W1Hを意識して書くことをおすすめします。

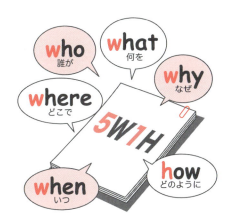

3）評価項目は重要です

評価内容にもつながるのですが、特に評価実習ではボトムアップ的に学校で学んだ評価法のすべてを実施することがあります（実習指導者の促しによっての場合もありますが）。しかし、やみくもに実施した評価結果をすべて症例レポートに記載すると、どれが重要で、そもそも何のために実施し、記載しているのかがわからない、情報を羅列した形のまとまりがない症例レポートになってしまいます。それでは自分でも評価内容をまとめられず時間ばかりが経過し、過剰なボリュームになるなどの問題が生じてしまいます。

症例レポートにまとめる作業は、**必要な項目、担当症例について一番重要な項目を見定める力を養えるメリットもあります**。必要な項目が何かわからなくなったときは、実習指導者に確認と相談をしながら進めていきましょう。

4）日本語は大丈夫？ それ、正しい文法かな？

「話し言葉（口語体）」と「症例レポートに書く文章」は違います。私が今まで書いてきている文章には「話し言葉」も含まれています。実習生の症例レポートをみていると、ところどころで「話し言葉」が出てきて読みづらい症例レポートになっていることが多く見受けられます。「話し言葉」を使用することがなぜよくないのか？ というと、**日本語の文法がおかしくなり読みづらくなる傾向があり、読み手の捉え方によってはまったく違う解釈をしてしまう可能性があるため**です。それだけではなく、主体は誰か？ 主観的な見解なのか？ 客観的な見解なのか？ なども区別がつかなくなってしまいます。主語のない文章や「てにをは」が間違っている文章も非常に読みづらく、伝わりにくいですね。

とはいえ、この職業に求められるのは「小説家」のような文章能力ではないので、最低限の文法を押さえておけばよいと思います。段落もしくは1つの文節のなかで、主語と述語がしっかりと書かれているか？ など、基本的なことを身につけましょう。メールやSNSなどでの話し言葉による短文のやりとりや、絵文字やイラストなどによる感情表現が中心となった現代では、きちんとした手紙や文章を書く機会が乏しく、そういった背景もあって文章能力に苦手さを抱える人が増えていると思います。改めて、自分の文章は日本語として適切かどうか、第三者に読んでもらうなどして確認し、修正しておきましょう。

考察は、タイトル同様に5W1Hを気にしながら「起・承・転・結」にまとめて書くと、自分が伝えたいことが表現できると思います。タイトルで念頭においた「この症例を通して自分が最も伝えたいこと」をここでも意識すると、タイトルから連続性、一貫性のある考察になりやすいです。就職試験、卒後の症例報告や事例登録などにも役に立つので、1冊くらいは文章表現に関する書籍を購入してみるとよいと思います。もちろん「レポートの書き方、論文の書き方」などの

書籍もおすすめします。

5）引用文献・参考文献の使い方や記載の方法はルールに沿っていますか？

　　引用文献や参考文献の書き方は、投稿する機関によって多少異なる点はありますが、**ルールが決まっています**。例えば、本文に「岡田は〇〇と述べている[1]」というように引用した文献を載せる方法や、「岡田（2018）は〇〇と述べている」など、記載方法が決まっています。

　　また、引用文献・参考文献が複数ある場合の記載の順番は、バンクーバー方式（出典順）とハーバード方式（アルファベット順）などのルールがあります。実習指導者や学校に確認をとりながら進めていきましょう。詳しくは、序章2で紹介するので確認しておきましょう。

　　文献を引用することは自分の考察に対する裏付けや後押しとなります。しかし、必要ない部分まで引用したり、複数人の意見を引用し過ぎてしまうと、どこからどこまでが自分自身の考えなのかが伝わりにくくなります。引用する場合は必要なところのみ使用しましょう。

6）提出前に必ず読み返してから提出しましょう！

　　ごく当たり前のことなのですが、私自身も確認を忘れて提出してしまい、指摘された経験が学生時代にありました。提出することや仕上げることにばかり一生懸命になると、再確認を忘れがちです。特に今はパソコンを使用して症例レポートを書くことが多くなってるので、変換ミスが一番目立ちますね。また、書いては消し、書いては消すなどの修正訂正を重ねると、脱字などに気がつかないことも多くあります。パソコンは、コピー＆ペースト機能があることで、同様な表記をする場合や順序の偏光など構成を変えることが容易にできる反面、脱字が起きやすくなります。私のおすすめは、**一度プリントアウトをして紙面で音読してみる方法です**。そうするとミスに気がつきやすいですよ。ぜひやってみてください。再確認は省かずに行いましょう。

　　それから、**提出時間、いつ、誰に提出するのかも確認を忘れずに、約束された期日までに提出しましょう**。

　　おっと…、といっている私も変換ミスと脱字がありましたね！　気がつきましたか？
　　※脱字：　　6）の3行目【誤：なってるので→正：なっているので】
　　※変換ミス：6）の6行目【誤：偏光→正：変更】

7）コミュニケーションは重要です！　〜実習指導者は指導者でもあり実習経験者でもある〜

　　実習指導者もかつては皆さんと同じ実習生だった時代があります。

　　だからこそ、先生に相談してみることが大切です。ただやみくもに「わかりません。教えてください」では、実習指導者も答えようがありません。**「どこまでわかって、どこからがわからないのか？」を整理し明確にしてから、指導者の先生に相談することが肝心です**。しかし、注意が必要です。実習はあくまでも学校で今まで学んだことの成果を確認・証明する場でもあります。実習に行く前に必要な知識や当然理解しているべき内容の質問や、自分で調べればすぐにでもわかりそうな質問は自分の準備不足・努力不足と思われかねないので、気をつけましょうね！　質問をする場合は最低限、自分でも調べたり考えたりしたうえで行うのが望ましいです。

　　実習は授業ではありません。手とり足とり教えてもらう姿勢では成立しませんよ。あくまでも能動的で主体的なものであり、すべてを教わりにいくものではありませんよね。

　　実習指導者とのコミュニケーションにおいては、自らの経験や考えを人に伝え、先輩から知っていることやアドバイスを聞くといったやりとりの繰り返しが、自身の成長につながります。

　　まずは、「〇〇先生、質問したいのですが、今お時間よろしいですか？」と声をかけてみましょう。その他、声のかけ方や質問の仕方の例を以下に示しておきます。参考にしてみてください。

《実習指導者の先生等へ質問するときの例》
* 先生、質問したいのですがお時間よろしいですか？
* ○○について質問したいのですが、教えていただけますか？
* ○○についてわからないことがあるので、お時間があるときに教えていただけますか？
* どのように記載すればよいのかわからないので教えてください。
* ○○について悩んでいます。相談にのっていただきたいのですが、お時間よろしいですか？
* ○○について△△の文献で調べたのですが、理解が合っているか教えていただけませんか？

【症例レポート作成のためのセルフチェックシート】

症例レポート作成時および提出前に必ず再チェックしてみましょう。

レポート作成のための心構え

- ☐ 症例レポートの目的は何でしょうか？　もう一度確認しましたか？
- ☐ 誰が読むのですか？　読み手のことを考えた内容や文章になっていますか？
- ☐ 実習指導者の先生に内容の確認や報告をしましたか？

レポート作成について

*形式にかかわるもの

- ☐ 正しい日本語表現になっていますか？　文法は大丈夫ですか？
- ☐ 引用文献・参考文献の使い方や記載の方法はルールに沿っていますか？
- ☐ 提出前に読み返しましたか？

*内容にかかわるもの

- ☐ 表題（タイトル）には十分にこだわりましたか？
- ☐ レポートの評価項目は必要なものだけを抜粋できていますか？
- ☐ 対象者への配慮ができていますか？　個人情報が入っていませんか？
- ☐ 実習指導者とのコミュニケーションはとれていますか？

おわりに

　臨床実習は、緊張と不安の連続です。そのなかで症例レポートを作成することは大変な作業です。そういった大変な状況では、「自分だけ大変な思いをしている！」とか「もう逃げ出してしまいたい！」と思うネガティブな自動思考が働いてしまいがちです。そんなときは、自分だけではなく、実習指導者も同級生もそれぞれがそれぞれなりに苦労をしていることを忘れてはいけません。落ち着いて、実習指導者にアドバイスを求めましょう。

　また、もう一度、症例レポートの目的を再確認しましょう。**症例レポートの目的は、患者さんに対してより良い治療や適切なサービスを提供するためのものでもあり**、自らが行った作業療法評価と治療を振り返り、対象者と向き合うため、**自分自身の技術の向上や気づきを得るための探究（研究）**でしたね。

　最後に、もう一度言いますが、**書き方のコツを知ったからといって症例レポートを完成させられるわけではありません**。専門用語や疾患や症状などの特徴を踏まえた表現方法、各種評価から問題点を焦点化して適切な治療計画を立案したり、考察するなどの思考能力などが要求されます。これについては、次章より各分野の専門家の先生が疾患別の各項目にて赤ペン指導を丁寧にしてくれています。指導ポイントを参考に学んでいってください。

序章

2. 症例レポート作成に役立つツール

照井林陽

はじめに

　症例レポートを作成する際はその内容面なども重要ですが、基本的なルールやマナーにあたる部分がおろそかになっていると、いくら内容がよくても印象面で信頼性が大きく低下します。また、症例レポート作成に不慣れなうちはそういった部分へ必要以上に時間をかけてしまい、肝心の対象者と向き合う時間とエネルギーが奪われてしまいがちです。
　ここでは、各情報を効率よく入手し、各用語や情報を適切に取り扱うのに役立つツールを紹介します。上手に活用して信頼性が高く納得がいく内容の症例レポートを作成しましょう。

各専門用語について

　症例レポート作成にはさまざまな専門用語がつきものですが、定義が曖昧で不明確なまま使用しがちな用語もいくつかあります。ここでは症例レポートに関係のある用語をピックアップし、捉え方の例をあげました。各用語の取り扱いにあたり参考にしてください。

主　訴	対象者が治療を要した理由であり、本人が感じる困り事、主たる症状にあたる。
ニード	本人（家族）の感じている必要なこと。本人ニード、家族ニードがある。
ニーズ	セラピストと対象者とでマッチしている必要なことであり、双方向性である。
必要性	ニーズと同義語。
ホープ	治療上の必要性は高くないが本人（家族）の望む希望。本人ホープ、家族ホープがある。
希　望	ホープと同義語。
デマンド	セラピストに対する対象者の要求であり、一方向性である。
全体像	対象者の各情報、評価結果、現状について主たるものを簡潔にまとめ、主な利点と問題点の抽出理由も含めて対象者を理解できるように整理したもの。また、その整理された情報とそこからわかることによって対象者の全体を明らかにしたもの。
統合と解釈	評価のまとめと考察にあたる。評価結果を整理してまとめ（統合）、各結果の相互関係、原因、障害の予後予測などを考察（解釈）する。全体像のまとめでもあり、ICFに基づいた分析による全体像把握が必要となる。

＊各専門用語については、実習施設や実習指導者によってその用い方は異なる場合があるため、実習指導者に相談をして扱いましょう。

薬剤の調べ方・書き方

1) 薬剤の調べ方

　対象者の医学的情報を収集するなかで、服薬情報は重要な情報の1つです。各薬物の主作用と副作用などを正確に調べ、整理することで作業療法中のリスク管理、作用のモニタリングがしやすくなります。

　薬剤情報を調べる際に役立つ書籍、Webサイトを紹介するので、活用して下さい。ただし、インターネットによる情報は得やすい反面、不正確なものや出自不明な情報もあるため、その活用には注意が必要です。そのため、標準的なテキストや文献などによる確認が基本です。

《書籍》

	書名（出版社）	特　徴
1	今日の治療薬 （南江堂）	薬剤情報の書籍として定番の書籍。薬剤の特徴が整理され、作用機序のほか、ガイドライン等も掲載されている。薬剤の解説も丁寧で詳しく調べやすい構成になっている。
2	治療薬マニュアル （医学書院）	薬剤使用上の注意を網羅し、添付文書の情報も掲載されていて整理されている。各領域専門医による臨床的な解説もあり、充実した構成となっている。電子版が付属するため、実習先での検索も可能となっている。
3	PT・OTのための治療薬ガイドブック （メジカルビュー社）	リハビリテーションの対象患者に使用されることが多い薬剤の特徴や効果のほかに、薬剤投与中におけるリハビリテーション実施上の注意、病期ごとの薬物療法とリハビリテーションの関係、リスク管理などがまとまっている。
4	こころの治療薬ハンドブック （星和書店）	精神科で用いられる各薬剤について簡潔かつ丁寧に解説されており、処方した場合のエピソードや処方上、服用上のポイントなど、一般薬とは異なる精神科の薬剤がイメージしやすいように構成されている。
5	精神科の薬がわかる本 第3版 （医学書院）	精神科で用いられる各薬剤の作用機序や作用イメージが丁寧でわかりやすく、基本的なことを詳しく解説している。薬剤そのものや、薬理作用について詳しく理解するのに適した構成となっている。

《Webサイト》

	サイト名（URL）	特　徴
1	独立行政法人 医薬品医療機器総合機構 （https://www.pmda.go.jp/）	一般向けのほかに医療従事者、アカデミア向けのコンテンツがあり、医薬品の添付文書や安全性情報などを検索することができる。
2	日本医薬情報センター 医薬品情報データベース （http://database.japic.or.jp/is/top/index.jsp）	上記1のWebサイトと異なり、医薬文献、医薬関連学会、臨床試験情報などを検索することができる。
3	メディカルオンライン （http://www.medicalonline.jp/）	医学文献検索で知られているが、医薬品情報についても検索でき、簡易な薬剤解説などを確認できる。

2) 薬剤情報の書き方

　薬剤情報を記載する際には一般名（成分名）と商品名とを区別する必要があります。どちらを記載するにしても、薬剤ごとに一般名であったり商品名であったりといったことがないよう、一貫性に注意しましょう。商品名で記載する場合は、商品名の後に登録商標の印である®を付記すると区別しやすいです。

文献の調べ方・書き方

1）文献の調べ方

　対象者の評価と治療を実施するにあたり、根拠を明確化するためにも病態や治療法に関連する論文および書籍を積極的に検索し、参考にしましょう。なぜその治療手段を選択したのか、なぜそう解釈したのかなど、レポートの各所における根拠の1つとするためにも論文、書籍、ガイドラインを活用しましょう。

　以下に、各文献などを検索できるWebサイトを紹介します。

《日本語論文・書籍》

	サイト名（URL）	特　徴
1	J-STAGE (https://www.jstage.jst.go.jp/browse/-char/ja/)	国内の学協会による多数の学術論文、ジャーナルが検索でき、読むことが可能。リハビリ関連、作業療法関連も多数検索できる。
2	CiNii Articles (http://ci.nii.ac.jp/)	論文、書籍などを検索できるデータベースサイト。全国の大学図書館蔵書も検索が可能。
3	医中誌Web (http://www.jamas.gr.jp/index.html)	利用には契約が必要だが、医中誌デモ版（http://demo.jamas.or.jp/）ではアブストラクトのみ閲覧できるものもある。多数の論文や抄録などが検索でき、医学論文データベースとしては随一。
4	メディカルオンライン (http://www.medicalonline.jp/)	医学文献の検索と閲覧が可能。医薬品、医療機器や医療サービスの情報も検索が可能。
5	国立国会図書館サーチ (http://iss.ndl.go.jp/)	全国の公共図書館、公文書館、学術研究機関などが提供する資料、デジタルコンテンツなどを検索可能。
6	NDL ONLINE（国立国会図書館オンライン） (https://ndlonline.ndl.go.jp/#!/)	国立国会図書館が所蔵する文献、論文などを検索でき、電子情報（ジャーナル）なども検索が可能。
7	Google scholar (https://scholar.google.co.jp/)	論文、学術誌、学術記事などの検索に特化している無料のシステム。論文の網羅に適している。

《英語の論文・書籍》

	サイト名（URL）	特　徴
1	PubMed (https://www.ncbi.nlm.nih.gov/pubmed/)	英語論文を検索できる代表的Webサイト。科学、医学に関する論文などを多数検索でき、全文リンクも多い。

《ガイドライン》

	サイト名（URL）	特　徴
1	日本作業療法士協会 作業療法ガイドライン実践指針 (http://www.jaot.or.jp/wp-content/uploads/2015/10/OTguideline2013-practice.pdf)	ICFやMTDLPを踏まえながら、作業療法の目的や対象となる疾患の例や過程、実践事例など、作業療法を実践するうえで基本となる事柄がまとめられている。
2	Minds (https://minds.jcqhc.or.jp)	国内の診療ガイドラインと関連情報がまとめられている。ガイドライン目次などを確認することができる。
3	日本脳卒中学会 (http://www.jsts.gr.jp/)	脳卒中治療ガイドラインの旧版、最新版の追補、ストロークスケールなどが公開されている。
4	日本整形外科学会 (https://www.joa.or.jp)	一般向け、医学生向けに整形外科疾患に関する情報がまとめられており、部位ごとに症状を調べることもできる。
5	日本神経学会 (https://www.neurology-jp.org/)	認知症、多発性硬化症、筋ジストロフィーなど各種神経疾患のガイドラインが公開されており、関連する情報も多数確認することができる。
6	日本循環器学会 (http://www.j-circ.or.jp/)	循環器病ガイドラインが複数公開されている。禁煙教材や用語集も利用できる。

(前ページの続き)

7	日本統合失調症学会 (http://jssr.kenkyuukai.jp/special/?id=4746)	統合失調症についてまとめた解説、外来での質問促進パンフレットが公開されている。
8	日本うつ病学会 (http://www.secretariat.ne.jp/jsmd/index.html)	治療ガイドラインの改訂版が公開されており、睡眠・覚醒リズム表が利用できるようになっている。
9	日本認知症学会 (http://dementia.umin.jp/)	支援マニュアルが家族・介護者向け、医療職向けのそれぞれで公開されている。研究関連情報も公開されている。
10	発達障害児者支援とアセスメントに関するガイドライン (http://www.as-japan.jp/j/file/rinji/assessment_guideline2013.pdf)	発達障害領域で用いられやすいアセスメントツールやアセスメント事例などが詳細にまとめられている。

2) 文献情報の書き方

引用した文献がある場合、記載例を参考にして文献を番号ごとにレポート末尾へ付しましょう。本文中には引用箇所に上付きで文献番号を示しましょう。

記載する際の項目は以下の通りです。

［論文］著者氏名：論文題目, 雑誌名, 巻（号）, ページ（最初-最終）, 西暦年号
［書籍］著者氏名：書名（編集者名）, ページ, 発行所名, 西暦年号

＊単一ページはp.○、複数ページはpp.○-○としましょう。

《記載例》

［論文］Terui R, et al：The relationship between the behavioral changes and the background factors in dementia patients. Rehabilitation hiroba, 59：19-23, 2016

［書籍］照井林陽：「OT症例レポート赤ペン添削ビフォー＆アフター」（岡田 岳, 長谷川明洋, 照井林陽／編）, 羊土社, pp.○-○, 2018

付録1　症例報告書の書き方例

照井林陽

　ここでは症例報告の書き方について1つの例をあげます。養成施設、実習施設、文献によって項目名や構成は異なるので注意しましょう〔各大項目のカッコ内は他の表記例を示す〕。

1. はじめに（報告の目的）

　報告の目的、報告する症例を選択した理由、何を報告するのかを簡潔明瞭かつ具体的に記載しましょう。

2. 症例紹介

① 一般情報（基本情報）

　性別、年代、性格、趣味、嗜好、主訴・希望・ニード、利き手、身長、体重、BMI、その他、個人の評価や目標、治療プログラムに必要である項目を記載します。
　＊氏名などの個人情報は伏せ、年齢は○歳代前半などとしましょう。

② 医学的情報

　診断名、現病歴、既往歴、合併症、服薬情報、入院形態などの医学的な情報を記載します。
　＊現病歴は個人が特定されないよう、施設名や地名などは伏せて記載しましょう。

③ 社会的情報

　家族構成（ジェノグラム、キーパーソン）、生活歴、職業歴、教育歴、家屋状況、経済状況、保険区分、手帳の有無（等級）、要介護度、役割、障害支援区分などの社会的な情報を記載します。
　＊職業歴と教育歴は事業所名や出身校名を伏せて記載しましょう。

④ 他部門情報

　医師、看護師、薬剤師、理学療法士、言語聴覚士、臨床心理士、社会福祉士、精神保健福祉士など、症例にかかわる各職種の治療方針など、各情報を記載します。

3. 作業療法評価（初期評価）

　第一印象、初期評価の各結果（身体機能面、精神機能面、高次脳機能、ADL、IADL、対人面、コミュニケーション面など）を記載し、症例に関する情報に漏れがないようにしましょう。
　＊ICFに基づいて機能障害、活動制限、参加制約、環境因子、個人因子にまとめる場合があります。
　＊初期評価としての評価期間（対象者と面会した時点から初回評価が終了するまで）を記載しましょう。
　＊主訴、希望、ニーズ、性格、趣味などはここで記載する場合があります。

4. 初期評価のまとめ（評価のまとめと考察、全体像のまとめ、統合と解釈）

　全体像のまとめ、統合と解釈ともいいます（21ページを参照）。対象者のこれまでと現状がつかめるように縦断面と横断面の整理に留意し、すべての情報、評価結果などの羅列にならないよう簡潔明瞭かつ具体的にまとめましょう。ICFに基づいてまとめる場合もあります。
　精神障害領域では評価のまとめ（全体像のまとめ）と考察を一緒に記載することがあり、その他の領域では分けて記載することがあります。本書では構成の都合上、評価のまとめを割愛しています。

5. 利点と問題点（問題点の焦点化、問題点の抽出）

　　作業療法においてアプローチ（解決）可能な問題点をあげます。ICFに基づいて利点との相互性や影響性、各問題点の優先度なども含めて整理します。取り上げるのはあくまでも焦点化した問題点であり、問題の列挙にならないように注意しましょう。

　　精神障害領域では「肯定的に捉えられる点」「否定的に捉えられる点」と表記する場合があります。

6. 治療目標（目標設定）

　　リハビリテーションゴール（以下、リハゴール）、長期目標、短期目標を記載します。多職種チームで設定しているリハゴールの有無によって、長期目標の位置づけが変わり、リハゴールがある場合はその達成につながる長期目標の設定となります。ゴール達成の期間設定は病期や対象者の状態、展望、治療計画などに応じて現実的に設定します。

＊目標設定や治療プログラムの妥当性などを検証するためにも、達成可能な具体的な目標を設定することが欠かせません。「笑顔が増える」「QOLの向上」といった質的で抽象的なゴールになる場合は、客観的に達成の判定と検証が可能となるためにはどのようにして達成を確認するか、定量化に留意して設定すると達成判断に対する客観性が高まります。

＊目標設定の参考になるものとして、「SMART Goals（の原則）」と呼ばれる目標設定のフレームワークがあります。S：Specific（明確）、M：Measurable（測定）、A：Attainable（到達）、R：Realistic（現実的）、T：Time-bound（時間制限）の5つを意識して設定するのも有効です。

7. 治療プログラム（治療計画立案）

　　介入の基本方針、目的、方法、手段・種目、手順、時間、頻度、段階づけ、留意点などを記載します。実施計画を表に示すとわかりやすいです。各プログラムには対応する問題点、目標を付記しましょう。実習施設によって、問題点を付記する場合と目標を付記する場合とがあります。

＊治療計画と問題点とに整合性があるか注意しましょう。

8. 治療（プログラム）経過

　　治療上の経過を時系列で記載します。治療の導入期（前期）・中期・後期に分ける場合と病期で分ける場合とがあります。治療プログラムを変更した場合は変更理由とともに変更内容を記載しましょう。良い変化のみではなく、悪い変化や、変化がないことについても具体的に記載しましょう。

9. 再評価（最終評価）

　　実施した治療の効果判定。初期評価から変化したものを変化の理由（背景）も併せて具体的に記載します。変化のないものは「変化なし」と記載します。目標の見直しが必要な場合は理由とともに記載しましょう。

＊初期評価と比較して表などで記載するとわかりやすいです。

＊質的な変化は定量化すると客観的に変化を捉えやすいです。

　　例）集中力が向上した➡初期で10分間の集中持続時間が再評価時では30分間に向上した
　　　　対人交流が増えた➡1回のOT参加で1回程度の他者交流が5回以上に増えた

＊質的な改善は対象者の発言（主観）も1つの根拠となります。「復職に向けて自信がついた」などの発言も拾えるよう丁寧に情報収集し、評価しましょう。

10. 再評価（最終評価）のまとめ
初期評価のまとめに準じて簡潔明瞭かつ具体的にまとめましょう。

11. 考　察
実施した治療がどうであったかを振り返り、対象者と向き合いましょう。治療によって対象者が変化したのか、変化しなかったのかについて、理由（背景）とともに振り返り、治療の適切性、効果判定についてなどを検証しましょう。ここでは考察における主張にかかわる各理論や参考文献、論文などを積極的に交え、根拠を高めるとよいでしょう。

＊主観を述べられる項目なだけに主観性が強まりやすいため、客観的事実を意識して記載しましょう。

＊実施した治療の振り返りだけで終わらないように、治療を継続、終結した場合の予後、展望なども具体的に記載しましょう。

12. 謝　辞
対象者、症例報告の作成に協力をしていただいた指導者、関係職員らへのお礼を述べます。

13. 参考・引用文献
考察などにおいて参考にした、引用した文献などを整理して記載します。24ページを参照しましょう。

付録2 症例報告を含む医学論文及び学会研究会発表における患者プライバシー保護に関する指針

外科関連学会協議会

　医療を実施するに際して患者のプライバシー保護は医療者に求められる重要な責務である。一方、医学研究において症例報告は医学・医療の進歩に貢献してきており、国民の健康、福祉の向上に重要な役割を果たしている。医学論文あるいは学会・研究会において発表される症例報告では、特定の患者の疾患や治療内容に関する情報が記載されることが多い。その際、プライバシー保護に配慮し、患者が特定されないよう留意しなければならない。

　以下は外科関連学会協議会において採択された、症例報告を含む医学論文・学会研究会における学術発表においての患者プライバシー保護に関する指針である。

1) 患者個人の特定可能な氏名、入院番号、イニシャルまたは「呼び名」は記載しない。
2) 患者の住所は記載しない。但し、疾患の発生場所が病態等に関与する場合は区域までに限定して記載することを可とする（神奈川県、横浜市など）。
3) 日付は、臨床経過を知る上で必要となることが多いので、個人が特定できないと判断される場合は年月までを記載してよい。
4) 他の情報と診療科名を照合することにより患者が特定され得る場合、診療科名は記載しない。
5) 既に他院などで診断・治療を受けている場合、その施設名ならびに所在地を記載しない。但し、救急医療などで搬送元の記載が不可欠の場合はこの限りではない。
6) 顔写真を提示する際には目を隠す。眼疾患の場合は、顔全体が分からないよう眼球のみの拡大写真とする。
7) 症例を特定できる生検、剖検、画像情報に含まれる番号などは削除する。
8) 以上の配慮をしても個人が特定化される可能性のある場合は、発表に関する同意を患者自身（または遺族か代理人、小児では保護者）から得るか、倫理委員会の承認を得る。
9) 遺伝性疾患やヒトゲノム・遺伝子解析を伴う症例報告では「ヒトゲノム・遺伝子解析研究に関する倫理指針」（文部科学省、厚生労働省及び経済産業省）（平成13年3月29日、平成16年12月28日全部改正、平成17年6月29日一部改正、平成20年12月1日一部改正）による規定を遵守する。

平成16年4月6日（平成21年12月2日一部改正）

外科関連学会協議会　加盟学会
日本外科学会、日本気管食道科学会、日本救急医学会、日本胸部外科学会、日本形成外科学会、日本呼吸器外科学会、日本消化器外科学会、日本小児外科学会、日本心臓血管外科学会、日本大腸肛門病学会、日本内分泌外科学会、日本麻酔科学会
本指針に賛同している学会
日本肝胆膵外科学会、日本血管外科学会、日本喉頭科学会、日本呼吸器内視鏡学会、日本乳癌学会、日本腹部救急医学会
日本胃癌学会（平成16年6月4日付）、日本食道学会（6月24日付）、日本整形外科学会（9月21日付）、日本手の外科学会（平成17年8月1日付）、日本整形外科スポーツ医学会（8月20日付）、日本外傷学会（9月7日付）、日本熱傷学会、日本美容皮膚科学会（共に12月14日付）、日本頭蓋顎顔面外科学会（12月16日付）、日本股関節学会（12月19日付）、日本皮膚アレルギー学会（12月28日付）、日本肘関節学会（平成18年1月27日付）、日本皮膚科学会西部支部（3月24日付）、中部日本整形外科災害外科学会（5月15日付）、日本胆道学会（7月21日付）、日本関節鏡学会（8月3日付）、東日本整形災害外科学会（8月25日付）、日本集中治療医学会（9月6日付）、日本ヘリコバクター学会（11月13日付）、日本外科代謝栄養学会（12月8日付）、日本腰痛学会（平成19年5月11日付）、日本肺癌学会（7月9日付）、日本膵臓学会（12月4日付）、日本臨床外科学会（12月20日付）、日本消化器病学会（平成21年9月15日付）、日本消化器がん検診学会（11月12日付）、日本門脈圧亢進症学会（12月25日付）、日本皮膚科学会東海地方会（平成22年1月5日付）、日本静脈経腸栄養学会（5月11日付）、西日本整形・災害外科学会（6月5日付）、日本関節病学会（6月5日付）、日本臨床皮膚科学会（7月20日付）、日本放射線腫瘍学会（9月10日付）、日本口腔腫瘍学会（平成23年3月30日付）、日本消化器内視鏡学会（平成24年2月13日付）、日本頭頸部外科学会（7月10日付）、日本消化管学会（9月2日付）、日本女性心身医学会（9月5日付）、日本運動器科学会（9月10日付）

「症例報告を含む医学論文及び学会研究会発表における患者プライバシー保護に関する指針」一般社団法人日本外科学会ホームページより転載
(https://www.jssoc.or.jp/other/info/privacy.html)

第 1 章

身体障害領域の
症例レポート

第1章 身体障害領域の症例レポート

1 脳出血・急性期（左片麻痺、左半側空間無視）

田山麻子

はじめに

　厚生労働省の「事業場における治療と職業生活の両立支援のためのガイドライン」によると、医療の進展などに伴い、脳卒中を含む脳血管疾患の死亡率は低下しているとあります。また、一般的に脳卒中は手足に麻痺が出る、言葉がうまく出ないなどの障害が残ってしまうというイメージがありますが、就労世代などの若い患者においては、約7割がほぼ介助を必要としない状態まで回復するため、脳卒中の発症直後からのリハビリテーションを含む適切な治療が必要となってきます。

　そのため急性期（発症より1〜2カ月）では、廃用症候群を予防し、十分なリスク管理のもと早期座位・立位、装具を用いた早期歩行訓練、摂食・嚥下訓練、セルフケア訓練など早期ADLの向上を目標に介入していくことが重要であり、将来的な在宅復帰、職場復帰、地域での生活を実現するために作業活動を通じてその人らしい生活の獲得を目指していくことが大切です。

✏️ タイトル

脳出血の部位や程度によりさまざまな程度の症状がみられます。出血部位や、特に注目した高次脳機能障害の症状を記載することで、どのような問題点に対し治療を実施したのか伝わりやすくなります。

【タイトル】
脳出血により左片麻痺、高次脳機能障害を呈した症例❶

赤ペン添削
完成Report
→p.41 参照

❶ 本症例に対し、どのような目標を設定し治療を実施したのかわかるような内容を記載するとよいでしょう。

✏️ はじめに（報告の目的）

対象者がどのような障害を呈し、作業療法士はどのような目標でかかわる機会を得たのか、簡潔にまとめて記載しましょう。

【はじめに】
今回、臨床実習において脳出血により左片麻痺、高次脳機能障害を呈した症例❶を担当した。その評価、治療を行った結果を以下に報告する❷。

赤ペン添削
完成Report
→p.41 参照

❶ どのような症例なのか具体的に記載しましょう。
❷ 何に着目して治療を実施したのか、目標を含め具体的に記載しましょう。

✏️ 一般情報（基本情報）

病前の生活や仕事内容、趣味など具体的に記載しましょう。また、対象者の主訴やホープを聞くときはより具体的な事柄を引き出し、近々で困っていることなどを聞き出せると目標設定や治療プログラム立案にも有効活用できます。

Ⅰ 一般情報
【氏名】Aさん

【年齢／性別】60歳代／女性
【趣味】家庭菜園、観劇❶
【性格】穏やかで礼節が保たれている
【職業】専業主婦／町内会役員
【主訴】「左手足が動かしにくく、左肩が痛む❷」
【ホープ】
　本人：「家族のために家事を行い、また友人と観劇に行きたい」
　夫　：「自分で身の回りのことができるようになってほしい❸」
　娘　：「身の回りのことができるようになってほしい❸」

赤ペン添削
完成Report →p.41 参照

❶ 実際にどれくらいのスペースで作っているのか、観劇の頻度などを記載しておくと外出の機会などを知るのに参考になります。

❷ どのようなときに痛むのか、どうすると痛むのかそのときの状況などを記載できるとよいですね。また、麻痺の場合は特に利き手が重要になるので利き手を記載しましょう。

❸ 身体介護や家事など協力可能なのかを合わせて聞いておくと、目標設定や治療プログラム立案に役立てることができます。

医学的情報

医学的情報は、カルテからの情報をもとに診断名・障害名・合併症・服薬状況など対象者がどのようにして入院し現在に至ったのか、その過程を記載しましょう。

Ⅱ 医学的情報
【診断名】脳出血❶
【障害名】左片麻痺、ADL障害
【合併症】高血圧症❷
【現病歴】
　　昼頃より右手足に力が入らなくなり、リビングで倒れているところを夫が発見し救急車にて当院へ搬送され、そのまま入院となる。脳出血と診断され、保存療法を受けることとなる。発症3日目より理学療法、作業療法開始となる。
【服薬情報】グリセオール®注、アムロジン®錠2.5 mg、カロナール®錠200❸

赤ペン添削
完成Report →p.41 参照

❶ 出血部位をもう少し具体的に記載しましょう。診断画像があれば添付してもよいでしょう。

❷ いつの頃からか記載しましょう。わからない場合は家族に確認してみましょう。

❸ 薬剤の種類だけでなく、それぞれいつ服薬や点滴するのか記載しましょう。

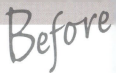

社会的情報

対象者の人物像や全体像を理解するうえで大切な項目になりますので、できる限り詳しい情報収集をするよう心がけましょう。

Ⅲ 社会的情報
- 【家族構成】夫、息子（30歳代前半）、娘（20歳代後半）。現在は夫、娘との3人暮らし❶
- 【職業歴】50歳代までスーパーでパート勤務
- 【教育歴】大学卒
- 【経済状況】経済面は特に問題なし、マンション❷
- 【保険区分】社会保険
- 【キーパーソン】夫
- 【家屋状況】マンション3階❸

赤ペン添削
完成Report
→p.41 参照

❶ ジェノグラムがわかれば添付しましょう。
❷ 住宅改修などの検討時に役立つので、自宅は賃貸か持ち家か記載しましょう。
❸ 階段やエレベーター、段差の有無を記載しましょう。

他部門情報

他部門情報を収集する機会は少ないため、聴取する前に具体的な内容を考え、まとめておくとよいでしょう。

Ⅳ 他部門情報
- 【医師】被殻出血にてやや血腫が大きいため、運動機能障害に加えて高次脳機能障害も出現している。保存療法で様子をみるが血圧が高くなりすぎないよう注意。今後は杖歩行監視レベルが在宅復帰の目標である。
- 【看護師】❶ 排泄時にナースコールで教えてくれるため、尿瓶を利用している。
- 【薬剤師】❷ 薬の管理は看護師が行っている。
- 【ソーシャルワーカー】経済状況的には問題ない。今後、介護保険の申請を検討している。
- 【理学療法士】❸ 端座位訓練と立ち上がりの訓練を中心に行っている。左下肢の支持性低下、時折膝折れがみられる。今後、装具の使用を検討している。

赤ペン添削
完成Report
→p.42 参照

❶ 日中の過ごし方や夜間の様子などを併せて聞いてみましょう。
❷ 薬剤情報をもとにリハビリテーションに影響が出る副作用などがないのか確認してみましょう。

第1章 1 脳出血・急性期（左片麻痺、左半側空間無視）

> ❸訓練内容だけではなく、目標も聞いてみましょう。

作業療法評価（初期評価）

身体機能だけではなく、高次脳機能も言語聴覚士による介入がなければより明確に記載する必要があります。また、何ができて何ができないのか整理しながら記載してみましょう。

Ⅴ 作業療法評価❶

1. 第一印象
   笑顔でOTSへ挨拶するが、視線が定まらない印象❷。小柄で清潔感があり❸、礼節は保たれている。
2. バイタルサイン❹
   血圧：157/87 mmHg、脈拍：76回/分
3. 片麻痺回復段階
   上肢 stage Ⅲ-2、手指 stage Ⅱ、下肢 stage Ⅲ-4
4. 関節可動域❺（P：疼痛あり）
   ・左：肩屈曲100°P、外転90°P、外旋10°P
5. 疼痛
   【VAS】動作時 5/10❻
6. 筋緊張❼
   【触診】
   ・左：胸鎖乳突筋、大胸筋、上腕二頭筋、手指屈筋群、ハムストリングス、薄筋、長内転筋亢進
7. 腱反射（右/左）
   胸筋反射 ＋/＋、上腕二頭筋反射 ＋/＋＋、上腕三頭筋反射 ＋/＋、腕橈骨筋反射 ＋/＋＋、膝蓋腱反射 ＋/＋＋、トレムナー反射 －/陽性、バビンスキー反射 －/陽性
8. 感覚検査❽
   ・左：表在感覚；触覚・温痛覚ともに 7/10点
      　深部感覚；位置覚・運動覚ともに 3/5回
9. MMT
   右上肢 5、右股関節屈曲・伸展 4、体幹 3
10. 握力（右/左）
    20.5 kg/－
11. 眼球運動
    共同偏視あり❾、眼球運動は正常範囲内にて可能。
12. 精神機能
    【BIT行動性無視検査❿】
    ・線分二等分線：偽陽性⓫
    ・線分抹消テスト：左側見落とし⓬
    ・星抹消テスト：大小の間違いあり、見落とし5つ

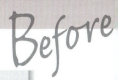

- ダブルデイジー：右側の花びら数間違い⑬、左側の花欠損ないが形はいびつ
- 立体図模写：立方体左側2本見落とし・形に歪みあり

【TMT】A：4分57秒、B：途中でリタイア
【MMSE】23点
【HDS-R】23点
【Kohs立方体】IQ 68.8（テスト9まで可）

13. 座位バランス
    - 静的座位：上肢の支持なしで座位保持可能。身体が傾いていることに気づかない。
    - 動的座位⑭：右上肢のリーチにて左股関節外旋、膝関節屈曲、足部内反位となり左側へ崩れる。

14. 立位バランス⑮
    上肢支持ありにて立位保持軽介助。

15. ADL
    【FIM】68/126（運動項目41、認知項目27）⑯
    【食事】ベッド上自立だが左手は無造作に机の下に置かれている

16. 起居・移乗動作
    - 起居：右からの起き上がり時、左上肢忘れあり。
    - 移乗：左下肢足底が接地していない状態で立ち上がろうとし、膝折れがみられる。車いすのブレーキのかけ忘れ、フットレスト上げ忘れあり。

17. 耐久性
    車いす20分にて疲労の訴えあり。

赤ペン添削
完成Report
→p.42 参照

❶ 評価期間を記載しましょう。
❷ 具体的にどのように視線が合わなかったのか記載しましょう。
❸ どの部分で清潔感があるように感じたのか記載するとよいですね。
❹ バイタルサインは血圧、脈拍だけでなく呼吸状態や意識レベルも記載しましょう。　➡+α知識 ①②③④
❺ 麻痺側だけではなく非麻痺側も記載するとよいですね。
❻ VASではなくNRSですね。疼痛の評価はいくつかあるので間違えないように気をつけましょう。またどんなときに疼痛が出現するのか、どんなときは疼痛がないのか聞いてみましょう。
❼ 触診だけではなく被動性検査（MAS）も合わせて実施しておくとよいでしょう。また非麻痺側も評価し、必要であれば記載しましょう。
❽ 母数は何をもとに表記しているのかわかるように記載しましょう。また非麻痺側も評価し、必要であれば記載しましょう。
❾ どの方向に眼球が向いているのか眼位がわかるように記載しましょう。
❿ BIT行動性無視検査日本版では紙面上だけではなく、実際に行動を観察することで生活内での無視の影響を評価することが可能です。➡+α知識 ⑤
⓫ 左右どちらにどのくらい偏位していたのか記載するとよいですね。
⓬ どの辺にどのくらいの見落としがあるのか記載しておきましょう。
⓭ 枚数は過多、過少なのかどちらかを記載しましょう。
⓮ 姿勢反射も観察しておくとわかりやすいので記載しましょう。
⓯ 麻痺側や非麻痺側がどのようになっているのか併せて記載しましょう。

> ⓰スペースの都合でレジュメに載せることができない場合は、レポートに項目ごとの得点を記載しておきましょう。

①バイタルサイン（血圧管理）

　脳卒中の再発を防ぐうえで血圧管理はきわめて重要である。
　「高血圧治療のガイドライン2014」[*1]においては脳出血を合併する高血圧に関し、「発症24時間以内の超急性期、急性期、亜急性期では収縮期血圧120 mmHgまたは平均血圧130 mmHgを超える場合に降圧対象となる」とある。これにより、「脳卒中治療ガイドライン2015」[*2]では収縮期血圧140 mmHg以下への降圧を推奨するとある。

*1 『高血圧治療ガイドライン2014』（日本高血圧学会 高血圧治療ガイドライン作成委員会／編）、ライフサイエンス出版、2014
*2 『脳卒中治療ガイドライン2015［追補2017］』（日本脳卒中学会 脳卒中ガイドライン［追補2017］委員会／編）、協和企画、2017

②Anderson（アンダーソン）の基準の土肥変法（リハ中止基準）

　積極的なリハビリテーションを実施しない場合（Ⅰ）、途中でリハビリテーションを中止する場合（Ⅱ）、いったんリハビリテーションを中止し、回復を待って再開する場合（Ⅲ）、の3大項目からなり、それぞれに下位項目が存在する（**表A**）。

表A ● Anderson（アンダーソン）の基準の土肥変法

Ⅰ．運動を行わないほうがよい場合
1）安静時脈拍数　120/分以上
2）拡張期血圧　120 mmHg以上
3）収縮期血圧　200 mmHg以上
4）労作性狭心症を有するもの
5）新鮮心筋梗塞1カ月以内のもの
6）うっ血性心不全の所見の明らかなもの
7）心房細動以外の著しい不整脈
8）運動前すでに動悸、息切れのあるもの

Ⅱ．途中で運動を中止する場合
1）運動中、中等度の呼吸困難、めまい、嘔気、狭心痛などが出現した場合
2）運動中、脈拍140/分を超えた場合
3）運動中、1分間10個以上の期外収縮が出現するか、または頻脈性不整脈（心房細動、上室性または心室性頻脈など）あるいは徐脈が出現した場合
4）運動中、収縮期血圧40 mmHg以上または拡張期血圧20 mmHg以上上昇した場合

Ⅲ．次の場合は運動を一時中止し、回復を待って再開する
1）脈拍数が運動時の30％を超えた場合。ただし、2分間の安静で10％以下に戻らない場合は、以後の運動は中止するかまたはきわめて軽労作のものにきりかえる。
2）脈拍数が120/分を越えた場合
3）1分間に10回以下の期外収縮が出現した場合
4）軽い動機、息切れを訴えた場合

③「リハビリテーション医療における安全管理・推進のためのガイドライン」（リハ中止基準）

　積極的なリハビリテーションを実施しない場合（1～12）、途中でリハビリテーションを中止する場合（1～5）、いったんリハビリテーションを中止し、回復を待って再開する場合（1～4）、その他の注意が必要な場合（1～6）の4大項目からなり、それぞれに下位項目が存在する。

④バイタルサインチェック時の注意

　急性期の場合は、モニター、点滴、バルーンカテーテルなど複数のルートで管理されている場合がある。そのため、コード類の引っかかりや接続外れ、破損などに十分注意して介入する必要がある。

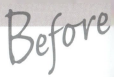

+α 知識 ⑤ BIT (Behavioral Inattention Test)：BIT 行動性無視検査日本版

紙と鉛筆による簡単な6項目の通常検査、日常生活の側面を反映させた9項目の行動検査からなる。通常検査だけでなく、行動検査では日常生活場面を模した課題で構成されているため、より生活を踏まえた評価が可能であり、訓練課題の選定にも役立つ。

初期評価のまとめ（問題点と利点）

評価結果はセラピストの主観ではなく客観的な内容を記載するように心がけましょう。また、ICFを表で記載する場合は、優先度の高い順番に記載すると整理しやすいと思います。

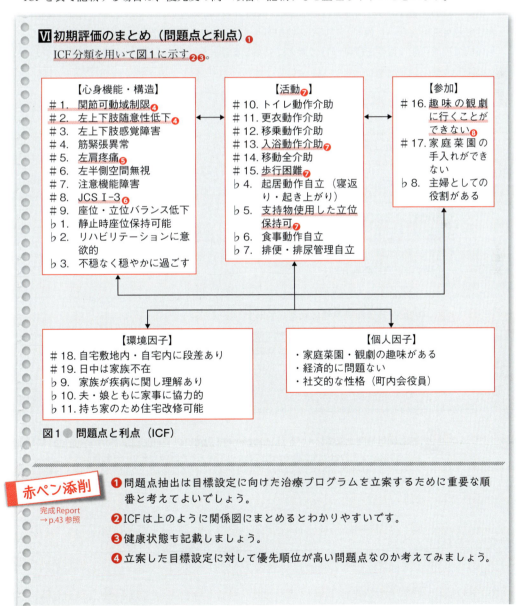

Ⅵ 初期評価のまとめ（問題点と利点）❶
ICF分類を用いて図1に示す❷❸。

【心身機能・構造】
- #1. 関節可動域制限❹
- #2. 左上下肢随意性低下❹
- #3. 左上下肢感覚障害
- #4. 筋緊張異常
- #5. 左肩疼痛❺
- #6. 左半側空間無視
- #7. 注意機能障害
- #8. JCS Ⅰ-3 ❻
- #9. 座位・立位バランス低下
- ♭1. 静止時座位保持可能
- ♭2. リハビリテーションに意欲的
- ♭3. 不穏なく穏やかに過ごす

【活動】❼
- #10. トイレ動作介助
- #11. 更衣動作介助
- #12. 移乗動作介助
- #13. 入浴動作介助❼
- #14. 移動全介助
- #15. 歩行困難
- ♭4. 起居動作自立（寝返り・起き上がり）
- ♭5. 支持物使用した立位保持可❼
- ♭6. 食事動作自立
- ♭7. 排便・排尿管理自立

【参加】
- #16. 趣味の観劇に行くことができない❽
- #17. 家庭菜園の手入れができない
- ♭8. 主婦としての役割がある

【環境因子】
- #18. 自宅敷地内・自宅内に段差あり
- #19. 日中は家族不在
- ♭9. 家族が疾病に関し理解あり
- ♭10. 夫・娘ともに家事に協力的
- ♭11. 持ち家のため住宅改修可能

【個人因子】
- ・家庭菜園・観劇の趣味がある
- ・経済的に問題ない
- ・社交的な性格（町内会役員）

図1 ● 問題点と利点（ICF）

赤ペン添削
完成 Report
→ p.43 参照

❶ 問題点抽出は目標設定に向けた治療プログラムを立案するために重要な順番と考えてよいでしょう。
❷ ICFは上のように関係図にまとめるとわかりやすいです。
❸ 健康状態も記載しましょう。
❹ 立案した目標設定に対して優先順位が高い問題点なのか考えてみましょう。

❺ 立案した目標設定に必要な項目に絞って記載してもよいでしょう。
❻ 問題点を整理し、優先度が低い場合は記載しないことも大切です。
❼ 問題点が多い場合は整理し、優先度が高いものを記載しましょう。
❽ どのような手段で参加するのか（車いす、歩行、車など）を別に記載してもよいでしょう。

治療目標（目標設定）

治療目標の立案はセラピストだけではなく、対象者と一緒に互いに必要だと思う活動や参加に向けて意見を出し合い、検討していく必要があります。その目標を達成するために必要となる、具体的で達成可能な目標を段階づけて考えて立案しましょう。

Ⅶ 治療目標
【リハゴール❶】
・自宅退院
【長期目標（LTG）：2カ月❷】
・トイレ動作自立
・左肩疼痛軽減
【短期目標（STG）：3週間】
・麻痺側上下肢の管理ができる❸
・麻痺側への注意力向上（ブレーキ・フットレスト忘れ）❷
・座位、立位バランスの向上
・立位での下衣操作軽介助

赤ペン添削
完成Report
→ p.43 参照

❶ 医師の話を参考に立案してみましょう。
❷ 急性期から回復期へ向けて達成可能な目標を設定してみましょう。また、MTDLPを利用し、対象者や家族がどのような生活を望んでいるのか、現在の能力との差はどうなのか、目標設定に利用してもよいと思います。 ➡ +α知識 ⑥
❸ 具体的にどのような場面を想定しているのか記載しましょう。

 ⑥ 生活行為向上マネジメント（Management Tool for Daily Life Performance：MTDLP）
作業療法士の包括的な思考過程をわかりやすくしたものであり、対象者本人のしたい生活行為に行動計画の焦点があたるように設計されている。生活行為聞き取りシートと興味・関心チェックシートを使用する。対象者の具体的な目標設定や治療プログラムの立案に役立つ。

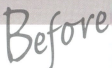

治療プログラム（治療計画立案）

　立案した目標を達成するために必要な治療プログラムになるので、具体的な内容や設定方法など記載するようにしましょう。また目標にどのプログラムが対応するのか番号を振っておくとわかりやすくなります。

> Ⅷ 治療プログラム❶
> ①疼痛コントロール（リラクセイション、ストレッチ）
> ②関節可動域訓練
> ③感覚入力訓練❷
> ④座位バランス訓練❷
> ⑤立位バランス訓練❷（下衣操作）
>
> **赤ペン添削**
> 完成Report
> →p.44 参照
>
> ❶ 期間はどの程度で設定しているか記載しておきましょう。また、短期目標と対になる治療に番号を振っておきましょう。
>
> ❷ レジュメでは治療プログラムの細部を載せることは難しいと思うので、レポートにはしっかりと設定や方法を記載しておきましょう。

考　察

　ここまでの各情報を簡潔にまとめ、対象者が何に困っているのか、その問題点を明らかにし、作業療法士としてどのような治療を行い、サポートしていくのか記述しましょう。また退院後の生活や地域での活動なども視野に入れて多角的に考えることが大切です。
　記載方法はICFの心身機能、構造、活動、参加に沿って記載してもよいですし、身体機能、高次脳機能、ADLに分けて記載してもよいと思います。

> Ⅸ 考察
> 　本症例は脳出血を発症し、左片麻痺と感覚障害および左半側空間無視を伴った60歳代の女性である。病前❶は専業主婦として家族のため家事を行いサポートしていた。
> 　現在、発症から2週間経過しており、血圧のコントロールは服薬にて管理されているが、覚醒はぼんやりした印象❷である。
> 　身体機能面では、BRS左上肢stage Ⅲ-2、手指stage Ⅱ、下肢stage Ⅲ-4の段階にあり、今後回復が見込まれるため上肢は補助手・実用手として日常生活で使用できるよう促通していく必要がある。しかし現在、左肩に夜間痛、運動時痛を生じており、上肢操作に制限をきたしている❸。麻痺側大胸筋、上腕二頭筋の腱反射亢進からも痙性が高く、胸鎖乳突筋、大胸筋、上腕二頭筋の筋緊張も亢進していることが確認できる。さらに、感覚障害・高次脳機能障害（左半側空間無視、注意障害）により麻痺側上肢が寝返り時に後ろに引かれてしまったり、起き上がり時に忘れたりと麻痺側上肢の管理不足も疼痛を引き起こす原因の1つと考えられる。また、端座位や車いす座位時に起立性低血圧を生じることがあるた

め、全身状態に配慮しつつ離床時間を延長していく必要がある。

　座位では動的バランスにて左股関節外旋、膝関節屈曲、足部内反にて立ち直り反応低下により左側へ崩れてしまう。また立位では筋緊張亢進、下肢の支持性が低下、感覚障害により非麻痺側上肢を支持物から離すことができず介助を要している。

　高次脳機能面では、左半側空間無視、注意障害（分配性・転換性・選択性低下）、構成障害により左上肢の管理不足、車いすのブレーキ・フットレスト操作忘れが観察された。

　セルフケアでは、食事はベッド上自立だが左手はテーブル下に置かれており、左上肢管理のためにも介入が必要と考える。排泄・更衣動作は、左下肢の支持性低下による膝折れや起立性低血圧もあるため現在ベッド上コール対応にて尿瓶とオムツを使用し介助となっている。

　以上のことから、セルフケアでは感覚障害・高次脳機能障害による座位・立位バランスの低下、臥床による起立性低血圧により更衣・入浴・排泄に介助を必要としている。また、移乗時に車いすのブレーキ・フットレスト操作忘れがあるため、自身の身体や空間に対する左側への注意・気づきを促す必要があると考える。

　本症例は専業主婦であり、家族のために長年生活の支援を行っているため退院後も家族のために何かできることをしたいと望んでいる。また家族は身の回りのADL自立を望んでいるため、リハゴールを家庭復帰とし、短期目標として離床時間の延長、左肩の疼痛軽減、座位・立位バランスの向上を目指すと同時に、左半側空間無視や注意障害といった高次脳機能へのアプローチを行い、排泄動作の自立度向上を目標とした❹。今後は、麻痺の回復段階も考慮しつつ、本症例の希望も踏まえ立位での家事動作などIADLやQOLを含めたプログラムも検討していきたい。

赤ペン添削
完成Report
→ p.44 参照

❶ 病前どのように日中過ごされていたのか、併せて記載しておきましょう。
❷ 具体的に数値化できるとイメージしやすいですね。
❸ もう少し疼痛に関して内容を整理しわかりやすくまとめてみましょう。
❹ 対象者のデマンド（要求）とニード（必要）をしっかりと聴取し、今後の生活を見据えて目標設定をしましょう。

おすすめ書籍

Ⅰ）『病気がみえる vol.7 脳・神経 第2版』（医療情報科学研究所／著），メディックメディア，2017
　→ 神経解剖や脳の機能局在、運動・感覚・自律神経、脳神経、末梢神経などイラストや写真、図でわかりやすく説明されている。また疾患別の特色も記載されている。

Ⅱ）『実践！ 早期離床完全マニュアル』（曷川 元／編著），慧文社（日本離床研究会），2007
　→ 急性期からのリハ介入における早期離床のために必要な考え方やリスク管理、方法についてわかりやすく記載されている。

Ⅲ）『右半球損傷―認知とコミュニケーションの障害』（Myers PS／著，宮森孝史／監訳），協同医書出版社，2007
　→ 右半球の機能局在、無視、注意障害、プロソディの産生と理解の障害、言語面の障害、コミュニケーション障害、感情行動の変化、評価と治療について記載されている。

Ⅳ）『中枢神経系疾患に対する作業療法』（山本伸一／編），三輪書店，2009
　→ 脳の回復過程や、どのように動作分析し作業活動を通じて治療を行っていくのか、実際の評価内容など、写真とともに解説されている。

Ⅴ）「絵でみる脳と神経―しくみと障害のメカニズム 第4版」（馬場元毅／著），医学書院，2017
　→ 中枢神経の仕組みと、意識障害、言語障害、運動麻痺、知覚障害などの障害が起こるメカニズムについてわかりやすくイラストや写真を用いて解説されている。

完成後の症例レポート

右被殻出血により左片麻痺・半側空間無視を呈した症例に対する左肩疼痛軽減とトイレ動作自立を目標として介入した一例

○△専門学校作業療法学科4年　実習花子
実習指導者：田山麻子

今回、臨床実習において右被殻出血により左片麻痺、左半側空間無視を呈した症例に対し、急性期における肩の疼痛改善とトイレ動作獲得に向けた作業療法プログラム立案にかかわる機会をいただいたため報告する。

I 一般情報

【氏名】Aさん
【年齢／性別】60歳代／女性
【趣味】
　家庭菜園（自宅のプランターで栽培し近所の友人へ配布する）、友人との観劇参加（月1回程度）
【性格】穏やかで礼節が保たれている
【職業】専業主婦／町内会役員
【利き手】右
【主訴】
　「左手足が動かしにくく、夜間や動く際に左肩が痛む」
【ホープ】
　本人：「家族のために家事を行い、また友人と観劇に行きたい」
　夫：「自分で身の回りのことができるようになってほしい。家事は協力可能」
　娘：「身体介護は時間がとれないため、身の回りのことについては自立してほしい」

II 医学的情報

【診断名】脳出血（右被殻出血）（図1）
【障害名】左片麻痺、ADL障害
【合併症】高血圧症（5年前から）
【現病歴】
　昼頃より右手足に力が入らなくなり、リビングで倒れているところを夫が発見し救急車にて当院へ搬送され、そのまま入院となる。脳出血と診断され、保存療法を受けることとなる。発症3日目より理学療法、作業療法開始となる。

【服薬情報】
　グリセオール®注（朝）アムロジン®錠2.5 mg（朝・夕）、カロナール®錠200（夕）

III 社会的情報

【家族構成】
　夫、息子（30歳代前半）、娘（20歳代後半）。現在は夫、娘との3人暮らし（図2）
【職業歴】50歳代までスーパーでパート勤務
【教育歴】大学卒
【経済状況】
　経済面は特に問題なし、マンション（持ち家）
【保険区分】社会保険
【キーパーソン】夫

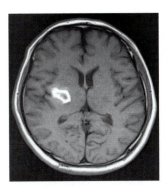

図1　CT画像

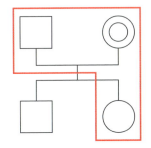

図2　ジェノグラム

【家屋状況】
マンション3階（エレベーターあり・バリアフリー）

IV 他部門情報

【医師】
右被殻出血にてやや血腫が大きいため、運動機能障害に加えて高次脳機能も出現している。保存療法で様子をみるが血圧が高くなりすぎないよう注意。今後は杖歩行監視レベルが在宅復帰の目標である。

【看護師】
排泄時にナースコールで教えてくれるため、尿瓶を利用している。日中はテレビを見て過ごしており、夜間は良眠。

【薬剤師】
薬の管理は看護師が行っており、リハビリテーションに影響が出るような副作用はない。

【ソーシャルワーカー】
経済状況的には問題ない。今後、介護保険の申請を検討している。

【理学療法士】
端座位訓練と立ち上がりの訓練を中心に行っている。左下肢の支持性低下、時折膝折れがみられる。今後、装具の使用を検討している。
- 目標：屋内手すりなど使用した伝い歩き、屋外はT字杖、装具の使用を使用し歩行監視獲得。

V 作業療法評価（○年△月◇日～△月×日）

1. 第一印象
   笑顔でOTSへ挨拶するが、視線はやや右側を向いており視線が定まらない印象。小柄で整髪され清潔感があり、礼節は保たれている。

2. バイタルサイン
   血圧：157/87 mmHg、脈拍：76回/分、SpO₂ 100%、JCS I-3

3. 片麻痺回復段階
   上肢 stage III-2、手指 stage II、下肢 stage III-4

4. 関節可動域（P：疼痛あり）
   - 右：著明な制限なし
   - 左：肩屈曲100°P、外転90°P、外旋10°P

5. 疼痛
   【NRS】
   動作時5/10、安静時0/10、夜間痛3/10

6. 筋緊張
   【触診】
   - 右：大胸筋、上腕二頭筋、上腕三頭筋亢進
   - 左：胸鎖乳突筋、大胸筋、上腕二頭筋、手指屈筋群、ハムストリングス、薄筋、長内転筋亢進

   【MAS】
   左肘伸展1+、左手指伸展2、左股関節外転1+

7. 腱反射（右/左）
   胸筋反射＋/＋、上腕二頭筋反射＋/＋＋、上腕三頭筋反射＋/＋、腕橈骨筋反射＋/＋＋、膝蓋腱反射＋/＋＋、トレムナー反射 －/陽性、バビンスキー反射 －/陽性

8. 感覚検査
   - 右：正常
   - 左：表在感覚；触覚・温痛覚ともに7/10点
     （非麻痺側を10点として表記）
     深部感覚；位置覚・運動覚ともに3/5回
     （5回試行中の正統数）

9. MMT
   右上肢5、右股関節屈曲・伸展4、体幹3

10. 握力（右/左）
    20.5 kg/－

11. 眼球運動
    病巣側への共同偏視あり、眼球運動は正常範囲内にて可能。

12. 精神機能
    【BIT 行動性無視検査】
    - 線分二等分線：偽陽性（中央から右8 mm）
    - 線分抹消テスト：左側見落とし（6/40）
    - 星抹消テスト：大小の間違いあり、見落とし5つ
    - ダブルデイジー：右側の花びら過多、左側の花欠損ないが形はいびつ
    - 立体図模写：立方体左側2本見落とし・形に歪みあり

    【TMT】A：4分57秒、B：途中でリタイア
    【MMSE】23点
    【HDS-R】23点
    【Kohs立方体】IQ 68.8（テスト9まで可）

13. 座位バランス
    - 静的座位：上肢の支持なしで座位保持可能。身体が傾いていることに気づかない。
    - 動的座位：右上肢のリーチにて左股関節外旋、膝関節屈曲、足部内反となり左側へ崩れる。右側へ

の保護伸展反応あり。立ち直り反応低下。

14. **立位バランス**
上肢支持なしでは立位保持不可。
右上肢は支持努力性が強く、左股関節内転・外旋、左足関節の内反となり時折右膝折れがみられる。

15. **ADL**
【FIM】68/126（運動項目41、認知項目27）
【食事】
ベッド上自立だが左手は無造作に机の下に置かれている

16. **起居・移乗動作**
- 起居：右からの起き上がり時、左上肢忘れあり。
- 移乗：左下肢足底が接地していない状態で立ち上がろうとし、膝折れがみられる。車いすのブレーキのかけ忘れ、フットレスト上げ忘れあり。

17. **耐久性**
車いす20分にて疲労の訴えあり。

Ⅵ 初期評価のまとめ（問題点と利点）
ICF分類を用いて図3に示す。

Ⅶ 治療目標（目標設定）
【リハゴール】
・杖歩行での自宅退院
【長期目標（LTG）：2カ月】
・トイレ動作自立
・更衣動作自立
・左肩疼痛軽減
【短期目標（STG）：3週間】
①麻痺側上下肢の管理ができる（起居・寝返り時に左手を忘れない、疼痛軽減）
②移乗動作軽介助（ブレーキ・フットレスト操作含む）
③座位、立位バランスの向上
④立位での下衣操作軽介助

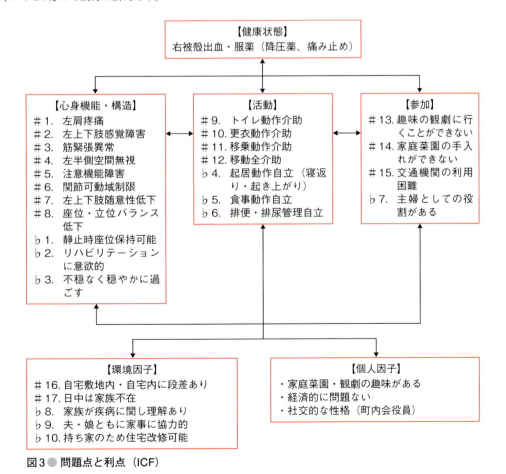

図3 ● 問題点と利点（ICF）

Ⅷ 治療プログラム

①疼痛コントロール（リラクセイション、ストレッチ）（STG①、②）
②関節可動域訓練（STG①）
③感覚入力訓練（両手新聞紙丸め、開き、ワイピング）（STG①、②、③、④）
④座位バランス訓練（右手洗濯ばさみ外し・上衣）（STG②、③、④）
⑤立位バランス訓練（リーチ課題、下衣操作）（STG②、④）
⑥移乗動作訓練（STG②）

Ⅸ 考察

本症例は脳出血を発症し、左片麻痺と感覚障害および左半側空間無視を伴った60歳代の女性である。病前は専業主婦として家族のため家事を行い、時に趣味活動（家庭菜園、観劇）して生活していた。

現在、発症から2週間経過し、血圧のコントロールは服薬にて管理され、覚醒はJCS Ⅰ-3である。

身体機能面では、BRS左上肢stage Ⅲ-2、手指stage Ⅱ、下肢stage Ⅲ-4の段階にあり、今後回復が見込まれるため上肢は補助手・実用手として日常生活で使用できるよう促通していく必要がある。しかし現在、左肩に運動時痛や夜間痛を生じており、右上肢の活動に制限をきたしている。麻痺側大胸筋、上腕二頭筋の腱反射亢進からも痙性が高く、胸鎖乳突筋、大胸筋、上腕二頭筋の筋緊張も亢進していることが確認できる。さらに、感覚障害・高次脳機能障害（左半側空間無視、注意障害）により麻痺側上肢が寝返り時に後ろに引かれてしまったり、起き上がり時に忘れたりと麻痺側上肢の管理不足も疼痛を引き起こす原因の1つと考えられる。また、端座位や車いす座位時に起立性低血圧を生じることがあるため、全身状態に配慮しつつ離床時間を延長していく必要がある。

座位では動的バランスにて左股関節外旋、膝関節屈曲、足部内反にて立ち直り反応低下により左側へ崩れてしまう。また立位では筋緊張亢進、下肢の支持性が低下、感覚障害により非麻痺側上肢を支持物から離すことができず介助を要している。

高次脳機能面では、左半側空間無視、注意障害（分配性・転換性・選択性低下）、構成障害により左上肢の管理不足、車いすのブレーキ・フットレスト操作忘れが観察された。

セルフケアでは、食事はベッド上自立だが左手はテーブル下に置かれており、左上肢管理のためにも介入が必要と考える。排泄・更衣動作は、左下肢の支持性低下による膝折れや起立性低血圧もあるため現在ベッド上コール対応にて尿瓶とオムツを使用し介助となっている。

以上のことから、セルフケアでは感覚障害・高次脳機能障害による座位・立位バランスの低下、臥床による起立性低血圧により更衣・入浴・排泄に介助を必要としている。また、移乗時に車いすのブレーキ・フットレスト操作忘れがあるため、自身の身体や空間に対する左側への注意・気づきを促す必要があると考える。

本症例は専業主婦であり、退院後も家族のために何かできることをしたいと望んでおり、家族は身の回りのADL自立を望んでいる。そのためリハゴールを自宅退院とし、長期目標として左肩の疼痛軽減、トイレ動作自立をあげ、短期目標を麻痺側管理ができる、麻痺側への注意向上、座位・立位バランス向上、立位での下衣操作軽介助とした。今後は、麻痺の回復段階も考慮しつつ、本症例の希望も踏まえ立位での家事動作などIADLやQOLを含めたプログラムも検討していきたい。

2 脳出血・回復期（左片麻痺、高次脳機能障害）

長谷川明洋

はじめに

　脳出血は、脳血管障害（Cerebrovascular Accident：CVA）の1つで、高血圧、脳動脈瘤、脳動脈奇形、アミロイド血管症などの原因により、脳実質内への出血が起きることをいいます。脳出血の好発部位は、被殻（40％）、視床（30％）、小脳（5〜10％）となっており、症状は、障害部位の損傷の度合いによって、軽いしびれなどの場合から、重度の麻痺を呈する場合や生命の危機に至る場合まで、さまざまです。身体障害領域の作業療法では必ず接することのある疾患の1つといえます。

　脳血管障害に対する医療では、各病期におけるセラピストの役割分化が明確になっており、急性期、回復期、生活期と連続性のある支援体制が重要といわれています。回復期では、急性期の積極的な医学的治療を受けた後の患者さんに対し、生活能力の向上、社会復帰へと支援していく大切な役割を担っています。

　また、急性期病院の在院日数の短縮化に伴い、回復期では状態の安定していない患者さんの受け入れも増えてきており、合併症の管理や病状管理を踏まえたリスク管理を行いながら作業療法介入を行っていくことが求められています。

　脳卒中患者に対する作業療法介入については、より早期からの介入と回復期での積極的な介入が必要です。「脳卒中治療ガイドライン2015［追補2017］」（日本脳卒中学会）によると、不動・廃用症候群を予防し、早期のADL向上と社会復帰を図るために、十分なリスク管理のもとにできるだけ発症後早期から積極的なリハビリテーションを行うことが強く勧められる（グレードA）としています。回復期における作業療法士は、在宅復帰を視野に入れて、心身機能・構造面のみならず、参加、活動、環境に対しても包括的にアプローチを行う必要があります。

タイトル

　脳血管障害は、病変部位や脳損傷の度合いによって、障害の出方はさまざまです。そのため、病変部位や障害像についてしっかりと押さえたうえで、対象者の生活機能を見据えたタイトルにするとわかりやすく、読み手もイメージができます。具体的なテーマ設定ができるとまとまりのある症例レポートとなります。

【タイトル】
　脳卒中左片麻痺❶を呈した症例に対する作業療法評価について❷

赤ペン添削
完成Report
→p.57 参照

❶ 脳卒中の場合は損傷側や疾患名、領域を明記しましょう。
❷ テーマが絞れておらず、どのような症例レポートになるのかがわかりにくい表現です。具体的なテーマを設定しましょう。

はじめに（報告の目的）

　導入部分では、読み手に、全体像のイメージをしてもらうために脳卒中患者に対して、どのようなADL改善を目指して作業療法の介入を行ったのか触れる必要があります。

【はじめに】
　今回、脳卒中左片麻痺を呈した症例❶を担当する機会を得た。自宅復帰を望む症例❷に対して、評価を行った❸ので報告する。

赤ペン添削
完成Report
→p.57 参照

❶ どのような障害なのか、もう少し具体的に表記しましょう。
❷ 自宅復帰では扱う範囲が広すぎるので、テーマを絞り込む必要があります。どのような状態であれば自宅復帰が可能かを検討し、テーマ設定をしましょう。今回はトイレ動作について焦点を当てているので、トイレ動作という言葉が入るとイメージがしやすいです。
❸ 評価のみでなく、作業療法プログラムの立案まで行いますので、その旨の記載があるとよいでしょう。

一般情報（基本情報）

　回復期における脳卒中患者の場合は、退院後自宅復帰などの社会復帰を視野に入れるケースが多く、対象者の取り巻く状態像を把握しておくことが大切です。また本人の希望や家族の希望なども具体的にはっきりしてくる段階でもあり、しっかりと把握する必要があります。

Ⅰ 一般情報

【氏名】K.S.様①
【年齢／性別】60歳代①／女性
【利き手】右
【体形】中肉中背～やや肥満②
【趣味】植木の水やり
【主訴】左手の疼痛③
【ニーズ】1人でトイレに行けるようになること、早く退院したい④

赤ペン添削 完成Report →p.57 参照

① 個人の特定につながるようなイニシャルの表記は避けましょう。
② 数値で表現できる項目はできる限り数値を用いて、客観的に把握しましょう。
③ 主訴はそのまま患者さんからの言葉を明記するようにしましょう。
④ 家族のホープなのか、本人のホープなのか不明です。両者をしっかりと把握しましょう。またニーズなのか、ホープなのかしっかり区別して表記することが必要です。

医学的情報

Ⅱ 医学的情報

【診断名】脳出血、左片麻痺①
【合併症】高血圧、脂質異常症
【現病歴】
　2017年10月1日②、自宅にて、左片麻痺が出現し歩行困難となり、A病院に救急搬送。CTにて右視床出血を認め、同日に保存的加療開始。1カ月の入院後、当院の回復期リハビリ病棟へ転院。同日より、理学療法、作業療法、言語療法開始となった。
【既往歴】特になし③
【服薬情報】胃薬、下剤④

赤ペン添削 完成Report →p.57 参照

① 診断名は正確に表記しましょう。どの部位の損傷なのか、また障害名は別に表記するほうが適切です。
② 個人情報を特定できる情報は記載しないようにしましょう。
③ 既往歴については、現在の病状、合併症に密接に関係しています。カルテに記載がなくても本人や家族に確認し、しっかり情報を調べておく必要があります。
④ 薬剤は正確に表記をしましょう。

社会的情報

対象者を取り巻く人的な資源、住環境、生活状況は、これから社会復帰していくうえで大切な情報源となります。家族構成、社会資源にかかわる情報をしっかりと把握しておくことが必要です。

Ⅲ 社会的情報
【家族構成】夫（60歳代）と2人暮らし、長男と長女は別居❶
【キーパーソン】夫
【職業】専業主婦
【経済状況】夫は会社勤務
【要介護度】なし❷
【身体障害者手帳】なし❷
【家屋状況】持ち家あり❸

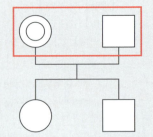

赤ペン添削
完成Report
→p.57 参照

❶ 同居人以外の家族の情報についても、詳細に把握しましょう。退院後の支援をしてもらえるかどうかの判断の情報にもなります。

❷ 介護保険や身体障害者手帳については、取得の有無のみでなく、申請中なのか未申請なのかについて、確認できている範囲で記載しましょう。

❸ 家屋状況については、自宅退院後の生活像をイメージする際に役立つ大切な情報ですので、なるべく詳細に確認しておく必要があります。

他部門情報

回復期リハビリテーションでは、チーム医療によるアプローチが主体となります。そのため患者さんの治療や援助に関する他職種の情報をしっかりと把握し、チームの一員として対象者へかかわっていくことが大切です。

Ⅳ 他部門情報
【医師❶】
　全身状態は安定しているが、バイタルサインと転倒に注意❶すること。自宅復帰が目標❷となる。
【看護師❸】
　病棟では主に車いすの生活となっている❸。看護サイドでは特に注意している❹。家族の面会は週3～4回。病棟内での生活においては対人関係は良好で他患との交流あり。
【理学療法士❺】
　現在、歩行練習を行っている❺。短下肢装具を作製する予定で屋内歩行は可能❻と思われる。
【言語聴覚士】
　構音障害は改善。嚥下機能問題なし。

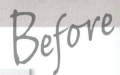

【MSW】
キーパーソンは夫であるが、トイレ動作ができないと家に帰って来るのは難しいと話をしている。要介護認定についての説明はすでにしており、手続きしていく。❼

赤ペン添削
完成Report
→ p.57 参照

❶ 医師からの注意事項については、詳細を記載することが必要です。どのような事柄について注意が必要なのかを、把握しておくことが大切です。
❷ 自宅復帰の時期など、具体的な期間が示されているのか把握しておきましょう。
❸ 病棟生活を管理する看護師からの情報はとても大切です。車いすでの生活でどのような問題が出ているのか、把握しておきましょう。
❹ 看護師が病棟生活を管理するうえで、どのような点に注意をしているのかを記載しましょう。
❺ 訓練内容をより具体的に記載しておくとよいでしょう。
❻ 歩行の際の補装具の使用の有無についても確認しましょう。
❼ 夫の協力できる範囲や、その他の家族の協力体制についても確認しておきましょう。

作業療法評価（初期評価）

　一般情報および医学的情報、他部門から得られた情報をもとに、作業療法場面や入院生活場面での観察や各種検査の結果を受けて、評価事項をまとめていきます。ここでは具体的かつ客観的な観点からまとめて整理していくことが求められます。

Ⅴ 作業療法評価
［評価期間：当院入院後7日目より作業療法評価開始］

1. 第一印象
　明るく、リハに対する意欲はあり、社交性は高い。自分のおかれている状況については楽観的に捉えている印象。

2. 全身状態
【バイタルサイン】安定している。意識清明。呼吸状態問題なし。やや高血圧気味❶。
【コミュニケーション】問題なし❷

3. 心身機能構造
【神経学的徴候】

①深部腱反射❸	麻痺側上下肢ともに亢進あり
②筋緊張❹	左上肢屈筋群の痙性あり 触診にて大胸筋、上腕二頭筋、腕橈骨筋の緊張の亢進を認めた
③感覚・知覚❺	表在感覚、深部感覚ともに中等度鈍麻

【身体機能・運動機能評価】

①関節可動域（ROM）	左側：肩屈曲95°、外転80°、外旋0° 最終域に疼痛
②随意性 ❻	左側 Br.stage：Ⅱ－Ⅱ－Ⅲ
③非麻痺側上肢機能 ❼	右上肢筋力：徒手筋力検査4〜5レベル、問題なし

【高次脳機能評価 ❽】

① MMSE	21/30点
② TMT-A	3分24秒
TMT-B	実施困難
③文字抹消試験	左側見落とし複数あり
④線分抹消試験	見落としなし
⑤星抹消試験	左側見落としあり
⑥身体模写	左の模写困難
⑦記銘力検査	標準言語性対連合学習検査（S-PA）：有関係4-8-10、無関係0-2-2

4. 活動・参加

【基本動作 ❾】

①寝返り起き上がり動作	単独で動作可能
②端座位保持	保持可能
③立ち上がり動作	一部介助レベル
④立位保持	支持物あり、一部介助レベル
⑤移乗動作	支持物使用して一部介助レベル
⑥歩行	短下肢装具装着、平行棒内歩行一部介助

【ADL評価：FIM（Functional Independence Measure）❿】

- 運動項目：41点
- 認知項目：24点　合計65点

赤ペン添削
完成Report
→p.58 参照

❶ バイタルサインは、具体的な数値を記載しましょう。血圧、心拍数などの計測した値を明記しましょう。

❷ コミュニケーションについては、明らかな問題はなくとも、理解と表出に分けて記載しましょう。

❸ 深部腱反射は図示しましょう。

❹ 筋緊張は評価スケールを用いて表記しましょう。 ➡ +α知識 ①

❺ 視床出血では感覚障害を合併するケースが多いです。詳細に評価をしておく必要があります。

❻ 随意性は Br.stage だけでなく、実際の反応なども示すとよいでしょう。

❼ 非麻痺側上肢機能は筋力だけでなく、協調性などもみておくことが大切です。

❽ 高次脳機能検査の結果は、数値のみでなく、実際の反応や観察事項も押さえましょう。 ➡ +α知識 ②

❾ 基本動作の評価は介助量や能力だけでなく、動作の特徴などについても触れましょう。

❿ FIMの点数だけでは詳細がわかりません。具体的な動作場面での特徴など記載しましょう。 ➡ +α知識 ③

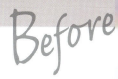

①筋緊張の評価（Modified Ashworth Scale：MAS）

筋緊張の評価は、主観的で判断しにくいことが多いです。MASを利用することで、判断がしやすくなります（表A）。

表A ● Modified Ashworth Scale（MAS）

Grade	状態
0	筋緊張の亢進はない。
1	軽度の筋緊張亢進がある。引っかかりとその消失、または屈曲・伸展の最終域でわずかな抵抗がある。
1+	軽度の筋緊張亢進がある。明らかな引っかかりがある。可動域の1/2以下でわずかな抵抗を認める。
2	よりはっきりとした筋緊張亢進を全可動域で認める。しかし、運動は容易に可能。
3	かなりの筋緊張亢進がある。他動運動は困難。
4	患部は硬直し、屈曲・伸展は困難。

Bohannon RW, et al：Interrater reliability of a modified Ashworth scale of muscle spasticity. Phys Ther, 67：206-207, 1985 より引用

②脳卒中で用いられる一般的な高次脳機能検査とテストバッテリー

代表的な検査は押さえておくとよいでしょう（表B、C）。

表B ● 脳卒中に用いられる一般的な高次脳機能検査

HDS-R（長谷川式簡易知能評価スケール）
簡易認知機能検査（Mini Mental State Examination：MMSE）
前頭葉機能検査（Frontal Assessment Battery：FAB）
TMT（Trail Making Test）
かなひろいテスト
線分二等分試験
線分抹消試験
文字抹消試験
図形模写課題（花模写など）
Rey 複雑図形検査（Rey-Osterrieth Complex Figure Test：ROCFT）
WCST（Wisconsin Card Sorting Test）
Modified Stroop Test
PASAT（Paced Auditory Serial Addition Test）

表C ● 高次脳機能のテストバッテリー（市販されているもの）

コース立方体組み合わせテスト
日本版 RBMT（リバーミード行動記憶検査）
BIT 行動性無視検査日本版（Behavioural Inattention Test）
標準言語性対連合学習検査（Standard verbal paired-associate learning test：SPA）
標準注意検査（Clinical Assessment for Attention：CAT）
標準失語症検査（Standard Language Test of Aphasia：SLTA）
標準高次動作検査（Standard Performance Test for Apraxia：SPTA）
標準高次視知覚検査（Visual Perception Test for Agnosia：VPTA）
ウェクスラー成人知能検査（Wechsler Adult Intelligence Scale-Ⅳ：WAIS-Ⅳ）
ウェクスラー記憶検査法（Wechsler Memory Scale-Reviced：WMS-R）
レーヴン色彩マトリックス検査（Raven's Coloured Progessive Matrices：RCPM）
ベントン視覚記銘検査

+α知識 ③動作分析の一例

トイレ動作などADLの分析の場合は、動作の工程を理解している必要があります。表Dの例を参考にして、工程を考えてみよう。

表D ● トイレ動作分析の一例

	動作工程	観察項目	評価事項
1	トイレまでの移動	歩行or車いす（補装具の有無）	車いすのブレーキ確認
		トイレのドアの開閉	車いすと便器の位置関係
2	便器への移乗動作	立ち上がり動作	手すりを把持する位置
		方向転換	立ち上がり時の下肢の支持性
		着座（ズボン操作後に着座）	方向転換時のバランス
			動作のスピード
3	ズボンの操作	ズボンを下ろす	立位の安定性
		パンツを下ろす	非麻痺側上肢の操作性
		（尿パッドが入っている場合は尿パッドの処理）	
4	排泄	便座での座位安定性	座位バランスの安定性
5	後始末	トイレットペーパーの巻きとり	非麻痺側上肢の操作性
		殿部までのリーチ	座位バランスの安定性
		水栓レバーの操作	
6	ズボンの操作	パンツを上げる	立位の安定性
		ズボンを上げる	非麻痺側上肢の操作性
7	車いすへの移乗動作	立ち上がり動作（ズボン操作前に立ち上がり）	車いすブレーキの確認
		方向転換	立ち上がり時の下肢の支持性
		着座	車いすなどの把持する位置
			動作のスピード
8	手洗い	洗面台での手洗い	非麻痺側上肢と麻痺側上肢の協調
9	自室までの移動	歩行or車いす（補装具の有無）	トイレから出る際の、周囲安全確認
		トイレのドアの開閉	障害物の回避

問題点の抽出

ここでは、情報収集や得られた検査の結果から、問題点の焦点化をしていく作業となります。問題点は国際生活機能分類（ICF）に沿ってまとめていきましょう。脳卒中患者の場合は、問題が多岐にわたります。対象者や家族の希望、今後獲得する必要のある活動を念頭におき、問題点を検討します。

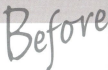

Ⅵ 問題点の抽出❶

ICF分類を用いて示す（図1）。

【心身機能・構造】❷
♯1. 左片麻痺
♯2. 左上肢感覚障害
♯3. 立位バランス不安定
♯4. 左肩関節可動域制限
♯5. 左半側空間無視
♯6. 異常筋緊張
♯7. 注意機能低下
♯8. 体幹不安定

【活動】❸
♯9. ADL食事以外介助
♯10. 基本動作能力の低下❸
♯11. トイレ動作要介助

【参加】❹
♯12. 自宅復帰困難❺
♯13. 家庭内役割の喪失

図1 ● 問題点（ICF）

赤ペン添削
完成Report
→p.59参照

❶ ICFでまとめる場合は図1のように図示しましょう。健康状態や個人因子、環境因子も含めて整理しましょう。

❷ 問題点の順番は、より関係性の高いものを上位にしましょう。

❸ 基本動作のどのような部分で介助が必要になっているのか、詳しくあげましょう。

❹ 問題点が漠然としすぎです。現在の対象者のおかれた環境における参加の問題を整理しましょう。

❺ 具体的に参加レベルでの自宅復帰困難である理由が必要です。介護力に限界がある、などの環境因子についても検討しておきましょう。

治療目標（目標設定）

問題点を焦点化したものから、障害の程度や予後予測に基づいて、具体的かつ達成可能な目標設定をします。目標設定では長期の最終的な到達地点と、それを達成するうえで必要な短期的な目標をそれぞれ検討する必要があります。

Ⅶ 治療目標
【長期目標】❶
・ADL介助量を軽減しての自宅復帰❷

【短期目標】❶
・立位の安定❸
・左方向への意識づけ❸

赤ペン添削
完成Report
→p.59参照

❶ 目標の期間は必ず設定しましょう。いつまでに目標到達できるのでしょうか？

❷ どの程度介助量が軽減したらよいのか、はっきりわかりません。具体的な

> 　　　　　項目をあげて設定しましょう。
> ❸ この目標だと到達したかどうかがはっきりしません。到達したかはっきりわかる目標設定をしましょう。

治療プログラム（治療計画立案）

目標達成するために必要なプログラムを具体的に整理します。目標や問題点との整合性を確認し、プログラムを立案します。

> Ⅷ 治療プログラム❶
> ・立位訓練
> ・机上練習❷
> ・車いす移乗
> ・ADL練習❸

完成Report
→ p.59 参照

❶ 問題点と対応していません。各プログラムが問題点とどのように対応しているのかがわかる記載をしましょう。足りていないプログラムは追加して計画し直しましょう。
❷ 具体的にどのような机上課題を行うのかがわかりにくいです。　➡ +α知識 ④
❸ 漠然としすぎです。問題点のトイレ動作の項目を入れましょう。

+α知識 ④左半側空間無視へのアプローチ法
　左半側空間無視に対しては、対応に苦慮することが少なくない。まずは原則となる対応方法を理解しておくことが必要である。
　①左方向の見落としなどのミスに対して確実にフィードバックをして病識を獲得する
　②視覚だけでなく、体性感覚など複数の感覚モダリティを利用した訓練とする
　③左方向への探索は、右側の刺激の減弱、目印などの左側の刺激強化、言語化を用いて行う
　④動作の性急さへの対処を行う（ペーシングの障害）
　⑤反復の動作練習と統一した手順での介入を行う（他職種との連携）
　⑥十分な訓練期間を確保すること（重症例では数カ月の訓練期間を要す）

考　察

　現在の対象者のおかれている状況、作業療法評価で得られた情報など、現在までの各情報をまとめていく作業となります。問題点や利点などを総合的に勘案し、具体的に到達目標をどのように設定したのかを考察していきます。回復期では自宅復帰に向けて具体的にアプローチしていく時期です。退院後の将来像をしっかり捉えて記述していきましょう。

Ⅸ 考察

　本症例は、60歳代の女性で、右視床出血で左半側空間無視を呈した症例である。OTS評価時では、重度の左片麻痺に加えて左半側空間無視、注意障害がみられていた。車いす座位は保持可能であるが、移乗動作では十分な方向転換が難しく介助を要していた。❶ トイレ動作は最も本人の希望が高く、また介護の必要性の高い活動であるため、重点的にアプローチしていくことが必要であると考えられた。❷ 病棟では転倒を繰り返すなどの❸ 危険行動が認められることから、高次脳機能障害の影響❹ が出ているものと思われる。

　現在の症例の問題点として、左片麻痺、感覚障害、立位バランス低下、下肢の支持性の低下、注意障害、左半側空間無視などの高次脳機能障害をあげた❺。

　以上より、作業療法長期目標はADL介助量を軽減しての自宅復帰、短期目標は立位の安定、左方向への意識づけとした❻。

　治療アプローチとしては、注意の改善や動作介助量軽減を図るために、立位訓練、机上練習、車いす移乗、ADL練習を計画した。左半側空間無視に対しては左方向への意識づけが重要といわれており❼、セルフケアや机上作業で左側に注意を向けることができるようにアプローチしていく必要があると思われた。

　本症例のトイレ動作では、車いすのブレーキのかけ忘れ❽ があったり動作全般で動作が性急であり、注意して介入することが必要と思われた❾。

　左片麻痺である本症例にとってADL遂行には非麻痺側機能が重要である。長期入院生活によって主婦業に加えて、身の回りのことが要介助となった現在では、廃用症候群のリスクが高いことから、今後、非麻痺側についても機能強化を図る必要がある。❿

　今後の方針⓫ は、自宅復帰であるが、ADLの介護量軽減に向けたアプローチと並行して社会サービス面へのサポートをしていくことも重要な要素であると思われる。

赤ペン添削

完成Report
→p.59 参照

❶ OTS介入時現在の状況について触れましょう。

❷ 考察の冒頭部分でアプローチの必要性が突如述べられています。現在の状況や問題点などを勘案して総合的に判断したうえでのアプローチの必要性について述べる必要があります。

❸ 転倒についての記載が出ています。他部門からの情報や評価について触れていない事柄を考察で述べることはしないようにしましょう。きちんと評価内容と情報を統合しましょう。

❹ どのような高次脳機能障害でしょうか？ 評価結果から得られた情報をもとに詳しく記載しましょう。

❺ 対象者の問題点をあげる際には、本文・家族の希望、現在の生活状況を考慮したうえで、問題点の優先順位を考えるようにしましょう。

❻ 目標内容が、本人の希望や退院後の生活状況を反映したものになっていません。目標設定を見直しましょう。

❼ 具体的な文献引用をしましょう。

❽ 評価での記載がありません。評価内容を見直しましょう。

❾ この問題に対する具体的なアプローチを考えましょう。どのような対処方法がありますか？

❿ 突然、廃用症候群に関して述べられていますが、評価との整合性がとれていないようです。評価内容からも廃用症候群のリスクはなさそうですので、考察からは省いてもよいでしょう。

⓫今後の方針は考察でも重要な部分です．対象者の自宅復帰を想定し，作業療法士としてどのような介入が必要となるのかを考えましょう．自宅復帰するうえで必要な準備はどんなことでしょうか？

おすすめ書籍

Ⅰ）『脳卒中治療ガイドライン2015 ［追補2017］』（日本脳卒中学会 脳卒中ガイドライン［追補2017］委員会／編），協和企画，2017
　→ 脳卒中患者を担当する際には，必ず目を通しておきたいガイドライン．最新のエビデンスがこの1冊で確認できる．

Ⅱ）『脳卒中最前線 第4版』（福井圀彦，他／編著），医歯薬出版，2009
　→ 脳卒中に関する総論的なことから，具体的なリハビリテーション内容まで包括的にかつ易しくまとめられている．実習のレポートやデイリーノートをまとめる際に大変役立つ書籍．

Ⅲ）『脳卒中の機能評価』（千野直一，他／編著），金原出版，2012
　→ 脳卒中では最も基本的評価となるSIASとFIMを解説した書籍．特にFIMは詳細に解説されているので，作業療法の身体障害領域実習では必携の1冊．

Ⅳ）『神経心理学評価ハンドブック』（田川皓一／編），西村書店，2004
　→ 高次脳機能障害の基本的な検査についての解説が掲載されている．カットオフ値などもあり，高次脳機能検査を行う機会がある場合は，ぜひ手元におきたい書籍．

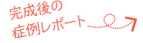

右視床出血により重度左片麻痺、高次脳機能障害を呈した症例に対するトイレ動作自立を目標とした作業療法プログラムの立案について

〇〇大学作業療法学科3年　実習一郎
実習指導者：長谷川明洋

今回、右視床出血により、重度の左片麻痺、高次脳機能障害を呈した症例に対し、トイレ動作に着目した評価および作業療法プログラムの立案を行う経験を得たので、以下に報告する。

I 一般情報
【氏名】Aさん
【年齢／性別】60歳代／女性
【利き手】右
【体格】
　身長158 cm、体重62 kg、BMI 25.64 kg/m²（肥満）
【趣味】植木の水やり
【主訴】「左手が痛い」「手と足にしびれがある」
【ホープ】
　本人：「トイレに行きたい」「早く退院したい」
　家族：「トイレは1人でできてほしい」
【ニーズ】トイレ動作の獲得

II 医学的情報
【診断名】右視床出血
【障害名】左片麻痺、構音障害、高次脳機能障害
【合併症】高血圧、脂質異常症
【現病歴】
　自宅にて、左片麻痺が出現し歩行困難となり、B病院に救急搬送。CTにて右視床出血を認め、同日に保存的加療開始。1カ月の入院後、当院の回復期リハビリ病棟へ転院。同日より、理学療法、作業療法、言語療法開始となった。
【既往歴】
　3年前から高血圧を指摘されていたが、未治療。
【服薬情報】
　マグミット®錠330 mg、ブロスターM®錠10 mg

III 社会的情報
【家族構成】
　夫（60歳代）と2人暮らし、長女31歳（同一市内在住）、長男28歳（他県在住）（図1）
【キーパーソン】夫
【職業】専業主婦
【経済状況】夫は会社勤務
【要介護度】介護保険未申請
【身体障害者手帳】未申請
【家屋状況】
　持ち家、2階建て。ベッドなどの居室は2階、手すりなどの設置なし。

IV 他部門情報
【医師】
　現在、医学的には安定。高血圧は要観察。バイタルサイン変動には注意。高次脳機能障害あり、転倒に注意。3カ月で自宅復帰が目標。
【看護師】
　病棟内では車いすを使用。過去に病室で転倒あり。病識に欠ける言動あり。家族の面会は週3〜4回。病棟内での生活においては対人関係は良好で他患との交流あり。
【理学療法士】
　目標は、屋内杖歩行の自立。短下肢装具の作製を行う予定。訓練は平行棒内歩行で見守りレベル。歩行時の不注意傾向あり。

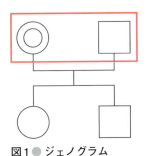

図1● ジェノグラム

【言語聴覚士】構音障害は改善。嚥下機能問題なし。
【MSW】
　介護認定手続き中。夫の帰宅時間は夜7時で介護をするのは難しい。自宅退院はトイレ動作ができれば可能とのこと。日中1人になる。長女の援助あり。退院後介護サービス利用を検討。

Ⅴ 作業療法評価

［評価期間：当院入院後7日目より作業療法評価開始］

1. 第一印象
明るく、リハに対する意欲はあり、社交性は高い。自分のおかれている状況については楽観的に捉えている印象。

2. 全身状態
【バイタルサイン】
- 意識レベル：清明
- 血圧：150/88 mmHg
- 脈拍：78回/分

- 呼吸状態：SpO_2 99％、安定

【コミュニケーション】
- 理解：日常会話レベルの理解は問題なし。
- 表出：やや多弁。発話は不明瞭だが聞き取りにくさはそれほどなし。

3. 心身機能構造
【神経学的徴候】表1に示す。
【身体機能・運動機能評価】表2に示す。
【高次脳機能評価】表3に示す。

4. 活動・参加
【基本動作】表4に示す。
【ADL評価】
［FIM（Functional Independence Measure）］
- 運動項目：41点
- 認知項目：24点　合計65点

すべての項目で減点。立位動作で介助量が大きい。

表1● 神経学的徴候

①深部腱反射	図2
②筋緊張	左大胸筋、上腕二頭筋、腕橈骨筋の緊張亢進 ［Modified Ashworth Scale (MAS)］ ・左側大胸筋：2、上腕二頭筋：2、手関節屈筋：2
③感覚・知覚	［表在感覚（非麻痺側上肢を10として記載）］ ・触覚　上腕〜前腕：4/10、手掌および手背：4/10 　＊触覚は中等度鈍麻 ［深部感覚（5回試行中の正当数として記載）］ ・関節位置覚：肩関節2/5、肘関節2/5、手関節1/5

表2● 身体機能・運動機能評価

①関節可動域（ROM）	左側：肩屈曲95°、外転80°、外旋0° 最終域に疼痛
②随意性	左側Br.stage：Ⅱ-Ⅱ-Ⅲ 連合反応による上肢屈曲を認める程度、随意的な上肢運動は不可
③非麻痺側上肢機能	［筋力］ ・上肢筋力徒手筋力検査4〜5レベル ［握力］ ・右側17kg ［協調性］ ・巧緻動作：簡易上肢機能検査（STEF）右側74点 ・書字：文字の崩れあり

表3● 高次脳機能評価

①MMSE	21/30点。見当識、計算、遅延再生で失点。
②TMT-A、TMT-B	［TMT-A］ ・3分24秒 ［TMT-B］ ・途中で中断。左側の探索が不十分。
③文字抹消試験	左4個の見落とし
④線分抹消試験	見落としなし
⑤星抹消試験	左3つの見落とし
⑥FAB	16/18点。類似性および葛藤指示項目で失点。
⑦身体模写	左上肢下肢が欠損。細部の拙さが著明。
⑧記銘力検査	標準言語性対連合学習検査（S-PA）： 有関係4-8-10、無関係0-2-2 ＊観察事項：注意の持続性に欠ける言動あり。左方向への見落としが目立つ。

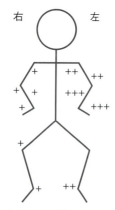

図2● 深部腱反射

表4 ● 基本動作

①寝返り起き上がり動作	ベッド柵を利用して可能。動作は努力性。動作全般的に性急。
②端座位保持	座位保持安定。正中保持が可能。
③立ち上がり動作	離殿時に誘導必要。一部介助。
④立位保持	支持物使用して保持可能。膝折れあり一部介助レベル。麻痺側下肢の支持性は低下。
⑤移乗動作	支持物使用して一部介助レベル。方向転換時に誘導。
⑥歩行	短下肢装具装着。平行棒内歩行一部介助。麻痺側下肢の振出しを介助。

トイレ動作では立位不安でズボン操作時の介助量が大きい。動作性急で危険。
動作手順の理解不十分。車いすのブレーキかけ忘れあり。

Ⅵ 問題点の抽出
ICF分類を用いて示す（図3）。

Ⅶ 治療目標
【長期目標：2カ月】
・トイレ動作自立での自宅退院

【短期目標：2週間】
・車いすなどへの移乗が見守り下で可能
・トイレの際に安定して立位保持がとれる

Ⅷ 治療プログラム
（#番号は問題点に対応して記載）
①立位バランス練習（#4、6、7、12、13）
②移乗動作練習（#3、4、6、7、14、15）
③体性感覚フィードバックを利用した座位・立位練習（#1、2、3、4、6、7、8）
④左側への視覚走査練習（#1、2、3、8）
⑤トイレ動作練習（#10、12、13、14、15）
⑥関節可動域練習（#5、8、9）

Ⅸ 考察
本症例は、60歳代の女性で右視床出血による左片麻痺、左半側空間無視、注意障害を呈した症例である。

OTS介入時、発症後1か月を経過しており、全身状態は安定している。本症例は、重度の左片麻痺に加えて左半側空間無視、注意障害がみられていた。セルフケアについては、車いす座位保持は可能であるが、立位不安定性が強く、移乗動作では十分な方向転換が難しく介助を要していた。

また、トイレ、更衣、入浴などでの介助量は大きくなっている。病棟では転倒を繰り返すなどの危険行動が認められることから、注意機能の低下、左半側空間無視が影響していると思われた。本症例および家族の希望はトイレ動作の自立であり、入院生活場面でもトイレ動作の介助量が大きく、また今後自宅退院の準備を進めていくうえでも、トイレ動作の獲得の必要性は高いものと考えられた。本症例のトイレ動作場面の観察からは、左上下肢の麻痺に加え、立位バランスの低下、立位時の膝折れなどが動作場面での不安定性の増強につながっているものと考えられた。また全体的に動作としては性急で、車いすのブレーキのかけ忘れなどの不注意による危険場面も多く認めていた。

本人の言動からはやや病識に欠け、動作の失敗に対して楽観的であることも多く、修正のフィードバックが入りにくいことが認められた。高次脳機能検査の結果からも注意障害、左半側空間無視の所見が確認され、トイレ動作での不安定性につながっていることが考えられた。

現在の本症例のトイレ動作獲得に向けた問題点として、立位バランス低下、下肢の支持性の低下、注意障害、左半側空間無視などの高次脳機能障害をあげた。

以上より、作業療法長期目標はトイレ動作自立しての自宅復帰をあげ、短期目標は、トイレ・ベッドなどへの移乗が見守り下で可能になること、立位バランスが安定し、トイレの際に安定して立位がとれることをあげた。

治療アプローチとしては、注意障害の改善や動作介助量軽減を図るために、立位訓練、机上練習、車いす移乗、ADL練習を計画した。

左半側空間無視に対しては、左側への視覚性操作訓練や左側の目印の対応が有効とされており[1]、視覚、体性感覚を用いながら、セルフケアや机上作業で、左側に注意を向けることができるようにアプローチしていく必要があると思われた。

本症例のトイレ動作では、車いすのブレーキのかけ忘れがあったり、動作全般で動作性急であることから、介入の際には手順を明示し、繰り返し動作の練習を行う必要があると思われた。

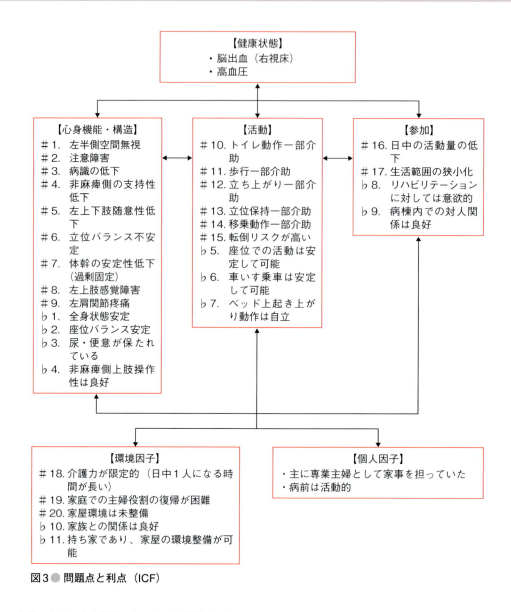

図3 ● 問題点と利点（ICF）

　今後の方針は自宅復帰であるが、本症例は日中ほぼ1人で過ごすことになるため、安全に家屋内の移動やトイレ動作ができる必要がある。
　家屋の環境調整やそれに伴う移動手段の確認、在宅サービスの調整について、本人の意向や家族の要望を確認しながら、他職種と連携して進めていくことが重要であると思われる。

引用文献

1）『脳卒中最前線—急性期診断からリハビリテーションまで—第4版』（福井圀彦，他／編著），医歯薬出版，2009

第1章　身体障害領域の症例レポート

3 脳梗塞・回復期（右片麻痺、失語、失行）

大舘哲詩

はじめに

　動物と人間の違いの一つに、「言語力の違い」があげられます。優れた情報・意思の伝達手段としての言語の発展は人と人とのコミュニケーションを円滑にしてきました。人が社会のなかに参加して生活するうえで「ことば」は非常に重要な要素の1つです。われわれの多くはその発達の過程で言語機能を成長させ、他者との交流を経験し、他者との関係のなかでもさまざまな作業を行い、同一性を確立させていきます。

　脳血管障害の後遺症として失語症を呈する患者さんがいます。重症度はさまざまですが、「話す、聞く、書く、読む」などが障害され日常生活に影響をきたします。また、失語症の多くは左半球の損傷で起こり、同時に右片麻痺や失行症を呈することもあります。多くの人にとっての利き手である右手に麻痺が残ることや、動作が拙劣になることでの日常生活などへの影響は大きいです。退院後の生活を想定して、限られた期間のなかでの作業の再獲得が求められます。また、回復期での介入次第で退院後の地域での生活の広がりにも影響を与える点からも重要な時期といえます。失語症を呈している場合はいくつかの机上の評価法が実施困難なことも多いです。観察場面を利用した評価を用いるなどの工夫が大事になってきます。これらの点を踏まえながらレポートの作成を進める必要があります。

✏️ タイトル

【タイトル】
　左被殻出血により右片麻痺と失語症、失行症を呈した症例❶

赤ペン添削
完成Report
→p.75 参照

❶具体的な介入方法や目標など、報告の概要をイメージできるタイトルにしましょう。

✏️ はじめに（報告の目的）

【はじめに】
　今回、左被殻出血により右片麻痺と失語症❶・失行症を呈した症例を担当させていただき、作業療法プログラムの立案❷を行う機会をいただいたので、以下に報告する。

赤ペン添削
完成Report
→p.75 参照

❶右片麻痺や失語症の重症度も書いておくとよいでしょう。
❷どのような目標を設定したのかを記載しましょう。

✏️ 一般情報（基本情報）

　一般情報は個人情報に配慮しながら記載しましょう。対象者の現在の状況だけでなく、病前の情報は目標を考えていくうえでも重要です。

I 一般情報
【氏名】Aさん
【性別／年齢】58歳／女性❶
【体格】身長158 cm/体重52 kg/BMI 20.83 kg/m² （標準）
【利き手】右
【趣味】聴取できず❷
【性格】温厚
【主訴】なし❷

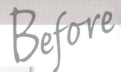

　　【家族のホープ】自宅復帰❸

完成 Report
→ p.75 参照

❶年齢も個人情報に含まれます。50歳代後半などの記載にしましょう。
❷失語症により本人からの聴取が難しい場合は、家族などからの情報を参考にしましょう。
❸自宅でどのように生活してほしいと考えているのか、具体的に書きましょう。

医学的情報

　医学的情報では診断名や現病歴だけでなく、服薬状況も記載しましょう。また、既往歴や治療状況など、今回の発症直前までの状況も確認しましょう。

Ⅱ 医学的情報
【診断名】左被殻出血❶
【障害名】左❷片麻痺、失語症、失行症
【合併症】公欠圧❸
【現病歴】
　買い物から帰宅した際に右半身に力が入らなくなり、一緒にいた夫が救急車を呼びB病院に搬送。左被殻出血と診断され入院。状態安定し、リハビリテーションの継続目的に発症から35日目に当院へ転院。
【既往歴】特になし
【服薬情報】アムロジン®、プルゼニド®

完成 Report
→ p.75 参照

❶発症日を記載しましょう。
❷左右の記載間違いに注意しましょう。
❸誤字がないか、最後にもう一度見直すようにしましょう。上記❷と合わせてミスが多いレポートは確認不足といえるでしょう。

社会的情報

　退院後の生活を検討していくために重要な情報になります。また、対象者が生きてきた環境を知ることは、その人となりを知ることにつながります。その人がどのような作業に結びついていたのかに着目しながら、情報の整理をしましょう。

Ⅲ 社会的情報

【家族構成】
　<u>夫と次男との3人暮らし（図1）</u>❶

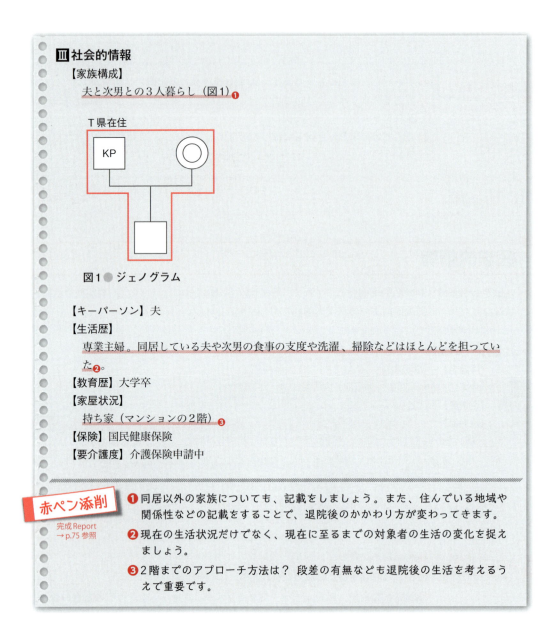

図1●ジェノグラム

【キーパーソン】夫
【生活歴】
　<u>専業主婦。同居している夫や次男の食事の支度や洗濯、掃除などはほとんどを担っていた</u>❷。
【教育歴】大学卒
【家屋状況】
　<u>持ち家（マンションの2階）</u>❸
【保険】国民健康保険
【要介護度】介護保険申請中

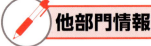

完成Report
→p.75 参照

❶ 同居以外の家族についても、記載をしましょう。また、住んでいる地域や関係性などの記載をすることで、退院後のかかわり方が変わってきます。

❷ 現在の生活状況だけでなく、現在に至るまでの対象者の生活の変化を捉えましょう。

❸ 2階までのアプローチ方法は？ 段差の有無なども退院後の生活を考えるうえで重要です。

他部門情報

　医師からの医学的所見や、理学療法士・言語聴覚士などのリハ関連他職種からは現在のプログラムや目標、病棟看護師からは病棟生活の状況などを確認します。MSWからは退院に向けた社会資源や家族の想い、経済状況などを確認しましょう。

Ⅳ 他部門情報❶

【医師】
血圧は投薬により安定している。現在、車いす使用中だが、退院時は歩行の獲得が可能と思われる。失語症は重度であり、回診中もうなずきや首ふりでのやりとりをしている。

【看護師】
危険行動はないが、着替えやトイレ介助の際に介助者とタイミングが合わず混乱してしまうことがある。また、うまく話せないことがストレスとなっているのか、時々涙を見せる場面があるので病棟でも注意してみていく。他患と交流しているところもあまりみない。

【理学療法士】
基本動作は見守り〜軽介助。現在の練習は立位のバランス練習や装具も用いての歩行練習を中心に行いながら、麻痺側の下肢の随意運動の促通を行っている❷。

【言語聴覚士】
表出での障害が顕著。復唱はかろうじて可能だが、自身で意思の伝達は困難。Yes・Noはジェスチャーにて表現できるが、理解面も軽度に障害されており、失行症の影響もあり間違えてしまう場面もある状態。退院時目標は、ジェスチャーでのYes・Noが確実に伝えられることと、状況判断や推察から家族がAさんの訴える内容がわかるようになること。

【MSW】 家族は協力的だが、今後の生活については不安もある様子❸。

完成Report
→ p.75 参照

❶ 聴取日を記載しましょう。
❷ 訓練内容だけでなく、現在までの経過や目標なども聴取して記載をしましょう。
❸ 経済状況なども確認しておきましょう。

作業療法評価（初期評価）

　作業療法評価の目的は対象者の現在の状況を把握し、抱えている問題を整理・解釈することです。また、それに基づいて作業療法プログラムを立案することも含まれます。評価の領域は多岐に及びますが、対象者の抱えている問題を的確に表現できる評価法を組み合わせることが大事になります。失語症を呈した人の場合は、いくつかの評価法は実施が困難なこともある点に注意・配慮します。また、対象者の負担も考え、他部門で行っている評価は、その結果を共有するなど柔軟に対応しましょう。

Ⅴ 作業療法評価

［評価期間：第120病日より6日間評価を実施］

1. 第一印象
病室のベッド横に車いすに座り、TVを見ている。OTSの挨拶に対して、すぐに目を合わせて笑顔で会釈を返してくれる。発話はなく、表情の変化も少ない。床頭台周囲やベッド上は

きれいに片づけられている❶。
2. 全身状態
【バイタルサイン❷】
- 血圧：138/88 mmHg
- 脈拍：74回/分
- 呼吸状態：SpO$_2$ 98 ％
- 意識状態：清明

【コミュニケーションと交流技能】
［理解］
　ゆっくり話せば簡単な日常会話程度の理解は可能。複雑な内容では混乱する。
［表出］
　発話なし。首ふりやうなずきにてYes・Noを訴える。
［ACIS（Assessment of Communication and Interaction Skill）：（表1）❸］
- 司会者に注意を向けている。
- 隣の他患とも協力する場面はあるが自分の意思を表出することは少なく受身的。
- 他者への配慮が可能。

表1 ● ACIS結果

身体性		関係性		情報の交換	
接触する	4	協業する	4	はっきりと発音する	1
見つめる	4	従う	4	主張する	2
ジェスチャーする	2	焦点を当てる	3	尋ねる	1
位置を変える	1	関係をとる	4	かみ合う	1
正しく向く	3	尊重する	4	表現する	2
姿勢をとる	3			声の調子を変える	1
				披露する	2
				話す	1
				持続する	3

4＝能力がある
3＝疑問
2＝非効果的
1＝障害

3. 身体機能面
【関節可動域】
　日常生活上阻害となる制限なし
【筋緊張検査（MAS）】
　1、右上下肢はわずかな筋緊張亢進を認める

完成Report
→p.76 参照

❶ 観察されたことだけでなく、そこからどのような印象を受けたのかを記載しましょう。

❷ いつ、どのような状況で測定した数字なのかを記載しましょう。

❸ どの場面を観察して評価したものなのかを記載しましょう。 ➡ +α知識 ①②

【腱反射・病的反射】（表2、図2）

表2 ● 病的反射

	非麻痺側	麻痺側
バビンスキー反射	陰性	陽性
ホフマン反射	陰性	陽性
トレムナー反射	陰性	陽性
膝クローヌス	+	++
足クローヌス	+	++

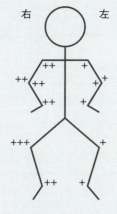

図2 ● 腱反射

【随意性】
- Brunnstrom Recovery Stage（BRS）：上肢Ⅱ、手指Ⅱ、下肢Ⅱ

【感覚】評価不可❹

【非麻痺側上肢機能】
- 筋力：MMT 4～5レベル
- 握力：14 kg
- STEF：68点❺

4. 高次脳機能評価

【TMT】
- A：142秒
- B：ルール理解不十分により中断

【Kohs立方体テスト】IQ 95

【WAB総合失語症検査（行為の項目）❻】（表3）

5. ADL

【FIM】84/126❼

【更衣】4点、袖通しで一部介助❽

6. IADL

【調理】
包丁操作はかろうじて可能だが食材を押さえておくことは不十分。フライパンで混ぜるのは一部介助❽。

赤ペン添削

完成Report
→ p.76 参照

❹ 本当に評価できませんか？ できない場合は、その理由を記載しておくとよいでしょう。

❺ 点数だけでなく、検査中の様子や減点項目も記載しましょう。

❻ 評価結果から何が言えるでしょうか？ ➡+α知識 ③

❼ 運動項目と認知項目で分けて点数を記載しておきましょう。

❽ どこに介助が必要ですか？ もう少し第三者が読んでイメージできる記載をしましょう。 ➡+α知識 ④

表3 ● WAB総合失語症検査（行為の項目）

		右	左
上肢	1. げんこつを作ってください	0	3
	2. 兵隊さんの敬礼をしてください	0	2
	3. 手を振って「さよなら」してください	0	3
	4. 頭をかいてください	0	3
	5. 指をならしてください	0	0
顔面	6. 舌を出してください	0	2
	7. 目を閉じてください	0	3
	8. 口笛を吹いてください	0	0
	9. 花の匂いをかぐまねをしてください	0	1
	10. マッチを吹き消すまねをしてください	0	1
道具使用	11. くしでとかすまねをしてください	0	3
	12. 歯ブラシで歯をみがくまねをしてください	0	3
	13. スプーンで食べるまねをしてください	0	3
	14. 金槌で打つまねをしてください	0	1
	15. 鍵をかけるまねをしてください	0	1
複雑な動作	16. 車を運転するまねをしてください	0	0
	17. 戸を叩いて開けるまねをしてください	0	2
	18. 紙を2つに折るまねをしてください	0	1
	19. タバコに火をつけるまねをしてください	0	0
	20. ピアノを弾くまねをしてください	0	0
	合計	0	32

+α 知識

① **失語症状の分類**

言語様式（モダリティ）は「聞く」「話す」「読む」「書く」の4つに分類できる。喚語困難・理解障害・錯語は、重症度に差はあるもののおおむね失語症の必発症状である（表A）。失語症者とのかかわりにおいては、障害されている部分と保たれている部分を見極めていくことで、コミュニケーション技能の改善につながるといえる。また言語聴覚士の在籍している職場であれば、積極的に情報共有をすることは重要である。

表A ● 失語症状の分類

発話の障害	喚語障害（喚語困難、迂言、錯語、保続） 文法障害（失文法、錯文法）
復唱の障害	語音認知の障害 音韻選択の障害 意味理解障害　など
聴覚的理解の障害	語彙の理解の障害 構文の理解の障害
読みの障害	音読と読解の障害 錯読
書く障害	自発書字と書き取りの障害 錯書

『リハビリテーションビジュアルブック 第2版』（落合慈之／監，稲川利光／編），p311，学研プラス，2016より引用

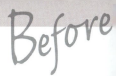

+α知識 ②非言語コミュニケーションの種類

コミュニケーションには言語によるもの以外に**表B**のような「非言語」のものを含む。メラビアン（Mehrabian）の法則では言語情報：非言語情報は1：9ともいわれており、言語以外の情報がコミュニケーションには重要であるといわれている。失語症者においても、言語での直接的な情報伝達方法だけでなく、非言語情報をうまく活かせるようなコミュニケーションの学習も重要である。評価時には対象者の発する非言語情報にも注意を払い、評価をしていく必要がある。

表B ● 非言語コミュニケーションの種類

視覚的要素	聴覚的要素	身体感覚的要素
表情 顔色 口角 目の動き まばたき 眉間のしわ 視線の方向　など	声のトーン 高低 テンポ リズム 音質　など	身体の動き ジェスチャー しぐさ 呼吸

+α知識 ③観念失行、観念運動失行以外の行為の障害

失行はLiepmannにより1920年に体系化されて以降、その定義や分類についてはさまざまに議論がなされ、いまだに一定の見解は得られていない。**表C**に、山鳥の分類における「その他の行為の障害」を示した。観念失行、観念運動失行とは責任病巣やメカニズムが異なるので、画像所見と併せて実際場面で表れている症状を確認しよう。

表C ● その他の行為の障害

症状名	症状	責任病巣
肢節運動失行	手袋をはめる、ポケットに手を入れる、紙を裏返す、ボタンをかけるなどの行為でぎこちなく困難になる	前頭葉運動前野
着衣失行	衣服の前後や裏表がわからず、上下を反対に着たりする	右半球頭頂葉
拮抗失行	右手で服を着ようとすると左手がそれを邪魔するなど、反対目的の行為をする	脳梁体部後端部
脳梁失行	左手の錯行為、無定型動作、保続など口頭命令や模倣の際に生じる	脳梁体部後1/3
運動維持困難 (motor impersistence)	一定方向を注視できない、上肢のプレーシングなどの肢位維持訓練をすぐに止めてしまう	右前頭葉6野および8野
運動無視	片手動作は可能であるが、両手動作で麻痺側上肢を使おうとしない	補足運動野
本態性把握反応 (同側性本態性把握反応)	車いす乗車中であっても、手すりやベッドの柵のそばに来るとそれに手を伸ばしてつかむ	前頭葉内側面 （前部帯状回を含む）
他人の手徴候 (alien hand syndrome)	行動はまとまりがなく、把握反射を伴うことが多い	前頭葉内側面 （脳梁膝部を含む）
道具の強制的使用現象	指示がないにもかかわらず、机上に置かれた鉛筆で紙に書いたり、くしで髪をとかしたりする	前頭葉内側面 （脳梁膝部を含む）
使用行動	指示がないにもかかわらず、お茶を入れるなど机上に置かれた複数の道具を両手で使用する	前頭葉下部

『高次脳機能作業療法学』（矢谷令子／監，能登真一／編），p83，医学書院，2012より引用

+α知識 ④作業遂行観察のコツ

作業遂行の質の評価法として AMPS（Assessment of Motor and Process Model）がある（表D）。AMPS を用いて評価結果を示すには、認定講習の受講と課題提出が必要である。しかし、AMPS における評価項目は作業がうまくできているかどうかを考えるために必要な視点として知っておくとよい。具体的に対象者はどの工程がどのようにうまくできていないのかを整理して考えることは、プログラム計画を立てるうえでも有効である。

表D ● 運動技能とプロセス技能（AMPS 評価項目）

身体の位置	スタビライズ Stabilizes：身体を安定させておくこと アラインズ Aligns：身体の軸を垂直にしておくこと ポジションズ Positions：身体と物との位置を適切にすること
物の取得と把持	リーチーズ Reaches：物に手を伸ばすこと ベンズ Bends：身体をかがめたり、しゃがんだりすること グリップス Grips：物をしっかり把持し続けること マニピュレーツ Manipulates：手の中で物を扱うこと コーディネーツ Coordinates：身体の2カ所を使って物を扱うこと
自分や物の移動	ムーブズ Moves：平面に沿って物を動かすこと リフツ Lifts：物を持ち上げること ウォークス Walks：ある場所から別の場所へ移動すること トランスポーツ Transports：ある場所から別の場所へ物を運ぶこと キャリブレーツ Calibrates：力の強さを適切に加減すること フローズ Flows：物を扱うときに腕や手の動きが円滑であること
遂行の維持	エンデュアーズ Endures：疲れず課題を行うこと ペーシーズ Paces：速すぎたり、遅すぎたりしないこと アテンズ Attends：課題以外のことに注意がそれないこと ヒーズ Heeds：課題の完了までやり遂げること
知識の適用	チュージズ Chooses：必要な物を選ぶこと ユージズ Uses：使う物の本来の目的に沿った使い方をすること ハンドルズ Handles：気をつけて物を扱うこと インクァイアーズ Inquires：必要な情報を適切に収集すること
時間の組織化	イニシエーツ Initiates：ためらいなく始めること コンティニューズ Continues：中断なく続けること シークエンシズ Sequences：正しい順序で行うこと ターミネーツ Terminates：終了が早過ぎたり、遅過ぎたりしないこと
空間と物の組織化	サーチズ・ロケーツ Searches/Locates：必要な物を見つけ出すこと ギャザーズ Gathers：必要な物を作業場に集めること オーガナイズ Organizes：作業しやすいように作業場を整理すること レストアーズ Restores：不要な物を片づけること ナビゲーツ Navigates：ぶつからないようにすること
遂行の適応	ノティス・レスポンズ Notices/Responds：問題に気づき対処すること アジャスツ Adjusts：環境を調整すること アコモデーツ Accommodates：やり方を変えて問題に対処すること ベネフィッツ Benefits：失敗を繰り返したり、続けたりしないこと

『作業療法がわかる COPM・AMPS スターティングガイド』（吉川ひろみ，齋藤さわ子／編），p53，医学書院，2008 より引用

初期評価のまとめ（問題点と利点）

Ⅵ 初期評価のまとめ（問題点と利点）

ICFにて示す（図3）。

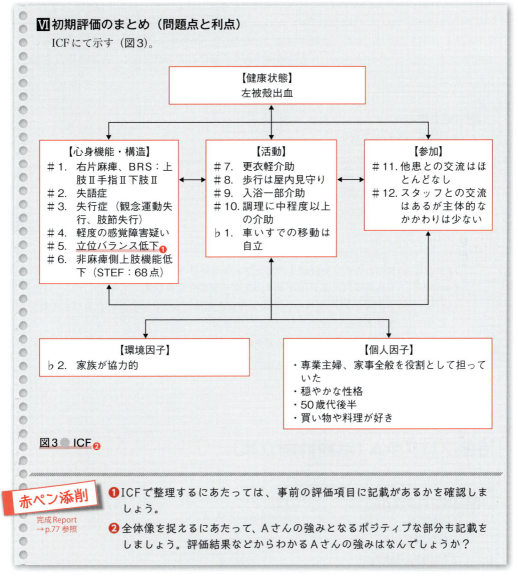

図3 ● ICF ❷

赤ペン添削

完成Report
→ p.77 参照

❶ ICFで整理するにあたっては、事前の評価項目に記載があるかを確認しましょう。

❷ 全体像を捉えるにあたって、Aさんの強みとなるポジティブな部分も記載をしましょう。評価結果などからわかるAさんの強みはなんでしょうか？

治療目標（目標設定）

目標はこれからの作業療法を行ううえで対象者と作業療法士が一緒に目指すものになります。対象者の合意の得られない目標設定では、どのような作業療法プログラムを立案しても主体的な取り組みには至りません。また、目標が達成できたのかどうかがわかりやすい目標を立てることも重要です。そして、作業療法における目標ですので、機能の改善ではなく、作業に焦点を当てた目標が望ましいでしょう。

> Ⅷ 治療目標
> 【長期目標（LTG）：2 カ月】
> ・失語症の改善❶
> ・入浴以外の ADL が自立する❷
> 【短期目標（STG）：2 週間】
> ①立位バランスの向上❸
> ②ADL 改善❷

赤ペン添削
完成 Report
→ p.77 参照

❶ 何のための「失語症の改善」でしょうか？ 失語症により A さんが困っている作業は何になるのかを考えながら目標を立案しましょう。
❷ 具体的な ADL 項目や、どのような状態になることが目標になるかを記載しましょう。
❸ 何のための立位バランスですか？ 立位バランスの評価はしましたか？

治療プログラム（治療計画立案）

> Ⅷ 治療プログラム❶
> ・ADL 練習
> ・IADL 練習❷
> ・高次脳機能訓練❷
> ・集団作業療法

赤ペン添削
完成 Report
→ p.78 参照

❶ 治療目標との関連性がわかるよう、短期目標と対になるプログラムに番号を振っておきましょう。
❷ 何をしますか？ 具体的にどのようなプログラムなのかがわかるような記載が必要です。

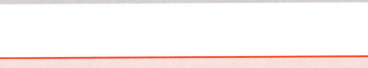

考察

Ⅸ 考察

　本症例は左被殻出血に伴う右片麻痺と失語症、失行症を呈した50歳代後半の女性である。発症から4カ月が経過しているが右片麻痺はBRS Ⅱレベルと重度であり、失語症に伴うコミュニケーション障害や失行症の影響によりADLにおいても一部介助を要している。発症前は主婦として家事全般を役割として担っていた。自宅退院に向けて家族は身辺動作の自立を希望され、同居している夫や次男だけでなく、近隣在住の長女も協力的である。環境設定や準備などの協力を得ながら、Aさん自身で行える作業の拡大が重要と考えた。特に家事は発症前から役割として担っていたことからも、退院後家族のために家事の一部をAさんが行えることは自尊心の向上につながり、作業を通じた生活の改善が図られるものと考えた。そこで、作業療法評価ではまず、現在ADLにおいて介助を要している更衣と家事のなかから料理に着目した❶。

　評価結果から問題点を整理した。更衣動作では麻痺側への袖通しおよび麻痺側肩から健側❷に服を回す際の拙劣さが目立った。また、左手だけでのボタン操作に多くの時間を要していた❸。また失行症の影響だけでなく、姿勢調節の困難により非麻痺側❷上肢を固定的にバランス保持のために利用していることも拙劣さの要因として考えられた。そこで、座位および立位におけるバランス練習や非麻痺側上肢を利用したリーチや物品操作練習の機会として調理練習を並行して行うことを考えた。調理については左手での包丁操作やフライパンの中身を混ぜ合わせる場面などに努力的な様子がみられ、危険も伴う状態だった。これについては非利き手である左手での操作という点で不慣れなことも影響があると考えられ、危険性を排除したなかでの繰り返しの練習も必要と考えた。田兼も、失行症者の学習について「指示や動作誘導の方法を統一し、反復して練習することで動作の習熟を促進していく必要がある」と述べている[1]。

　家族からは「本人が何を言いたいかがわかりたい」といったホープもあることから、他者に対しての意思伝達の方法の検討や表出の練習も合わせて行っていくために集団作業療法の場面を利用することにした。本症例同様に失語症を呈した他患とも接してもらい受け入れられる経験を通じ、まずは安心できる場として認識してもらいながら徐々に自らの意思を指さしなどで表出できることを目指した。ACISの結果からも情報の交換に関する項目においては適宜介助を要する状況である。本人が理解しやすい伝え方などを探り、家族に情報提供をしていくこととする。

　本症例は50歳代と比較的若く、退院後も役割をもちながら作業を行えることは、障害を抱えながらも本人らしい生活を築いていくために重要になると考える。

引用文献

1）『極める！脳卒中リハビリテーション必須スキル』（吉尾雅春／総監修），gene，2016

赤ペン添削
完成Report
→ p.78 参照

❶ なぜ家事のなかから料理を選んだのか説明しましょう。
❷ 「非麻痺側」「健側」や「左側」などの語句は統一して使用しましょう。
❸ 問題点からプログラム選択に至る自身の考えも書きましょう。

おすすめ書籍

Ⅰ）『高次脳機能作業療法学』（矢谷令子／監，能登真一／編），医学書院，2012
→ 作業療法士として向き合うことの多い高次脳機能障害について，その障害像から評価，介入方法までを網羅している．学生のうちから目を通しておきたい一冊．

Ⅱ）『リハビリテーションビジュアルブック 第2版』（落合慈之／監，稲川利光／編），学研プラス，2016
→ 比較的安価ながらオールカラーで読みやすいのが特徴．疾患や障害に分けて評価やアプローチが記されているのもわかりやすい．全般的な学習のために手にとりやすい一冊．

Ⅲ）『作業療法がわかる COPM・AMPS スターティングガイド』（吉川ひろみ，齋藤さわ子／編），医学書院，2014
→ 作業遂行観察評価のポイントがわかりやすく書いてあり理解しやすい．COPMの解説と合わせて読むことで，作業に焦点を当てた評価や治療介入の理解が深まる．

Ⅳ）『高次脳機能障害学 第2版』（石合純夫／著），医歯薬出版，2012
→ 高次脳機能障害について，図表も多く掲載しながら解説されている．臨床場面で出くわす症状をメカニズムと合わせて理解しておくと介入のアイデアにもつながりやすい．

完成後の症例レポート

自宅での主婦としての役割再獲得を目指した、左被殻出血により右片麻痺と失語症・失行症を呈した症例

○△医療大学作業療法学科3年　実習太郎
実習指導者：大舘哲詩

今回、左被殻出血により重度の右片麻痺と失語症・失行症を呈した症例を担当させていただき、自宅での主婦としての役割の再獲得を目標として、作業療法プログラムの立案を行う機会をいただいたので、以下に報告する。

I 一般情報
【氏名】Aさん
【年齢／性別】50歳代後半／女性
【体格】
身長158 cm／体重52 kg／BMI 20.83 kg/m²（標準）
【利き手】右
【趣味】料理、買い物
【性格】温厚
【主訴】－（言語での表出は困難）
【家族のホープ】
「身の回りのことは自身でできるようになって、自宅に退院してほしい」「もう少し本人が何を言いたいかがわかりたい」

II 医学的情報
【診断名】左被殻出血（X年Y月Z日発症）
【障害名】右片麻痺、失語症、失行症
【合併症】高血圧
【現病歴】
買い物から帰宅した際に右半身に力が入らなくなり、一緒にいた夫が救急車を呼びB病院に搬送。左被殻出血と診断され入院。状態安定し、リハビリテーションの継続目的に発症から35日目に当院へ転院。
【既往歴】特になし
【服薬情報】アムロジン®、プルセニド®

III 社会的情報
【家族構成】
夫（キーパーソン）と次男との3人暮らし。長男は遠方（S県）在住。長女夫婦は近隣に住んでいる（図1）。
【生活歴】
結婚後長男が生まれるまでは百貨店勤務。出産を機に退職し専業主婦となる。子ども3人の子育て中は忙しかったが、現在は自由な時間が増えたため近所の友人と買い物に行くこともあった。現在も同居している夫や次男の食事の支度や洗濯、掃除などはほとんどを担っていた。
【教育歴】大学卒
【家屋状況】
持ち家（マンションの2階、エレベーターあり、段差はほぼない）
【保険】国民健康保険
【要介護度】介護保険申請中

IV 他部門情報
［第120病日に聴取］
【医師】
血圧は投薬により安定している。現在、車いす使用中だが、退院時は歩行の獲得が可能と思われる。失語症は重度であり、回診中もうなずきや首ふりでのやりとりをしている。

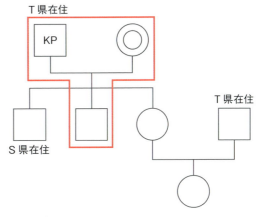

図1● ジェノグラム

【看護師】
　危険行動はないが、着替えやトイレの際に介助者とタイミングが合わず混乱してしまうことがある。また、うまく話せないことがストレスとなっているのか、時々涙を見せる場面があるので病棟でも注意してみていく。他患と交流しているところもあまりみない。

【理学療法士】
　基本動作見守り〜軽介助。退院時の目標は短下肢装具を使用しての屋内四点杖歩行、屋外歩行は見守り。入院時は起居や移乗の練習が主だったが、現在の練習は立位のバランス練習や歩行練習を中心に行っている。

【言語聴覚士】
　表出の障害が顕著。復唱はかろうじて可能だが、自身で意思の伝達は困難。Yes・Noはジェスチャーにて表現できるが、理解面も軽度に障害されており、失行症の影響もあり間違えてしまう場面もある状態。退院時目標は、ジェスチャーでのYes・Noが確実に伝えられることと、状況判断や推察から家族がAさんの訴える内容がわかるようになること。

【MSW】
　経済的には比較的余裕がある。家族は協力的だが、今後の生活については不安もある様子。

Ⅴ 作業療法評価

［評価期間：第120病日より6日間評価を実施］

1. 第一印象
　病室で車いすに座りTVを見ている。OTSの挨拶に対して、すぐに目を合わせて笑顔で会釈を返してくれる。発話はなく、表情の変化も少ないため、心情はうかがいにくい。床頭台周囲やベッド上はきれいに片づけられており、几帳面な印象。

2. 全身状態
【バイタルサイン（ベッド上安静臥位にて測定）】
- 血圧：138/88 mmHg
- 脈拍：74回/分
- 呼吸状態：SpO_2 98 %
- 意識状態：清明

【コミュニケーションと交流技能】
［理解］
　ゆっくり話せば簡単な日常会話程度の理解は可能。複雑な内容では混乱する。
［表出］
　発話なし。首ふりやうなずきにてYes・Noを訴える。

［ACIS（Assessment of Communication and Interaction Skill）］
- 集団作業療法場面での様子を観察（表1）。
- 司会者に注意を向けている。
- 隣の他患とも協力する場面はあるが自分の意思を表出することは少なく受身的。
- 他者への配慮が可能。

3. 身体機能面
【関節可動域】日常生活上阻害となる制限なし

表1 ● ACIS結果

身体性		情報の交換	
接触する	4	はっきりと発音する	1
見つめる	4	主張する	2
ジェスチャーする	2	尋ねる	1
位置を変える	1	かみ合う	1
正しく向く	3	表現する	2
姿勢をとる	3	声の調子を変える	1
関係性		披露する	2
協業する	4	話す	1
従う	4	持続する	3
焦点を当てる	3		
関係をとる	4		
尊重する	4		

4＝能力がある、3＝疑問、2＝非効果的、1＝障害

表2 ● 病的反射

	非麻痺側	麻痺側
バビンスキー反射	陰性	陽性
ホフマン反射	陰性	陽性
トレムナー反射	陰性	陽性
膝クローヌス	＋	＋＋
足クローヌス	＋	＋＋

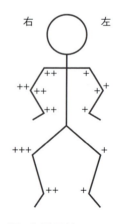

図2 ● 腱反射

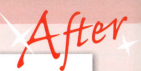

【筋緊張検査（MAS）】
　1、右上下肢でわずかに筋緊張亢進を認める
【バランス検査（Functional Balance Scale）】
　36点/56点
【腱反射・病的反射】
　表2、図2に示す。
【随意性】
　・Brunnstrom Recovery Stage（BRS）：上肢Ⅱ、手指Ⅱ、下肢Ⅱ
【感覚】
　・表在感覚（触覚・温痛覚）：軽度鈍麻があるようだが失語症により精査困難
　・深部感覚（関節位置覚・運動覚）：検査方法の理解が得られず精査困難
【非麻痺側上肢機能】
　・筋力：MMT 4〜5レベル
　・握力：14 kg
　・STEF：68点
　テスト中何度かどう動かすかわからなくなり、声かけを要する場面あり。全体的に緩慢。巧緻性は保たれており、全検査項目を制限時間内に終えている。

4. 高次脳機能評価
　【TMT】
　　・A：142秒
　　・B：ルール理解不十分により中断
　【Kohs立方体テスト】IQ 95
　【WAB総合失語症検査（行為の項目）】
　　表3に示す。
　・右上肢は麻痺により課題遂行困難
　・軽度の観念失行が疑われる
　・肢節運動失行も疑われる
　・失語症の理解面の障害の影響もある

5. ADL
　・FIM：84/126（運動66点、認知18点）
　・更衣（上衣）：4点、前開きシャツでは麻痺側への袖通しの際に麻痺側肩甲帯が引かれる。強引に通そうと袖を強く引っ張り通せないため一部介助。また服を反対側へ回す際の左右の重心移動が困難でうまく服を回せない。ボタンは左手だけで可能だが拙劣で時間を要する。

6. IADL
　・調理：立って行う。移動の際にわずかにふらつきがみられ、非麻痺側上肢で縁などを押さえている。包丁操作は力加減がうまくいかず、食材に刃を押しつける。また、その際に食材が動いてしまい落としそうになるなど危険な場面あり。フライパンの中身を混ぜる動きでは全体を混ぜることが難しく、OTSが一部介助をした。

Ⅵ 初期評価のまとめ（問題点と利点）
ICFにて示す（図3）。

Ⅶ 治療目標
【長期目標（LTG）：2カ月】
　・自宅に退院し、家族の協力を得ながら食事の準備を行うことができる
　・入浴以外のADLが自立する、準備などは一部手伝ってもらう

【短期目標（STG）：2週間】
　①キッチンに立って包丁で危なくなく野菜が切れる
　②こぼすことなくフライパンの中の材料を混ぜ合わせることができる
　③更衣動作が自立する

表3● WAB総合失語症検査（行為の項目）

		右	左
上肢	1. げんこつを作ってください	0	3
	2. 兵隊さんの敬礼をしてください	0	2
	3. 手を振って「さよなら」してください	0	3
	4. 頭をかいてください	0	3
	5. 指をならしてください	0	0
顔面	6. 舌を出してください	0	2
	7. 目を閉じてください	0	3
	8. 口笛を吹いてください	0	0
	9. 花の匂いをかぐまねをしてください	0	1
	10. マッチを吹き消すまねをしてください	0	1
道具使用	11. くしでとかすまねをしてください	0	3
	12. 歯ブラシで歯をみがくまねをしてください	0	3
	13. スプーンで食べるまねをしてください	0	3
	14. 金槌で打つまねをしてください	0	1
	15. 鍵をかけるまねをしてください	0	1
複雑な動作	16. 車を運転するまねをしてください	0	0
	17. 戸を叩いて開けるまねをしてください	0	2
	18. 紙を2つに折るまねをしてください	0	1
	19. タバコに火をつけるまねをしてください	0	0
	20. ピアノを弾くまねをしてください	0	0
	合計	0	32

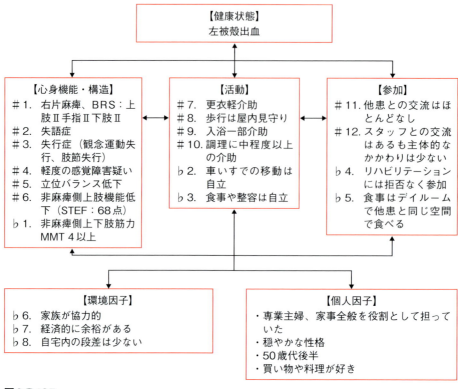

図3 ● ICF

　　④非麻痺側上肢機能の改善，ボタン操作にかかる時間が短縮する

Ⅷ 治療プログラム
- 更衣練習（座位、立位での練習、声かけや徒手誘導に基づくエラーレスラーニング）（STG③、④）
- 調理練習（左手での調理具の操作練習、立位バランス練習や移動練習）（STG①、②）
- 集団作業療法

Ⅸ 考察
　本症例は左被殻出血に伴う右片麻痺と失語症、失行症を呈した50歳代後半の女性である。発症から4カ月が経過しているが右片麻痺はBRSⅡレベルと重度であり、失語症に伴うコミュニケーション障害や失行症の影響によりADLにおいても一部介助を要している。発症前は主婦として家事全般を役割として担っていた。自宅退院に向けて家族は身辺動作の自立を希望され、同居している夫や次男だけでなく、近隣在住の長女も協力的である。環境設定や準備などの協力を得ながら、Aさん自身で行える作業の拡大が重要と考えた。特に家事は発症前から役割として担っていたことからも、退院後家族のために家事の一部をAさんが行えることは自尊心の向上につながり、作業を通じた生活の改善が図られるものと考えた。そこで、作業療法評価ではまず、現在ADLにおいて介助を要している更衣と家事のなかから本人の希望が強く、段階的な難易度調整が可能と考えられた料理に着目した。
　評価結果から問題点を整理した。更衣動作では麻痺側への袖通しおよび麻痺側肩から非麻痺側に服を回す際の拙劣さが目立った。また、左手だけでのボタン操作に多くの時間を要していた。プログラムでは失行の影響を考慮して、適宜声かけや徒手誘導を行いエラーレスラーニングによる反復を考えた。また失行症の影響だけでなく、非麻痺側上肢を固定的にバランス保持のために利用していることも拙劣さの要因として考えられた。そこで、座位および立位におけるバランス練習や非麻痺側上肢を利用したリーチや物品操作練習の機会として調理練習を並行して行うこととした。調理については左手での包丁

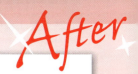

操作やフライパンの中身を混ぜ合わせる場面などに努力的な様子がみられ、危険も伴う状態だった。これについては非利き手である左手での操作という点で不慣れなことも影響があると考えられ、危険性を排除したなかでの繰り返しの練習も必要と考えた。田兼も、失行症者の学習について「指示や動作誘導の方法を統一し、反復して練習することで動作の習熟を促進していく必要がある」と述べている[1]。

家族からは「本人が何を言いたいかがわかりたい」といったホープもあることから、他者に対しての意思伝達の方法の検討や表出の練習も合わせて行っていくために集団作業療法の場面を利用することにした。本症例同様に失語症を呈した他患とも接してもらい受け入れられる経験を通じ、まずは安心できる場として認識してもらいながら、徐々に自らの意思を指さしなどで表出できることを目指した。ACISの結果からも情報の交換に関する項目においては適宜介助を要する状況である。本人が理解しやすい伝え方などを探り、家族らに情報提供をしていくこととする。

本症例は50歳代と比較的若く、退院後も役割をもちながら作業を行えることは、障害を抱えながらも本人らしい生活を築いていくために重要になると考える。

引用文献

1）『極める！ 脳卒中リハビリテーション必須スキル』（吉尾雅春／総監修），gene，2016

第1章　身体障害領域の症例レポート

4 くも膜下出血
（高次脳機能障害に対する作業療法）

中川雅樹

はじめに

　高次脳機能障害は、脳損傷後に生じる認知障害です。
　「脳卒中治療ガイドライン2015」において、認知障害に対するリハビリテーションは、「脳卒中後は、失語・失行・失読・失認・半側空間無視・注意障害・記憶障害・遂行機能障害・知能障害・情緒行動障害（うつ状態を含む）などの認知障害の有無とその内容、程度を評価することが勧められる」（グレードB）とされています。
　さまざまな神経心理学的検査が、作業療法評価場面で用いられていますが、より多くの検査を実施すれば、高次脳機能障害者の症状や程度を把握できるということではありません。面接や観察、ADL遂行状況などその他の評価と組み合わせ、総合的に考えることが大切です。➡+α知識①
　高次脳機能障害をもつ人は、複数の症状を併せもつことが多いため、評価、解釈、介入に難渋することが多々あります。例えば、私が経験した事例では、家族より「記憶障害があって、鍋を火にかけていることを忘れて掃除をしてしまいます」と情報が得られました。評価を実施すると、検査指示を教示中に検査を開始したり、検査中に関係のないことを話し出したりするなど、気になることを優先してしまうことがわかりました。そのため、記憶障害により火にかけた鍋を忘れているのではなく、他の刺激に注意が向いてしまう注意障害（選択性、分配）が影響していると考えました。
　これはほんの一例ですが、面接や検査、検査遂行状況、ADLなどの評価を通して、障害の有無や内容、程度を把握することが、治療目標や治療プログラムの立案につながります。

> **+α知識　①基本的な評価手順（図A）**
> 評価は、検査に頼りすぎず、観察から解釈までの手順で行うこと。

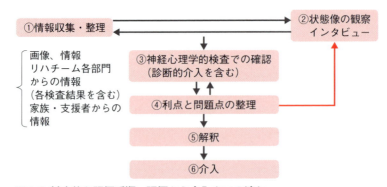

図A　基本的な評価手順—評価から介入までの流れ
『高次脳機能障害マエストロシリーズ3 リハビリテーション評価』（鈴木孝治，他／編），p5，医歯薬出版，2008より引用

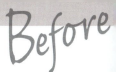

タイトル

　高次脳機能障害は多彩な症状が出現します。その症状や程度をしっかりと捉えて、レポート内容を反映したタイトルにしましょう。
　またタイトルは、レポートの顔ともいえます。読み手がイメージできるようなタイトルにしましょう。レポートが最後まで仕上がってから、最終決定するくらいの気持ちでもよいでしょう。

【タイトル】
　くも膜下出血❶により高次脳機能障害❷を呈する症例に対する作業療法プログラムの立案❸

赤ペン添削
完成Report
→p.91 参照

❶ くも膜下出血の原因も記載するとよいでしょう。➡ +α知識 ②
❷ 主にどのような高次脳機能障害を呈していますか？
❸ 「何を目的とした作業療法プログラムなのか」など、全体的にもう少し具体的に記載するとイメージしやすくなります。

+α知識 ②くも膜下出血の主な原因
　くも膜下出血の原因の85％以上は脳動脈瘤の破裂といわれ、なかでも前交通動脈瘤破裂は頻度が高い。前交通動脈は前頭葉や前脳基底部に近接しているため、前交通動脈瘤破裂は記憶障害や人格変化を中心とした障害像を呈する。

はじめに（報告の目的）

【はじめに】
　今回、くも膜下出血❶により高次脳機能障害❷を呈する男性に対し、作業療法評価❷を行い、作業療法プログラムを立案する機会❸をいただいたので以下に報告する。

赤ペン添削
完成Report
→p.91 参照

❶ 何を起因とするくも膜下出血で、どのような症状を呈しているのか、具体的に記載しましょう。
❷ 主に、どのような症状に対する評価を行ったのでしょうか？
❸ どのような作業療法プログラムを立案したのか、具体的に記載しましょう。

一般情報（基本情報）

　ここでは、対象者の基本情報や主訴、家族構成、家屋状況などのほか、必要に応じて利用可能な社会資源も確認しましょう。可能であれば対象者の病前性格や生活状況、家族の対象者に対する希望についても記載しましょう。仕事の有無や趣味などは、目標設定や作業療法プログラムの立案に役立ちます。

> **Ⅰ 一般情報**
> 【氏名】Aさん
> 【年齢／性別】40歳代❶／男性
> 【利き手】右利き
> 【体格】身長168 cm／体重64 kg／BMI 22.2kg/m²（普通）
> 【家族構成】40歳代の妻❷と2人暮らし
> 【キーパーソン】妻❷
> 【家屋状況】持ち家一戸建て
> 【仕事】大手企業の営業部の管理職❸。温厚な性格であり、部下からの信頼も厚かった。
> 【趣味】サイクリング、読書
> 【主訴】「早く退院して仕事をしたい」
> 【妻より❹】「可能であれば、仕事に戻ってもらいたい」
>
> ---
>
> **赤ペン添削**
> 完成Report
> →p.91 参照
>
> ❶個人情報の特定につながらない記載方法であり、よいと思います。
> ❷妻は働いていますか？ 協力体制はどうですか？
> ❸職務内容が具体的にわかるとよいですね。また、復職まで考える場合、休職期間や通勤手段を確認する必要があります。
> ❹発症以前の情報も確認しましょう。

医学的情報

　ここでは、診断名、現病歴、画像所見などについて整理します。特に脳損傷者の場合、どの時期（急性期、回復期、生活期、就労支援期など）に該当するのかを把握することは評価や介入をするうえで重要です。また、画像データで脳の損傷部位がわかることにより、ある程度の障害像を予測することができ、評価計画や治療プログラム立案の助けとなります。

> **Ⅱ 医学的情報**
> 【診断名】くも膜下出血❶
> 【現病歴】
> 　起床後に頭痛と痙攣が出現し、救急車で急性期病院へ搬送された。CTにて前交通動脈瘤破裂によるくも膜下出血と診断され、同日クリッピング術を受けた。第7病日、水頭症に対しシャント術施行。第10病日、ベッド上で理学療法、作業療法、言語療法開始。第20

病日、リハビリ室でのリハビリテーション開始❷。第30病日、当院へ入院❸。
【既往歴】高血圧（内服治療中）
【合併症】特になし
【服薬情報】降圧薬❹

赤ペン添削
完成Report
→ p.91 参照

❶ くも膜下出血の原因も記載すると出血箇所の目安となります。また、障害像を予測するために画像所見も確認しましょう。
❷ 前医の様子は回復状況などの機能変化を捉えるうえで大切な情報です。わかる範囲で記載するとよいでしょう。
❸ 入院目的がわかれば記載しましょう。
❹ 薬剤の種類によっては、作用・副作用が作業療法に影響を及ぼす場合もあります。そのような場合は薬剤名も記載するとよいでしょう。

他部門情報

高次脳機能に関する評価は、関連部門で分担して行う場合があります。
医師からは、病巣の状態、運動負荷、血圧管理などの禁忌事項、看護師からは病棟でのADL遂行状況などを確認しましょう。また理学療法士、言語聴覚士、臨床心理士などのメディカルスタッフはそれぞれの分野における専門職種です。知りたい情報を整理して聴取しましょう。

Ⅲ 他部門情報
［第31〜45病日に聴取］
【医師】❶
CT画像で確認したところ、治療により動脈瘤と水頭症の経過は良好。ただし同年代正常人と比して、両側側脳室下角は軽度拡大しており、記憶障害の症状もあるため高次脳機能の評価が必要。脳波ではてんかんのリスクはない。

【看護師】❷
ADLはすべての動作が可能だが、自身でスケジュール管理ができないため、食事や入浴、リハビリテーションの時間でその都度、声かけが必要。衣類の管理ができずベッド周辺は散らかっており、脱いだ服を再び着るため介助している。「今から仕事で出張する」と自宅へ帰ろうとすることが2回あった。

【理学療法士】
歩行能力は問題ない。基本的な体力は年齢よりやや劣っている。基礎体力の向上を目標に介入する。

【言語聴覚士】
見当識、記憶機能の低下、注意分配機能の低下を認める。RCPM 32/36点。TMT-Aは90秒、TMT-Bは110秒、Audio-Motor Method 正答率98％、命中率98％❸。

【臨床心理士】
ベントン視覚記銘検査は優秀レベルであり、即時再生は良好である。一方、三宅式記銘

検査は、記銘力の低下が顕著であり、リバーミード行動記憶検査でもカットオフを下回る。WMS-Rでは、遅延再生がスケールアウトであり、記銘、保持できる情報量が限局される。

赤ペン添削
完成Report
→p.92参照

❶ リハ目標を確認するとよいでしょう。

❷ 丁寧に記載されていると思います。高次脳機能障害者の場合、本人から聴取できないこともあります。特に病棟での様子は、作業療法室では見ることができない「顔」を知ることができます。さらに丁寧な聴取を心がけましょう。

❸ 各部門の介入目標を確認しましょう。検査スコアはわかりますか？ また検査スコアだけではなく、結果から何が言えるのか、どんなことがわかるのかも確認しておきましょう。

作業療法評価（初期評価）

　高次脳機能障害者に対する評価の目的は、対象者を理解し作業療法プログラムに反映することのほか、家族や支援者への情報提供をすることも目的となります。そのため、対象者本人や家族の主訴を把握する必要があります。

　また、複数の高次脳機能障害を併せもつことが多いため、障害の重症度や質的特徴を把握し、それにより引き起こされる生活上の問題を検討し対応を考える必要があります。そのため検査スコアを把握するだけでは不十分です。検査スコアのもつ意味合いを考えることや、検査の遂行状況を観察することが大切です。

　また評価は、対象者が来室したときから始まっています。独歩なのか、礼節はどうか、などを観察するとよいでしょう。面接では、これまでの経過を順序立てて説明できるか、現在の状況に対する自己認識はどうかなどを確認しましょう。

Ⅳ 作業療法評価
［第31〜45病日］
1. **第一印象**
看護師とともに独歩❶で来室した。OTSに挨拶はするが、せっかちである印象を受けた❷。面接では、特に発症後の経過は診療録の情報と異なることが多かったため、高次脳機能❸に対する検査の優先度が高い印象を受けた。
2. **身体機能**
上下肢とも、問題となる❹ROM制限、感覚障害、運動麻痺はない。
　・脳卒中上肢機能検査：MFS左右とも100点
　・握力：右33.0 kg、左37.5 kg
3. **高次脳機能**
検査結果を表1❺に示す。

表1 ● 作業療法士による神経心理学的検査の結果❺

HDS-R	17/30点	日付、場所の見当識、作動記憶、遅延再生・再認、呼称で失点					
	コメント	見当識障害、記憶障害❻を重度に認める					
BIT通常検査	140/146点	線分抹消	文字抹消	星印抹消	模写	線分二等分	描画
		36/36	34/40	54/54	4/4	9/9	3/3
	コメント	文字抹消にて全体的に見落としがある					
模倣	コメント	口答指示、動作、物品使用とも問題なし					
見取り算 (電卓使用)	コメント	正答は5問中4問					
文章読解 (約900字)	コメント	文意把握可能					
コース 立方体 組み合わせ検査	Kohs IQ 92	テストNo.12(ブロック数16個)以降で構成できない					
	コメント	熟考せずに諦める					
GATB (厚生労働省編 一般職業適性 検査)		知的	言語	数理	書記	空間	形態	共応
	スコア(判定)	80 (D)	50 (E)	92 (C)	51 (E)	49 (E)	47 (E)	32 (E)
	コメント	計算問題はミスは少ない その他は、遂行量は多いがミスも多い					
BADS (遂行機能障害 症候群の行動 評価)		規則変換	行為計画	鍵探し	時間判断	動物園地図	修正6要素
	スコア	3	4	3	4	2	3
	コメント	総プロフィール得点17点、区分は「平均」 よく考えずに遂行するため、全体的にミスがある 修正6要素では同一課題を連続して行う					

4. ADL

基本的な動作は可能だが、高次脳機能面❸の影響により介助が必要❼である。FIMは104/126(運動87/91、認知17/35)点❽である。

5. 作業療法場面の観察❾

- 数分前の言動やその日に実施した内容を想起できない。
- 「こんなことはやっていない、ここへは初めて来た」と声を荒げる。しかし自記したメモを見て納得する様子があった❿。
- 発症以前の記憶は比較的保たれており、仕事内容を詳細に説明できる。
- 検査の遂行状況は慎重さを欠くことが多いが、パソコンを使った文章作成や計算課題は集中して取り組むことが可能。

赤ペン添削

完成Report
→ p.92 参照

❶ 来室が独歩なのか、車いすなのかを観察するだけでも、大まかな麻痺の状態を把握することができます。

❷ なぜ「せっかちである」との印象を受けたのでしょうか? 対象者とのやりとりなどを含め、丁寧に記入するとよいでしょう。

❸ 対象者の高次脳機能障害のなかで、特に影響が大きいと考えられる機能障害はあるのでしょうか?

❹ 何に対して、「問題がない」のでしょうか?

❺ 検査スコアだけではなく、必ず遂行状況も記載しましょう。

❻ 記憶にはさまざまな種類があります。保たれている機能、障害されている機能を把握することは、アプローチ方法を決めるうえで大切です。

➡ +α知識 ③

❼ どんな介助が必要なのか記載しましょう。
❽ どの項目で減点があるのでしょうか？ 項目も記載するとよいでしょう。また、それらが、生活場面でどのような影響を与えているのかを考えましょう。
❾ 作業療法場面での観察を表記することはよいことですね。検査スコアに表れない利点や問題点が隠れていることが多くあります。
❿ もう少し具体的に記載しましょう。

③ 記憶の種類と分類

　記憶には、少なくとも「登録（記銘）」「把持（保持）」「再生」の3過程が含まれ、どの過程が欠けても正常な機能は失われる。
　時間軸による分類は、現時点（いま）を軸とした「近時（短期）記憶」や「遠隔（長期）記憶」、発症時点を起点とした「前向性健忘」と「逆行性健忘」などがある。内容による分類は、「陳述記憶（エピソード記憶）」と「非陳述記憶（手続き記憶など）」に分けられる。

初期評価のまとめ（問題点と利点）

　高次脳機能障害者の症状は多彩であり、いくつかの症状を併せもつことが多いため、問題点ばかりに視点が向きやすくなります（症状が軽度の場合は問題点を探すこともあります）。さまざまな症状のなかで、中核となる症状を明らかにできるように整理しましょう。また、アプローチとして活用できる利点も記載しましょう。国際生活機能分類（ICF）を用いると整理しやすくなります。

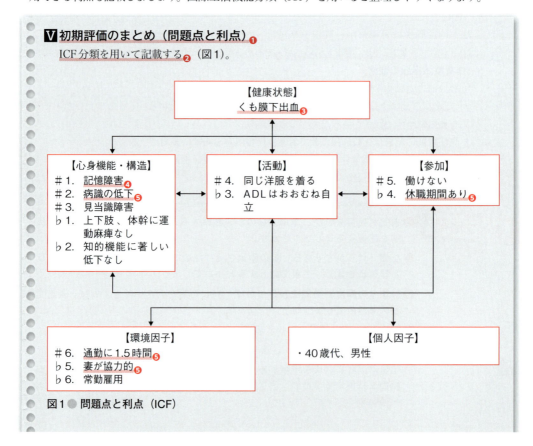

図1 ● 問題点と利点（ICF）

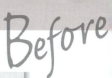

> **赤ペン添削**
> 完成Report
> →p.93 参照
>
> ❶ 目標設定や治療プログラムを考慮し、重要度の高い順に記載してみましょう。また、評価内容をもう少しICFに反映させるとよいでしょう。
> ❷ ICFは図1のように関係図にまとめるとわかりやすいです。
> ❸ くも膜下出血の原因も記載するとよいでしょう。
> ❹ 記憶障害の分類を丁寧に記載しましょう。
> ❺ これまでの評価に記載されていない情報が散見されます。確認しましょう。

 ## 治療目標（目標設定）

高次脳機能障害者への介入は、目標に向かって連続的かつ、長期的な支援が必要となります。そのため、将来的なゴールを想定した治療目標を設定しましょう。

また、目標設定は、障害の有無や程度だけを反映するのではなく、個人因子や環境因子を考慮して設定するとよいでしょう。

Ⅵ 治療目標

【長期目標（LTG）】❶
- 職場復帰❷
- 公共交通機関を利用する❸
- 在宅生活自立❸

【中期目標】❶
- 院内生活自立❷
- メモリーノート❹の定着

【短期目標（STG）】❶
- 外的補助具❹の確認とチェック
- 脱いだ洋服を再び着ない❺

> **赤ペン添削**
> 完成Report
> →p.93 参照
>
> ❶ それぞれどのくらいの期間を想定していますか？
> ❷ 職場復帰と院内生活自立は、どのような状態を想定していますか？ より詳細に記載することで、プログラムが立案しやすくなります。
> ❸ 公共交通機関の利用や在宅生活自立はそれぞれどのような状態を想定していますか？
> ❹ 外的補助具とは、具体的にはどのようなものを想定していますか？
> ➡ +α知識 ④
> ❺「脱いだ服を再び着ない」、これでは自己管理なのか、他者による管理なのかわかりません。具体的に記載しましょう。

④外的補助具

　外的補助具は、手帳や日記など情報を保存するための道具と、アラームなど外的な手がかりを提供するものがある。携帯電話やスマートフォンには、スケジュール帳やメモ機能、アラーム機能の両方が備わっている。ただし、操作が複雑なものもあり、記憶障害者が新たに使用方法を習得するには困難を伴うことがあるため、メモリーノートの導入も検討する。メモリーノートは、見当識、発動性、注意機能、記憶機能の補償手段だけでなく、遂行機能やセルフモニタリングに働きかける役割も含まれる。また日常生活全体の行動管理を支援することもできる。対象者に合わせた様式を用いるとよい（➡おすすめ書籍Ⅱ pp138-139参照のこと）。

治療プログラム（治療計画立案）

　ここでは、目標を達成できる具体的なプログラムを立案しましょう。プログラムだけでなく、実施する「方法」や「時間」、プログラムの「目的」などを具体的に記載するとよいでしょう。

> **Ⅷ 治療プログラム**
> ・電卓を使った計算：珠算検定2級❶
> ・パソコンを使ったビジネス文章の作成❶
>
> 赤ペン添削
> 完成Report
> →p.94 参照
>
> ❶ この記載からは、どの問題点に対するプログラムなのか、どの目標に対するプログラムなのかわかりません。また、これらの作業課題をなぜ選択したのか、何を目的としているのかわかりません。実施方法を具体的に記載するとよいでしょう。

考　察

　ここでは、評価結果から問題点をあげるまでの過程、治療目標や作業療法プログラムを立案するまでの過程を記載します。なぜこれらの目標にしたのか、なぜこれらの治療プログラムを選択したのか、治療プログラム実施後、対象者はどのように変化すると考えるのか、などについて考察しましょう。

　また、今後の生活を考えたときに、必要と思われる支援や家族に対する支援なども記載するとよいでしょう。

　前段までに記載されていない情報が、突然考察に記載されないよう注意しましょう。

Ⅷ 考察❶

　くも膜下出血により、記憶障害、病識の低下、見当識障害などの高次脳機能障害を認める症例である。検査中に声を荒げることが多く、記憶障害に起因するものと推察した。ADLはすべての動作は可能だが、スケジュール管理において、声かけや促しなどの介助が必要であった。

　本症例は、ベントン視覚記銘検査は優秀レベルであり、即時再生は良好であった。一方WMS-Rでは遅延再生がスケールアウトであり、三宅式記銘検査やリバーミード行動記憶検査では記銘や保持できる情報量が限局されていたため、記憶機能を補完する必要があると考えた。

　記憶障害、見当識障害に対するリハビリ介入として、外的補助具の利用がある❷。本症例は、記憶障害が重度だが、知的機能が保たれていること、自記したメモの認識がよい❸ことから、メモリーノートの導入が有効であると考えた。メモリーノートは、行動の手がかりになるだけでなく、日記として活用することでエピソード記憶の改善も期待される。声を荒げることは、記憶障害が影響していると思われることからも、メモリーノートの活用は有効であると考えた。

　作業療法ではメモリーノートの導入準備として、作業療法プログラム実施中に、課題表❹を呈示することとした。呈示した課題表の確認とチェックを繰り返すことで、最終的にスケジュール帳の自己管理へとつながるのではないかと考えた。

　病識の低下に対し、メモリーノートや作業療法課題表を用いてフィードバックする。また、正誤のわかりやすい課題の遂行状況を確認しながらフィードバックする。その際、間違いの有無を指摘するのではなく、なぜ間違いが生じたのかについて話し合うことで、自己の気づきにつながるのではないかと考えた。

　今後の在宅退院へ向け、妻より問題点をあげてもらい、生じた問題点に対する介入も必要であると考える。また復職❺に向けた介入も必要である。復職は公共交通機関を利用する必要がある。キーパーソンの妻や職場の同僚❻らとも情報共有する必要があると考える。

赤ペン添削
完成Report
→p.94参照

❶ 全体的に評価結果を羅列したものになっています。また、問題点1つひとつに対し、それに呼応するプログラムをあげ、さらに1つずつ考察しているため、まとまりに欠けてしまっています。さまざまある症状のなかで、中核となる症状を明らかにすると整理しやすくなります。もう一度、問題点と利点を確認してみましょう。

❷ 文献はありますか？

❸ ほかにもプログラムや介入に生かせる利点はありませんか？

❹ どのような課題表を使用しますか？

❺ 「退院＝復職」でも、「ADL自立＝復職」でもありません。在宅生活は問題ないか、フルタイム勤務に耐えうる体力はあるか、公共交通機関が利用できるかなど、復職するにあたり必要となる条件をクリアする必要があります。

❻ 職場への情報提供は、本人・家族の同意が必要です。また説明は、まずは主治医が行うとよいでしょう。

おすすめ書籍

Ⅰ）『高次脳機能障害マエストロシリーズ①〜④』，医歯薬出版，2006〜2007
→ 作業療法士が中心となり編集したシリーズ書籍。基礎的な知識から実践的な知識までまとめられている。それぞれの障害に対し作業療法士の視点で解説されている。症例呈示を通して具体的な介入方法を知ることができる。

Ⅱ）『社会復帰をめざす高次脳機能障害リハビリテーション』（飛松好子，浦上裕子／編），南江堂，2016
→ リハビリテーションから社会復帰までが一連の流れとしてまとめられている。また専門職がそれぞれの視点で具体的に書いているため，臨床で活用できる内容である。

Ⅲ）『作業療法学全書 改訂第3版 第8巻 高次脳機能障害』（日本作業療法士協会／監，渕 雅子／編），協同医書出版社，2011
→ 高次脳機能障害の分類、評価と介入の実践過程、機能障害別アプローチの実際、社会支援までが書かれている。作業療法士の視点で書かれており、評価から介入までの流れを知ることができる。

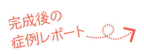

前交通動脈瘤破裂によるくも膜下出血後の記憶障害を呈する男性に対し外的代償法の定着と身辺動作の自立を目標とした作業療法プログラムの立案

○○大学リハビリテーション学部作業療法学科3年　実習吾郎
実習指導者：中川雅樹

今回、前交通動脈瘤破裂によるくも膜下出血により重度の記憶障害を呈する40歳代の男性に対し、高次脳機能を中心とした作業療法評価と、外的補助具の定着を目標とした作業療法プログラムを立案する機会をいただいたので以下に報告する。

I 一般情報

【氏名】Aさん
【年齢／性別】40歳代／男性
【利き手】右利き
【体格】
　身長168 cm／体重64 kg／BMI 22.2 kg/m²（普通）
【家族構成】40歳代の妻（主婦）と2人暮らし
【キーパーソン】妻、ほぼ毎日面会に訪れ協力的。
【家屋状況】持ち家一戸建て
【仕事】
　大手企業の営業部の管理職。主な業務はパソコンでの事務処理やマネージメント。頻繁に全国各地へ出張していた。温厚な性格であり、部下からの信頼も厚かった。休職期間は1年半。職場に復職プログラムあり。自宅から職場までは電車で約1.5時間かかる。
【趣味】サイクリング、読書

【主訴】「早く退院して仕事をしたい」
【妻より】
「もともと仕事人間だった。発症後は少し怒りっぽくなった」「可能であれば、仕事に戻ってもらいたい」

II 医学的情報

【診断名】前交通動脈瘤破裂によるくも膜下出血
【現病歴】
　起床後に頭痛と痙攣が出現し、救急車で急性期病院へ搬送された。CTにて前交通動脈瘤破裂によるくも膜下出血と診断され、同日クリッピング術を受けた。第7病日、水頭症に対しシャント術施行。第10病日、ベッド上で理学療法、作業療法、言語療法開始。第20病日、リハビリ室でのリハビリテーション開始。第25病日、階段昇降まで可能となり、基本動作はすべて可能となった。ただし、自室やトイレの場所を覚えられない、衣類の管理ができない、離院があったことなどから、見守りが必要であった。第30病日、リハ目的で当院へ入院となった。
【既往歴】高血圧（内服治療中）
【合併症】特になし
【服薬情報】降圧薬

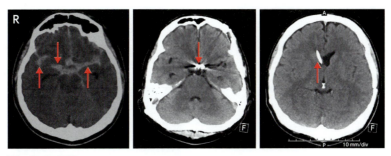

図1 ● CT画像
　左：発症時。脳槽に高吸収域（→）を認める。中央：第8病日。クリッピング（→）術後。
　右：第8病日。シャント（→）術後。

【画像所見】図1に示す。

Ⅲ 他部門情報
[第31～45病日に聴取]
【医師】
　CT画像で確認したところ、治療により動脈瘤と水頭症の経過は良好。ただし同年代正常人と比して、両側側脳室下角は軽度拡大しており、記憶障害の症状もあるため高次脳機能の評価が必要。脳波ではてんかんのリスクはない。高次脳機能の評価を行い、補償手段の定着を目指しまずは在宅生活を目標とする。

【看護師】
　ADLはすべての動作は可能だが、自身でスケジュール管理ができないため、食事や入浴、リハビリテーションの時間でその都度、声かけが必要。衣類の管理ができずベッド周辺は散らかっており、脱いだ服を再び着るため介助している。「今から仕事で出張する」と自宅へ帰ろうとすることが2回あった。また「意味もなく入院している」など作話や病識に乏しい発言があった。自宅外泊は未実施。

【理学療法士】
　歩行能力は問題ない。基本的な体力は年齢よりやや劣っている。基礎体力の向上を目標に介入する。

【言語聴覚士】
　検査結果を表1に示す。知的機能に顕著な低下は認められないが、見当識、記憶機能の低下、注意分配機能に低下を認める。認知機能に対し介入する。

【臨床心理士】
　検査結果を表2に示す。ベントン視覚記銘検査は優秀レベルであり、即時再生は良好である。一方、三宅式記銘検査は、記銘力の低下が顕著であり、リバーミード行動記憶検査でもカットオフを下回る。WMS-Rでは、遅延再生がスケールアウトであり、記銘、保持できる情報量が限局される。そのため日常生活上支障がある。代償手段の定着を目指す。

Ⅳ 作業療法評価
[第31～45病日]

1. 第一印象
　看護師とともに独歩で来室した。明らかな運動麻痺は観察されない。OTSの挨拶を待たず挨拶をしてきたため、社交的な反面、せっかちである印象を受けた。面接では、「どこも悪いところはない。明日からでも働ける」と話すが、発症後の経過は、診療録の情報と異なることが多く、前日の出来事も想起することができないため、高次脳機能、特に記憶機能に対する検査の優先度が高い印象を受けた。

2. 身体機能
　上下肢とも、日常生活で支障となるROM制限、感覚障害、運動麻痺はない。
- 脳卒中上肢機能検査：MFS左右とも100点
- 握力：右33.0 kg、左37.5 kg

3. 高次脳機能
　検査結果と遂行状況を表3に示す。

4. ADL
　基本的な動作は可能だが、記憶障害を主とした高次脳機能面の影響により、声かけ、促しなどが必要である。脱いだ衣類が自室ベッド周辺に散らばっているため、看護師の介助が必要である。FIMは104/126（運動87/91、認知17/35）点である。減点項目は、清拭5（背部の洗い残し）、浴槽5（出入

表1 ● 言語聴覚士による神経心理学的検査の結果

RCPM	32/36 点
仮名拾い	見落とし数 15/57個 文意把握は不十分
Audio-Motor Method	正答率98％、命中率98％
TMT-A	90秒
TMT-B	110秒
KWCST	段階1（CA/1、PEN/14、DMS/2） 段階2（CA/6、PEN/1、DMS/0）

表2 ● 臨床心理士による神経心理学的検査の結果

WAIS-Ⅲ	FIQ 95、VIQ 107、PIQ 81 群指数：言語理解97、知覚統合97、作動記憶111、処理速度94
ベントン視覚記銘検査	正答数8（優秀）、誤謬数2（非常に優秀）
三宅式記銘検査	有関連（3-4-4）、無関連（0-0-2）
リバーミード行動記憶検査	標準プロフィール点13（カットオフ16/17）、スクリーニング点4（カットオフ7/8）
WMS-R	言語性77、視覚性75、一般73、注意・集中111、遅延再生50未満

表3 ● 作業療法士による神経心理学的検査の結果と遂行状況

HDS-R	17/30点	日付、場所の見当識、作動記憶、遅延再生・再認、呼称で失点					
	遂行状況	失点は、見当識、記憶に関する項目である。言語記銘、視覚記銘とも即時再生・再認はできるが、遅延再生はできない。					
BIT通常検査		線分抹消	文字抹消	星印抹消	模写	線分二等分	描画
	140/146点	36/36	34/40	54/54	4/4	9/9	3/3
	遂行状況	文字抹消にて全体的に見落としがある。慎重さに欠き丁寧な遂行はできない。また、「簡単すぎる」と見直しはしないこともミスにつながる。					
模倣	遂行状況	口答指示、動作、物品使用とも問題なし。					
見取り算（電卓使用）	遂行状況	正答は5問中4問である。「間違えるはずはない」と見直しはしない。					
文章読解（約900字）	遂行状況	文意把握可能。回答がやや回りくどく、端的に答えられない。					
コース立方体組み合わせ検査	Kohs IQ 92	テストNo.12（ブロック数16個）以降で構成できない。					
	遂行状況	熟考せずに諦める。「こんなものは意味がない」との発言がある。					
GATB（厚生労働省編一般職業適性検査）		知的	言語	数理	書記	空間	形態	共応
	スコア（判定）	80 (D)	50 (E)	92 (C)	51 (E)	49 (E)	47 (E)	32 (E)
	遂行状況	計算問題はミスは少ない。その他は遂行量は多いがミスも多い。慎重に遂行する様子はなく、見直しすることもない。「これは問題が悪い」「検査指示が間違っている」などと声を荒げることがある。						
BADS（遂行機能障害症候群の行動評価）		規則変換	行為計画	鍵探し	時間判断	動物園地図	修正6要素
	スコア	3	4	3	2	2	3
	遂行状況	総プロフィール得点17点、「平均」区分。教示指示を最後まで聞かず誤って理解する、教示説明を遮り質問をすることなどがある。また教示を忘れてしまうことや、計画を立案せず遂行することによるミスも認める。動物園地図その1は、教示を忘れ同じ道を複数回通ったが、その2は、書かれている規則通りにミスなく遂行可能。修正6要素では同一課題を連続して行う。失点したことに対する認識は低い。					

りに手摺り使用）、理解3、社会的交流3、問題解決2、記憶2であった。

5. 作業療法場面の観察

- 数分前の言動やその日に実施した内容を想起できない。
- 前日に実施した課題を呈示するも想起の手がかりにならず「こんなことはやっていない、ここへは初めて来た」と、些細な出来事に対し声を荒げることはあるが、自記したメモを見て「これは私の字だ。ここに来たことがあるのか」と納得した様子。
- 発症以前の記憶は比較的保たれており、仕事内容を詳細に説明できる。
- 検査の遂行状況は慎重さを欠くことが多いが、パソコンを使った文章作成や計算課題は集中して取り組むことが可能。

Ⅴ 初期評価のまとめ（問題点と利点）

ICF分類を用いて表記する（図2）。

Ⅵ 治療目標

【リハゴール】

- リハビリ出社（勤務時間や日数の調整、業務内容の見直し、ダブルチェック体制など）を経て職場復帰（1年）

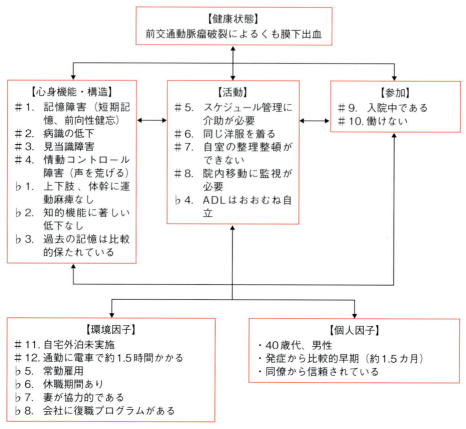

図2 ● 問題点と利点（ICF）

【長期目標（LTG）】
・自宅から公共交通機関を活用した1人通院の自立（3カ月）
・在宅生活自立（留守番を含む生活管理）（3カ月）
・リハビリ出社の検討（6カ月）

【中期目標】
・メモリーノートを活用しての院内生活自立（2カ月）

【短期目標（STG）】
①作業療法課題表の確認とチェック（3週間）
②衣類（洗濯物と着る服）の自己管理（3週間）

Ⅶ 治療プログラム

①作業療法室での課題（1回40分間）（STG①）
　電卓を使った計算（15分）：珠算検定2級
　パソコンを使ったビジネス文章の作成（15分）
・選択理由：見本と比較できることで、遂行後の正誤がわかりやすいため。

・目的：記憶障害、見当識障害に対し外的補助具の導入と定着を目標に、確認とチェックの習慣化を図る。
・方法：作業療法課題表（表4）を提示し、ⅰ.課題表を見て行動する、ⅱ.各課題遂行後に課題表にチェックをつける、ⅲ.課題遂行状況についてフィードバックする。

②自室の環境設定（STG②）
・目的：衣類（洗濯物と着る服）の自己管理。
・方法：洗濯物を入れるBOXの設置と、衣装ケースへラベリングする。

Ⅷ 考察

本症例は、前交通動脈瘤破裂によるくも膜下出血により記憶障害と病識の低下を主症状とする、発症から約1.5カ月経過している高次脳機能障害を呈した40歳代の男性である。

前交通動脈瘤破裂は、記憶障害と人格変化を中心とした独特の障害像を呈する[1]。本症例も、身体

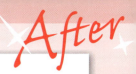

表4 ● 作業療法課題表

今日のOT課題		
・はじめに、今日の日付を記入し、課題時間を決めてください。		
・各課題を終えたら、□の中にチェックしてください。		
・時計を確認して行動してください。		
今日の日付　　　　年　　　月　　　日		チェック欄
1.	9時 00分 ～ 9時 15分まで　　計算課題（15分間）	□
2.	9時 15分 ～ 9時 30分まで　　パソコン課題（15分間）	□
3.	フィードバックと片づけ	□

機能面は日常生活上で問題はないが、記憶障害、見当識障害を重度に認め、病前は温厚であったが、些細なことや記憶に残っていないことを指摘されることなどで声を荒げる情動コントロールの障害を認めた。また「明日からでも働ける」など病識に乏しい言動があった。そのため、自身でスケジュールが管理できず、食事やリハビリテーションなどの時間で、声かけや促しなどが必要であった。またADLはすべての動作は可能だが、脱いだ服を再び着てしまうため介助が必要であった。

そのため問題点として、心身機能より記憶障害と病識の低下、情動コントロールの障害をあげ、活動面よりスケジュール管理に介助が必要である、脱いだ服を再度着る、をあげた。

一般的に記憶は、記銘、保持、再生の3つの過程が必要である。また、発症時点を基準とした時間経過から、前向性健忘と、逆行性健忘に分類される。本症例は、HDS-Rやベントン視知覚記銘検査の結果より、単純な即時再生は可能だが、遅延再生がスケールアウトのため、記銘できる情報量は少なく、保持、再生ができない短期記憶の障害と考えた。また発症後の出来事をほとんど答えられないことから、前向性健忘の状態と考えた。

記憶障害に対するリハビリテーションとして、外的代償法や環境調整が多く用いられる[2]。外的代償法としてメモリーノートの活用、環境調整として脱いだ衣類を入れるBOXを自室に設置することや衣装ケースへのラベリングが有効と考えた。本症例は知的に著しい低下がないこと、BADSの下位検査より書かれている規則に沿って正確な遂行が可能なこと、自記したメモの認識がよいことなどから、メモリーノートの活用が有効であると考えた。メモリーノートは、日記として記録することでエピソード記憶の改善[2]、1日の予定や行動を視覚的に確認することで、自ら行動する手がかりとすること、記憶障害に起因する情動コントロールを制御することなどを期待した。

治療プログラムは、外的代償法の導入と定着を目標とし、①電卓を使った計算、②パソコンでのビジネス文章作成とした。これらの課題は、本症例の保たれている過去の記憶を手がかりに実施できることと、集中して取り組むことができるため選択した。また正誤がわかりやすく、直接フィードバックができるため、病識の改善につながることも期待した。フィードバックは、自己の気づきにつながるよう間違い箇所だけでなく、なぜ間違いが生じたのかについても確認する。また外的代償法を活用することで効率よく作業が遂行できる経験してもらうため、作業療法課題表（表4）を呈示し、確認とチェックの習慣化を促す。段階づけとして、課題数や作業療法実施時間を増やす、症例自身で課題の時間設定を行うなどとする。これらによりメモリーノートの活用につながるのではないかと考える。

今後、本症例は在宅生活、復職に向けた介入が必要である。復職には、生活の基盤となる自宅での生活管理が必要であるため、自宅での自立度向上を図る必要がある。また外来通院や復職には、1人で公共交通機関を利用する必要がある。キーパーソンの妻と情報を共有し、外泊時や公共交通機関利用時の問題点をあげてもらい、生じた問題点に対する介入も必要であると考える。

引用文献

1) 青木重陽：前交通動脈瘤破裂．Jpn Rehabil Med, 53：4, 280-286, 2016
2) 『高次脳機能障害マエストロシリーズ4 記憶障害』（鈴木孝治, 他／編），pp34-40, 医歯薬出版, 2007

第1章 身体障害領域の症例レポート

5 橈骨遠位端骨折

田上　永

はじめに

　橈骨遠位端骨折は、高齢者に多く発生する外傷というイメージが強いかと思われます。実際に疫学調査では50〜70歳代の女性の受傷率が最も高いという報告があり[*1]、その受傷機転の多くは歩行中の転倒によるものです。また、男性は加齢に伴う受傷率の増加はみられませんが、女性では閉経後から骨粗鬆症の影響により増加することがあります。受傷年齢は高齢者だけではなく、骨形成の未熟な子どもの転倒、成人ではバイクやスノーボードによる転倒や高所から転落などの高エネルギー外傷による受傷もみられます。

　治療方法としては保存療法のほか、手術ではプレートによる内固定法や創外固定法など複数の種類があります。

　受傷機転や治療方法など多岐にわたるため、リハビリテーションを進めていくうえで当然のことですが、その対象者に合った治療や予後を考えていかなくてはなりません。また、本疾患では受傷部位以外の機能は保たれていることも多く、受傷前の生活に早期復帰することもあります。復帰後に痛みの増加や機能制限を残さないように、リハビリテーション開始時から復帰後の生活を考えたアプローチを行っていきましょう。

[*1] 澤泉卓哉：橈骨遠位端骨折の疫学．臨床整形外科，47：1053-1054，2012

タイトル

読み手が最初に目にするところです。タイトルから対象者の障害像を見出せるものにする工夫が必要です。

【タイトル】
右橈骨遠位端骨折を呈した症例❶

赤ペン添削
完成Report
→ p.106 参照

❶ どのような受傷機転や治療方法なのか、タイトルから把握できるようにしましょう。

はじめに（報告の目的）

本疾患は年齢や職業、受傷機転によって治療経過やプログラム内容が変わってきます。導入時に評価から治療までの流れが想像できるものにすると、対象者のイメージがつきやすくなります。

【はじめに】
今回、右橈骨遠位端骨折を受傷した症例❶の作業療法評価およびプログラムの立案❷を行う機会を得たので、以下に報告する。

赤ペン添削
完成Report
→ p.106 参照

❶ 受傷した経緯など具体的に記載しましょう。また、すでにリハビリテーションが開始されていたら、それまでの経緯も記載します。
❷ 何を目指して介入してきたのかを、簡潔に説明できるとよいでしょう。

一般情報（基本情報）

受傷前の生活状況や家屋状況などを記載しましょう。可能な限り確認しておくことで、今後の目標設定に役立ちます。また、個人情報が特定できないように注意しましょう。

Ⅰ 一般情報
【氏名】M.I. 様、東京都練馬区在住❶
【年齢／性別】60歳代前半／女性
【利き手】右

【個人的・社会的背景】職業：主婦❷
【家屋状況】マンションに夫と2人暮らし❸
【主訴】「手の動きをよくしたい」「痛みなく動かしたい」
【ニーズ】痛みの軽減、手指機能の向上
【ホープ】「家事動作ができるようになりたい」❹
【術前の生活】
　日中は家にいることが多い❺。週1～2回、徒歩にてグラウンドゴルフに通っていた。

赤ペン添削
完成Report
→p.106参照

❶ 個人が特定されないようにイニシャルや住所は記載しないようにします。
❷ 趣味や余暇活動なども聴取できるとよいでしょう。
❸ 家屋の情報を詳しく記載する。マンションであれば、在宅階やエレベーターの有無も確認しておきましょう。また、持ち家か賃貸かで家屋改修の方法も変わってきます。
❹ 可能であれば家族のホープも聞いておきましょう。
❺ 受傷前の対象者の家庭内での役割をより明確にしましょう。

医学的情報

診断名や既往歴のほか、どのように受傷したのかを現病歴に細かく記載しましょう。また、画像所見などの情報もあると、経過を把握しやすくなります。 ➡ +α知識 ①

Ⅱ 医学的情報
【診断名】右橈骨遠位端骨折
【既往歴】特になし
【現病歴】
　自宅マンションの敷地を歩いている途中、段差につまずいて転倒し受傷❶。当日に病院を受診する❷。徒手整復し、保存療法にてギプス固定となる。骨癒合を確認しギプス固定を除去となり、同日作業療法開始❸となる。
【服薬情報】ロキソニン®1T×3、ムコスタ®1T×3❹

赤ペン添削
完成Report
→p.106参照

❶ 受傷機転を詳しく記載しましょう。
❷ 転倒時に他の外傷がなかったか記載するとよいでしょう。
❸ 受傷日や手術日からリハ開始日までの期間を明確にします。
❹ 内服薬の作用についても記載しておきましょう。

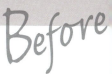

 ①画像所見

　橈骨遠位端の骨折型は、受傷部の状態によって分類や呼び名が異なる。そのため、受傷時の画像から状態を把握しておく（図A）。また、整復後や手術後などの画像を見て、治療方法や予後を考えるようにする（図B）。そのほかにも、手根骨のアライメントの変化や合併症の有無なども画像から予測できるようにしておく。

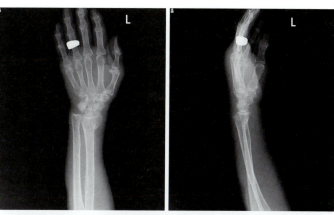

図A ● 受傷時のX線
（別症例の参考画像）

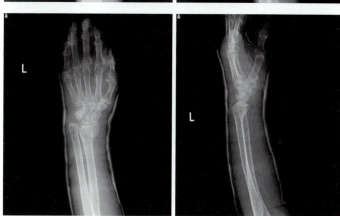

図B ● ギプス固定時のX線
（別症例の参考画像）

他部門情報

　医師からは、治療方法や治療方針を確認しましょう。また、ほかにかかわっている部門があったら忘れずに情報収集をしておきます。

Ⅲ 他部門情報

【医師】
　骨折の状態❶と本人の希望もあり、保存療法を選択。固定中は手指の自主トレーニングを行うように指示。ギプス除去後リハビリテーション開始❷。

完成Report
→p.106 参照

❶骨折の状態を詳しく記載しましょう。
❷リハビリテーションへの指示や禁忌事項なども聴取しておきましょう。

第1章 5 橈骨遠位端骨折

作業療法評価（初期評価）

評価項目は必要なものを選択し、評価に時間をかけ過ぎないように注意しましょう。受傷部は上肢ですが、全身状態を評価しておくことが大切です。

Ⅳ 作業療法評価❶

1. **全体像**
   細身で身長は低めであり、1人でリハビリ室まで歩いて来た。挨拶をすると笑顔で返してくれた。受け答えもはっきりして、社交的な印象である❷。

2. **病態**
   ・視診：手関節発赤（＋）❸ ┐
   ・触診：右手関節背側部〜手指にかけて熱感あり❹ ┘❺

3. **バイタルサイン**
   血圧 126/74 mmHg❻、心拍数（HR）68回/分❼

4. **形態測定**

		右	左
肢長	上肢長	29.0 cm	28.5 cm
	前腕長	24.5 cm	24.0 cm
	手長	18.0 cm	18.0 cm
周径	上腕最大周径	23.0 cm	22.5 cm
	前腕最大周径	19.5 cm	19.0 cm
	前腕最小周径	17.0 cm	15.0 cm
	母指 基節部	6.4 cm	6.2 cm
	示指 基節部	6.6 cm	6.4 cm
	中指 基節部	6.6 cm	6.4 cm
	環指 基節部	5.8 cm	5.8 cm
	小指 基節部	5.2 cm	5.2 cm

5. **感覚検査**
   表在感覚、深部感覚：異常なし

6. **疼痛（Visual Analog Scale：VAS）**
   ・手関節可動時：2.7 cm❽

7. **関節可動域（Range of Motion：ROM）検査**❾
   右側・制限のみ記載、左側はスクリーニングにて問題なし

関節		運動	自動	他動
肩関節		屈曲	165°	170°
前腕		回内	45°	55°
		回外	50°	60°
手関節		掌屈	30°	45°
		背屈	20°	40°
		橈屈	5°	5°
		尺屈	15°	15°
指関節	環指	MP屈曲	40°	70°
	小指	MP屈曲	35°❿	65°❿

8. 機能的動作
 指腹・指尖・側腹・3指・5指つまみ：可能❶

9. 徒手筋力検査（Manual Muscle Test：MMT）
 右側・制限のみ記載

関節	運動	右	左
前腕	回内	4	5
	回外	4	5
環指	MP屈曲	3	5
	PIP屈曲	4	5
小指	MP屈曲	3	4
	PIP屈曲	4	4
	対立運動	3	4

※手関節は未実施❷

10. 握力
 右：11 kg、左：23 kg❸

11. 簡易上肢機能検査（STEF）
 右：83点、左：100点

12. 上肢障害評価表（DASH-JSSH）
 31/100点❹

13. ADL
 【FIM】124/126点❺

赤ペン添削
完成Report
→ p.106 参照

❶ 受傷何日後から評価開始したのか、評価日や期間を記載しておきます。

❷ 認知機能について、会話やスクリーニングにて評価したのであればそれを記載します。運動器疾患であるが、必要であるならば認知機能の評価も行いましょう。

❸ 視診では発赤だけでなく、浮腫や創なども確認しておきましょう。また、左右差を比較するとよいでしょう。

❹ 皮膚の弾力や硬さなどの皮膚感も確認しておきます。

❺ 陽性の所見を記載する場合は表記を統一しましょう。

❻ いつ測定したのか、どの肢位で測定したのかを記載します。特に初期評価ではリハビリテーション開始時と終了時には必ず測定しておきましょう。

❼ HR＝心拍数、PR＝脈拍数。動脈測定はPRで記載します。

❽ 安静時、可動時（自動・他動）での評価も行いましょう。

❾ 疼痛の有無は評価したのか記載します。

❿ 指の計測は指用角度計を使い、2°間隔で記載します。

⓫ つまみ動作だけでなく、対立運動の評価も行いましょう。

⓬ なぜ未実施なのかを記載しましょう。

⓭ 測定は左右交互2回ずつ実施し、平均値を出します。

⓮ どの項目に対しての採点なのかを記載しましょう。

⓯ 減点項目を記載します。また、どのような方法であったかも記載するとよいでしょう。

初期評価のまとめ（問題点と利点）

橈骨遠位端骨折のみの場合、受傷部上肢以外の身体機能は保たれていることが多いです。身体機能に注目しつつ、ADLでの使用時も考えていきましょう。優先順位をつけることで、治療プログラムや目標設定が決定しやすくなります。また、背景因子（環境因子、個人因子）は受傷前の生活への復帰に大きくかかわってきますので、しっかりと提示することが重要です。

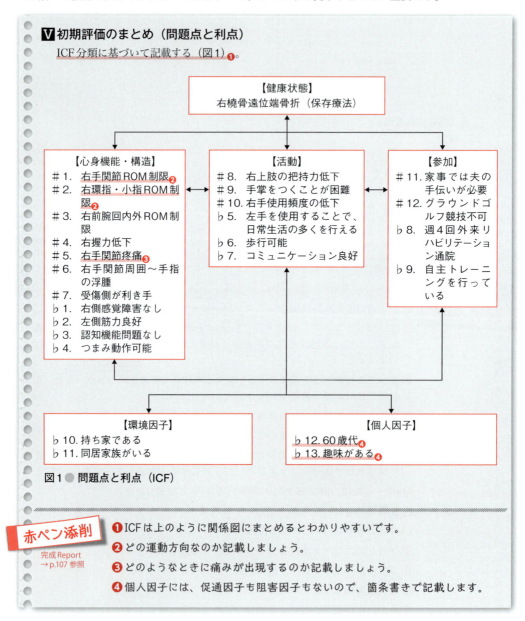

Ⅴ 初期評価のまとめ（問題点と利点）
ICF分類に基づいて記載する（図1）❶。

【健康状態】
右橈骨遠位端骨折（保存療法）

【心身機能・構造】
- ♯1. 右手関節ROM制限 ❷
- ♯2. 右環指・小指ROM制限 ❷
- ♯3. 右前腕回内外ROM制限
- ♯4. 右握力低下
- ♯5. 右手関節疼痛 ❸
- ♯6. 右手関節周囲〜手指の浮腫
- ♯7. 受傷側が利き手
- ♭1. 右側感覚障害なし
- ♭2. 左側筋力良好
- ♭3. 認知機能問題なし
- ♭4. つまみ動作可能

【活動】
- ♯8. 右上肢の把持力低下
- ♯9. 手掌をつくことが困難
- ♯10. 右手使用頻度の低下
- ♭5. 左手を使用することで、日常生活の多くを行える
- ♭6. 歩行可能
- ♭7. コミュニケーション良好

【参加】
- ♯11. 家事では夫の手伝いが必要
- ♯12. グラウンドゴルフ競技不可
- ♭8. 週4回外来リハビリテーション通院
- ♭9. 自主トレーニングを行っている

【環境因子】
- ♭10. 持ち家である
- ♭11. 同居家族がいる

【個人因子】
- ♭12. 60歳代 ❹
- ♭13. 趣味がある ❹

図1 ● 問題点と利点（ICF）

赤ペン添削
完成Report → p.107 参照

❶ ICFは上のように関係図にまとめるとわかりやすいです。
❷ どの運動方向なのか記載しましょう。
❸ どのようなときに痛みが出現するのか記載しましょう。
❹ 個人因子には、促通因子も阻害因子もないので、箇条書きで記載します。

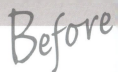

治療目標（目標設定）

橈骨遠位端骨折では、短期目標から長期目標までの期間が短いことが多くあります。対象者の主訴・ニーズ・ホープなどを考慮しつつ、ADL・IADLでの使用を考えた目標を立てましょう。

Ⅵ 治療目標

【リハゴール】
- ADL・IADLの拡大 ❶

【長期目標（LTG）：4週間】
① 手の能力の向上 ❷
② 手関節の身体支持機能の獲得 ❷

【短期目標（STG）：2週間】
① ROMの拡大 ❸
② 痛みの軽減
③ 握力の向上
④ 浮腫の改善

赤ペン添削
完成Report
→p.107 参照

❶ 曖昧な表現なので、何を目標にするかわかりやすくしましょう。
❷ 具体的な動作がある場合は記載します。
❸ 運動方向や角度を記載しましょう。

治療プログラム

Ⅴで提示した問題点を解決できるようにプログラムを立案しましょう。

Ⅶ 治療プログラム
- ROM訓練 ❶ （LTG ①、②、STG ①、②、④）
- 交代浴 （STG ②、④）
- 筋力増強訓練 ❶ （STG ③）
- ADL練習 ❷ （LTG ①、②、STG ①、②、③、④）
- 自主トレーニング ❸ （LTG ①、②、STG ①、②、③、④）

赤ペン添削
完成Report
→p.108 参照

❶ どの運動方向・筋への訓練なのか、詳細をわかりやすく記載しましょう。
❷ 何に対してアプローチをし、どのようなことを行ったか具体的に記載します。
❸ 指導内容を記載しましょう。

考察

考察では今まで記載してきた情報から、自分の考えを読み手に説明します。評価結果から対象者にとって何が重要であるかを絞り、どういった考えで治療目標・プログラム立案に至ったかを記載しましょう。

Ⅷ 考察

　本症例は60歳代前半の女性で、右橈骨遠位端骨折を呈し保存療法にて治療を行った症例である。受傷43日後にギプス固定を除去し、リハビリテーション開始となり週4回外来通院にてリハビリテーションを行っている。受傷前は自宅での家事をすべて行っており、家事を行いたいとのホープがあるが、現在は夫の手伝いが必要な状態である。今回、評価および治療プログラムを立案したので以下に報告する❶。

　ギプス固定期間中は主治医の指示により手指の屈伸運動を行っていたが、ギプス除去後のROMでは手関節掌背屈・前腕回内外に制限がみられた。また、手関節掌背屈の可動時にて痛みがみられた❷。環指・小指MP関節の屈曲制限はギプス固定期間中の屈伸運動が十分に行えていなかったためであると考える❸。日中は右手の痛みから動かすことは少ない様子である。そのため、可動時痛による可動不良→日中の使用頻度の低下→ROM制限と、負の連鎖につながっている。以上のことより、ADLで右手を使用していくためにはROMの拡大が重要であると考える。

　治療プログラムとして、ROM訓練では他動で行っていくほかに、手のひら・手の甲を合わせてホールド＆リラックスを行っていく。これは自主トレーニングにも活用できると考える。痛みと浮腫に対しては交代浴を行っていくが、可動域の拡大によって増減していくか経過をみていく。筋力増強訓練も同時に行っていく❹。自主トレーニング❺では日中の右手の使用頻度が少ないため、ADLでの使用を想定した動きを行っていく。そして、ADLでの使用頻度が増えることで可動域の拡大や筋力の向上を図れると考える。

　今後、本人にできること・できないことの理解を深めてもらうことが重要であり、ADLでの右手の使用が本人の自信にもつながると考える❻。

赤ペン添削

完成Report
→p.108参照

❶ 症例の何に対して考察したのかを明記します。
❷ 結果を記載するだけでなく、なぜそのような結果になったかを考えるのが考察となります。
❸ 評価結果からほかに要因がなかったか、複数の視点から考えられるとよいでしょう。
❹ 現在の状態を考慮して、どのような筋力強化訓練が適しているか記載します。
❺ 効果的な自主トレーニングを指導できるようにしておきましょう。➡おすすめ書籍Ⅱ
❻ 長期目標やリハゴールも考えていけるとよいでしょう。

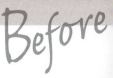

おすすめ書籍

Ⅰ）『橈骨遠位端骨折診療ガイドライン2017 改訂第2版』（日本整形外科学会，日本手外科学会／監，日本整形外科学会診療ガイドライン委員会，日本整形外科学会橈骨遠位端骨折診療ガイドライン策定委員会／編），南江堂，2017
→ 橈骨遠位端の評価や治療法をガイドラインとして紹介している．

Ⅱ）『関節機能解剖学に基づく 整形外科運動療法ナビゲーション―上肢・体幹』（整形外科リハビリテーション学会／編），メジカルビュー社，2014
→ 上肢・体幹での各疾患に対しての治療のポイントを図や写真を用いて解説している．

Ⅲ）『運動器疾患の「なぜ？」がわかる臨床解剖学』（工藤慎太郎／編著），医学書院，2012
→ 症例をもとに，治療プログラムの意味や痛みの原因などを解説している．

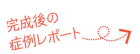

転倒により右橈骨遠位端骨折を受傷し、保存療法を行った症例
～日常生活での使用を目指して～

○△専門学校作業療法学科4年　実習太郎
実習指導者：田上　永

今回、歩行中の転倒により右橈骨遠位端骨折を受傷した60歳代の症例を担当させていただいた。本症例はギプス固定を除去後、外来にてリハビリテーションを開始し日常生活での使用を目標とした。そのために必要な動作の獲得に焦点を当て、作業療法評価およびプログラムの立案を行う機会を得たので、以下に報告する。

Ⅰ 一般情報
【氏名】Aさん
【年齢／性別】60歳代前半／女性
【利き手】右
【個人的・社会的背景】
　・職業：主婦
　・趣味：グラウンドゴルフ
【家屋状況】
　夫と2人暮らし（キーパーソン：夫）、自宅はエレベーター付きのマンションの4階、持ち家であり、屋内には手すりなどはついていない
【主訴】
　「手の動きをよくしたい」「痛みなく動かしたい」
【ニーズ】痛みの軽減、手指機能の向上
【ホープ】
　本人：「家事動作ができるようになりたい、グラウンドゴルフを再開したい」
　夫：「自分の身の回りのことをやれるようになってほしい」
【術前の生活】
　家で過ごすことが多く、家事全般を行っていた。週1〜2回、徒歩にてグラウンドゴルフに通っていた。

Ⅱ 医学的情報
【診断名】右橈骨遠位端骨折
【既往歴】特になし

【現病歴】
　自宅マンションの敷地を歩いている途中、段差につまずいて前方に転倒し手掌面を地面につき受傷。当日に病院を受診し、他の外傷はみられなかった。徒手整復し、保存療法にてギプス固定となる。受傷から43日後、骨癒合を確認しギプス固定を除去となり、同日作業療法開始となる。

【服薬情報】
　ロキソニン®（鎮痛薬）1T×3、ムコスタ®（胃粘膜保護作用）1T×3

Ⅲ 他部門情報
【医師】
　橈骨関節外骨折で尺骨の骨折はない。本人の希望もあり保存療法を選択。固定中は手指の自主トレーニングを行うよう指示。ギプス除去後リハビリテーション開始。現在は可動域の拡大を目標としている。荷重訓練も痛みをみながら徐々に行ってよい。

Ⅳ 作業療法評価
[受傷後70日〜75日]

1. 全体像
　細身で身長は低めであり、1人でリハビリ室まで歩いて来た。挨拶をすると笑顔で返してくれた。受け答えもはっきりして、社交的な印象である。見当識もあり、認知機能には問題ない様子。

2. 病態
　・視診：手関節発赤（＋）、手関節〜手指浮腫（＋）
　・触診：右手関節背側部〜手指熱感（＋）、基節骨部・中節骨部皮膚硬結（＋）

3. バイタルサイン
　・評価開始時：血圧 126/74 mmHg、脈拍数（PR）68回/分（座位）
　・評価終了時：血圧 134/78 mmHg、PR 64回/分（座位）

4. 形態測定
    表1に示す。
5. 感覚検査
    表在感覚、深部感覚：異常なし
6. 疼痛（Visual Analog Scale：VAS）
    ・手関節 安静時：1.0 cm
            可動時：自動 2.7 cm、他動 5.4 cm
7. 関節可動域（Range of Motion：ROM）検査
    右側・制限のみ記載（表2）、左側はスクリーニングにて問題なし。
8. 機能的動作
    ・指腹・指尖・側腹・3指・5指つまみ：可能
    ・母指対立運動 示指・中指・環指・小指：可能
9. 徒手筋力検査（Manual Muscle Test：MMT）
    右側・制限のみ記載（表3）。
10. 握力
    表4に示す。
11. 簡易上肢機能検査（STEF）
    右：83点、左：100点
12. 上肢障害評価表（DASH-JSSH）
    【Disability/Symptom】31/100点
13. ADL
    【FIM】124/126点
    ・整容 6点：洗顔時手掌に水が溜められない
    ・清拭 6点：右手でトイレットペーパーが使えない

Ⅴ 初期評価のまとめ（問題点と利点）
ICF分類に基づいて記載する（図1）。

Ⅵ 治療目標
【リハゴール】
  ・家事全般を行う
  ・グラウンドゴルフへの参加
【長期目標（LTG）：4週間】
  ①把持能力の向上（右手での3 kgの把持）
  ②手関節の身体支持機能の獲得（手関節背屈75°以上にて支持）
【短期目標（STG）：2週間】
  ①ROMの拡大（手関節：掌背屈・橈尺屈、環指・小指MP関節：屈曲、前腕：回内外）
  ②痛みの軽減
  ③握力の向上
  ④浮腫の改善

表1 ● 形態測定

		右	左
肢長	上肢長	29.0 cm	28.5 cm
	前腕長	24.5 cm	24.0 cm
	手長	18.0 cm	18.0 cm
周径	上腕最大周径	23.0 cm	22.5 cm
	前腕最大周径	19.5 cm	19.0 cm
	前腕最小周径	17.0 cm	15.0 cm
	母指 基節部	6.4 cm	6.2 cm
	示指 基節部	6.6 cm	6.4 cm
	中指 基節部	6.6 cm	6.4 cm
	環指 基節部	5.8 cm	5.8 cm
	小指 基節部	5.2 cm	5.2 cm

表2 ● 関節可動域検査

関節	運動	自動	他動
肩関節	屈曲	165°	170°
前腕	回内	45°	55°
	回外	50°	60°
手関節	掌屈	30°P	45°P
	背屈	20°P	40°P
	橈屈	5°P	5°P
	尺屈	15°P	15°P
指 環指	MP屈曲	40°	70°
小指	MP屈曲	34°	66°

P＝疼痛、手関節可動時に痛みあり。

表3 ● 徒手筋力検査

関節	運動	右	左
前腕	回内	4	5
	回外	4	5
環指	MP屈曲	3	5
	PIP屈曲	4	5
小指	MP屈曲	3	4
	PIP屈曲	4	4
	対立運動	3	4

※手関節掌背屈・橈尺骨は痛みにより実施困難

表4 ● 握力

	1回目	2回目	平均
右	11 kg	12 kg	11.5 kg
左	23 kg	25 kg	24 kg

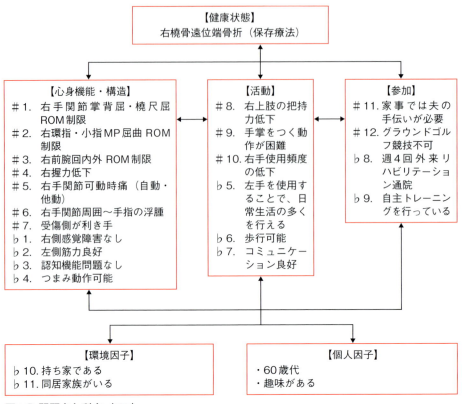

図1 ● 問題点と利点（ICF）

Ⅶ 治療プログラム

①ROM訓練（LTG ①、②、STG ①、②、④）
- 手関節掌背屈・橈尺屈、手指MP・IP関節屈曲、前腕回内外

②交代浴（STG ②、④）

③筋力増強訓練
- 手関節掌背屈、握力（STG ③）

④ADL練習（LTG ①、②、STG ①、②、③、④）
- 洗面器で水をすくう、机を雑巾で拭く

⑤自主トレーニング（LTG ①、②、STG ①、②、③、④）
- 手関節のホールド＆リラックス、ダーツスローモーション、six pack exercise、上記ADL練習

Ⅷ 考察

本症例は60歳代前半の女性で、右橈骨遠位端骨折を呈し保存療法にて治療を行った症例である。受傷43日後にギプス固定を除去し、リハビリテーション開始となり週4回外来通院にてリハビリテーションを行っている。受傷前は自宅での家事をすべて行っており、家事を行いたいとのホープがあるが、現在は夫の手伝いが必要な状態である。自宅での家事動作の阻害要因となりうる問題に対し、評価および治療プログラムを立案したので以下に報告する。

本症例は大きく2つの問題点があると考える。1つ目は手関節掌背屈のROM制限である。これについては、ギプス固定のために不動の期間が長かったことにより制限が生じたと考える。また、可動時痛がみられ、最終可動域に近づくにつれ痛みが強くみられた。これは、可動時の筋・腱の伸張痛が原因ではないかと考える。そのため、今後ROM訓練にて伸張性の改善により、痛みが軽減しROMが拡大していくのではないかと考える。

2つ目は握力の低下である。これはギプス固定中の手指屈伸運動が十分に行えていなかったことが原因であると考える。特に環指・小指では、固定中の握り込みが不十分であったため、筋力低下だけでなくROM制限もみられた。そのため握力の向上を目指していくためには、環指・小指のROMの拡大も重要であると考える。

さらにこれら2つの問題点には、日中の生活にも原因があると考える。現在、右手の可動時痛により左手中心の生活となっている。そのため、可動時痛→日中の使用頻度の低下→ROM制限・握力の低下と、負の連鎖につながっている。
　以上のことより、ADLで右手を使用していくことがROMの拡大と握力の向上へとつながると考える。
　治療プログラムとして、ROM訓練では他動で行っていくほかに、手のひら・手の甲を合わせてホールド＆リラックスを行っていく。これは自主トレーニングにも活用できると考える。痛みと浮腫に対しては交代浴を行っていくが、可動域の拡大によって増減していくか経過をみていく。筋力増強訓練では可動時痛が出現することから、徒手的に等尺性収縮を行っていく。自主トレーニングではダーツスローモーションやsix pack exerciseのほかに、ADLでの使用を想定した動きを行っていく。そして、ADLでの使用頻度が増えることで可動域の拡大や筋力の向上も図れると考える。
　今後、長期目標へとつなげていくためには、本人にできること・できないことの理解を深めてもらうことが重要であり、ADLでの右手の使用が本人の自信にもつながると考える。そして、ホープである家事動作やグラウンドゴルフへの参加についても、少しずつ進めていきたい。

第1章 身体障害領域の症例レポート

6 パーキンソン病

大野　雄

はじめに

　パーキンソン病の有病率は10万人当たり100～150人、発症率は10～15人と推定されています。50歳代以上に多く、姿勢反射障害・振戦・固縮といった運動症状のみならず、起立性低血圧・便秘といった自律神経系症状、また精神・認知面では抑うつ、認知症の症状も呈すことがあります。原因不明ですが、ドパミン作動神経が変性脱落して起こるといわれています。進行するにつれて介護のマンパワーを多く要し、患者を取り巻く人々にも精神的な負担をかけることが多く見受けられます。そのなかで、リハビリテーションはADL・QOLを保つためには有効な手段となりえます。患者やその家族は病状の進行だけでなく加齢的変化も伴うためさまざまな不安を抱え生活を続けていくことになりますので、患者自身へのアプローチだけではなく家族を含め環境面へのアプローチも求められます。パーキンソン病の患者に対しては医療・介護で連携し、最後までその人がその人らしく生活できるよう包括的なケアが必要です。

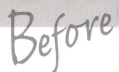

 タイトル

　レポートを通して読み手が担当作業療法士の評価や治療を理解し、対象者の症状や現在おかれている状況をイメージしやすくするものとなります。タイトルからその患者さんの全体像がつかめるよう工夫しましょう。

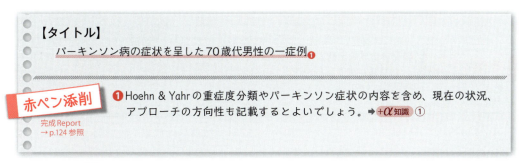

+α知識　① Hoehn & Yahr（ホーエン・ヤール）の重症度分類（表A）、パーキンソン症候群の主要病型（図A）

表A ● Hoehn & Yahr の重症度分類

ステージⅠ	症状は片側に限定、機能障害はないかあってもわずか。
ステージⅡ	症状は両側性あるいは体幹、バランス機能障害はない。
ステージⅢ	立ち直り反射障害、バランスの不安定性は、患者が立位で方向を変えるとき、あるいは両足をそろえた閉眼立位で押されてバランスがくずれたとき、明らかになる。機能的には、ある程度は活動が制限されるが、職業によっては仕事は継続できる。日常生活は自立、機能障害は軽度ないし中等度。
ステージⅣ	重度の機能障害。患者１人で立ち、歩けるが、日常生活活動では無能状態にある。
ステージⅤ	介助なしでは、ベッド上あるいは車いす生活になる。

わが国では重症度の言葉が用いられているが、本来は機能障害の程度を示す順序尺度である。
『入門リハビリテーション医学 第3版』（中村隆一／監, 岩谷 力, 他／編）, p656, 医歯薬出版, 2007 より引用

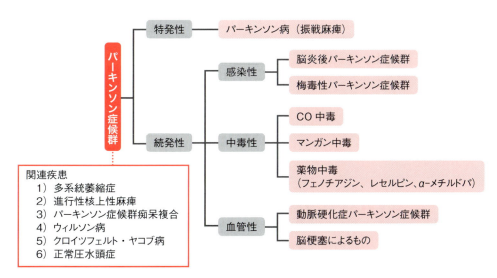

図A ● パーキンソン症候群の主要病型
『ベッドサイドの神経の診かた 改訂18版』（田崎義昭, 他／著）, p182, 南山堂, 2016を参考に作成

はじめに（報告の目的）

【はじめに】
　今回、パーキンソンの症状を呈し在宅での生活が困難になってきた症例について評価・治療をする機会をいただいたのでここに報告する❶。

完成Report
→p.124 参照

❶ どのような困難が生じているか、またどのようなアプローチが必要だったかを記載しましょう。

一般情報（基本情報）

　パーキンソン症状は特有の症状から自律神経性の不調などといった種々さまざまな症状が出やすいため、医学的情報を整理することはもとより、生活歴や現在困っていることを対象者およびキーパーソンに聴取しておくとよいでしょう。また日内・月内変動などがないかも併せて聞いておきましょう。

■ 一般情報
　【氏名】Aさん
　【年齢／性別】70歳代／男性
　【体格】身長170 cm／体重50 kg、病気をしてから10 kg以上やせた
　【性格】口数は少なく頑固❶
　【家族構成】妻、隣の市町村に娘夫婦がいる❷
　【キーパーソン】妻❸
　【家屋状況】一戸建て（平屋）❹
　【職歴】会社員❺
　【介護保険要介護度】要介護2❻
　【転倒歴】2週間に1回くらいのペース❼
　【主訴】「リハビリをしたい」❽
　【本人のホープ】「車の運転をしたい」
　【家族のホープ】「自分のことは自分で行えるようになってほしい」 ❾

完成Report
→p.124 参照

❶ ネガティブな印象を伝えるだけではなく、エピソードを踏まえ読み手が対象者の人物像を連想できるようにしましょう。

❷ 図を用いて家族状況を示しましょう。

❸ 妻の年齢や介護力、持病などがないか確認しましょう。また娘夫婦の協力が得られるのかも確認しましょう。

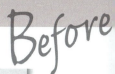

❹ 住宅改修の有無、現在の家屋状況もみておくとよいでしょう。
❺ どのような仕事だったか、いつまで就労していたかを確認しておきましょう。
❻ 現在使用している介護保険サービスや認定期間も押さえておきましょう。
❼ どこでどのように転倒しているかを確認しておくと、今後のアプローチにもつながります。
❽ リハビリテーションや機能訓練をどのように考えているのか本人と話しましょう。
❾ 主訴とホープを聴取するだけではなく、状況を分析しながらニーズも検討しましょう。

 医学的情報

　パーキンソン症状によってさまざまな在宅生活の困難さが生まれます。医学的な情報を確認し、いつどこでどのように症状が現れるかを押さえておきましょう。また、在宅生活をしながら作業療法を受けられる制度もあるので調べておきましょう。

Ⅱ 医学的情報

【診断名】パーキンソン病
【既往歴】胃潰瘍
【合併症】便秘、姿勢反射障害、起立性低血圧
【現病歴】
　3年ほど前位から転倒しやすくなり、近隣の内科を受診したが異常なしと言われ、そのまま様子をみていた。ある日の朝、体が固くなり布団から起きられなくなったので総合病院を受診した。神経内科を受診し、パーキンソン病の診断を受けたが❶、入院せず投薬で様子をみると言われその後在宅生活を続けていた。妻が近隣の友人から介護保険制度のサービスを勧められ現在、当事業所の通所リハビリ（デイケア）にて週3回リハビリテーションに通っている。

【服薬情報】
　メネシット®配合錠250 mg（朝、昼、晩）、酸化マグネシウム®（朝、昼、晩）、ラキソベロン®10滴（便秘時）

赤ペン添削
❶ パーキンソン病の症状が発現したエピソードを時系列に沿って述べましょう。

完成Report
→p.124参照

社会的情報

対象者の家族構成や職歴・経済状況を知ることは、今後のアプローチを考えるうえでの情報となります。キーパーソンの介護力や休息も必要となる場合があります。包括的に情報を集めるようにしましょう。

Ⅲ 社会的情報
【職歴】印刷会社40年間勤務
【教育歴】中学校卒業
【経済状況】厚生年金、妻はパートに出ている❶

赤ペン添削
完成Report
→p.125 参照

❶ 妻の仕事内容、パートの頻度、経済状況で不安なことはないかも確認しておく。

他部門情報

対象者を包括的にみていくことが大事ですが、入院していない場合は専門職すべてが深くかかわれない場合もあります。そのため数少ない情報をまとめ、アプローチを多面的に統合していくことが必要です。

Ⅳ 他部門情報
【医師】
　3年ほど前からパーキンソン症状を呈している。現在は服薬を中心とした治療。1カ月に一度の診察のため、なかなか服薬調整ができない場合もある。転倒に注意して在宅生活を続けてほしい。
【看護師】
　服薬管理は妻に任せている。通所中は看護師が服薬援助を行う。日中の血圧の変動が激しいので、様子をみながらリハビリテーションを進めてほしい❶。半年の間に5kgの体重減少があった。
【理学療法士】
　歩行の耐久性向上、転倒予防を目的にリハビリテーションを実施している。最近同じ姿勢でいることが多くなった印象を受ける❷。
【介護士】介助下で入浴実施している❸。過去に送迎中に転倒したことがある❹。
【ケアマネジャー】
　現在要介護2の認定を受けている。本人、妻の希望である在宅生活を続けるためのケアプランを作成している❺。

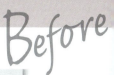

赤ペン添削

完成 Report
→ p.125 参照

❶ 目安となる時間帯や血圧の昇降の幅などを聞いておきましょう。
❷ どのようなときにそのように感じるか聞いておきましょう。
❸ 入浴動作のどこができないか、「できる ADL」「している ADL」を分けて考えましょう。
❹ 具体的にどのような状況だったか確認しておくとよいでしょう。
❺ 現在利用している介護保険サービスの状況、ほかに利用できるサービスはないかを確認しておくとよいでしょう。

第1章 6 パーキンソン病

作業療法評価（初期評価）

Ⅴ 作業療法評価❶

1. **第一印象❷**
   背が高くやせ型の男性である。表情は乏しく、姿勢はやや円背気味である。杖は持っているがついていない❸。時折１点を見つめ何かを考えている様子が見受けられる。身なりは清潔感を感じるが年齢から考えるとやや老けてみえる❹。

2. **バイタルサイン❺**
   ・血圧：110/50 mmHg、脈拍60回/分

赤ペン添削

完成 Report
→ p.125 参照

❶ 評価期間を記載しましょう。
❷ どうしてそのような印象を受けたのでしょうか？
❸ 自分で持とうとして持っているのか、または持たされているのか聞いてみましょう。
❹ 整容、洋服の選定や着替えなどは誰が行っているのでしょう。
❺ 日内変動があるとの情報があったので他の時間帯はどうか調べましょう。また作業療法介入後も調べておきましょう。

3. コミュニケーション
　　意識レベルは鮮明。会話内容で時系列が合わないことがある❻。
4. Hoehn & Yahrの重症度分類
　　ステージⅢ
5. 生活機能障害度❼
　　Ⅱ度
6. UPDRS（Unified Parkinson's Disease Rating Scale）❼
　　精神機能、行動および気分の項目：2点
　　日常生活動作（on/off時に分けて評価）：on時 5点、off時 15点
　　運動機能検査（on時に検査）：21点
　　治療の合併症：4点
　　合計：on時 32点、off時 42点

赤ペン添削
完成Report
→p.125参照

❻ HDS-R（改訂長谷川式簡易知能評価スケール）などの認知機能の評価も必要でしょう。

❼ さまざまな評価尺度を用いて、対象者の病状をさまざまな方向性から理解するようにしましょう。　→ +α知識 ②③

②生活機能障害度分類

　Hoehn & Yahrの重症度分類と併用した指標として用いられ、重症度レベルによっては特定疾患医療給付制度を受ける目安になる（表B）。

表B ● 生活機能障害度（厚生労働省が定める医療費助成のための重症度分類）

Ⅰ度	日常生活、通院にほとんど介助を要さない
Ⅱ度	日常生活、通院に介助を要す
Ⅲ度	日常生活に全般的な介助を要し、歩行起立不能

③UPDRS (Unified Parkinson's Disease Rating Scale)

　1980年代に作成されパーキンソン病患者の病態を把握するために広く利用されている。国際的評価スケールとしての信頼性が高く、治療の効果測定にも使われる評価尺度である。第一部〜第四部で構成され、第一部〜第三部までは0〜4の5段階、第四部は0、1の2段階の順序尺度で判定する。
　構成項目は「第一部 精神機能、行動および気分の項目」「第二部 日常生活動作（on/off時に分けて評価）」「第三部 運動機能検査（on時に検査）」「第四部 治療の合併症」となっている。

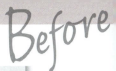

7. 身体機能面

【筋緊張ならびに振戦❽】触診、被動性、振戦を体の大まかな部位から評価する。

[頸部]
- 触診：固く伸縮性なし。常に緊張した状態。
- 被動性：屈曲伸展ともに固さを感じる。特に回旋運動はさらに強く固縮を感じた。
- 振戦：安静時に特に頭部の細かな振戦が現れていた。作業中は少し軽減する。

[体幹]
- 触診：特に腰背部に緊張が高い印象を受けた。逆に腹部は緊張が低かった。
- 被動性：体幹の回旋運動がしづらく、上部体幹と下部体幹の動きが分離できない。
- 振戦：特に観察からは見受けられなかった。

[上肢]
- 触診：左上肢に比べ右上肢の肘〜手首に固さを感じた。
- 被動性：右上肢の関節に固縮様の抵抗を感じた。
- 振戦：特に左より右に振戦を強く感じた。また近位より遠位につれて強くなり、丸薬を丸めるような振戦があった。

[下肢]
- 触診：両側大腿部、下腿部（後面）に張りが少なく軟らかくて弾力が少ない。
- 被動性：両側の股関節に強く抵抗を感じた。
- 振戦：両側共に振戦は見受けられなかった。

【関節可動域検査❾】

他動にて

[上肢]
- 右肩関節：屈曲100°、伸展25°、外転90°、外旋45°、内旋60°
- 左肩関節：屈曲100°、伸展30°、外転90°、外旋50°、内旋50°
- 右肘関節：屈曲130°、伸展−5°
- 左肘関節：屈曲120°、伸展−10°
- 手関節：左右共に正常範囲内だった

【筋力検査】

[握力]
　右15 kg、左13 kg❿

[MMT]
- 三角筋：右4、左4
- 上腕二頭筋：右5、左4
- 上腕三頭筋：右3、左4
- 大腿四頭筋：右4、左4
- ハムストリングス：右4、左4
- 下腿三頭筋：右3、左4
- 前脛骨筋：右4、左4
- 腹直筋：2

赤ペン添削

完成Report
→p.125 参照

❽ 筋緊張ならびに固縮、振戦をわかりやすく表にまとめておきましょう。

❾ 必要性のある箇所を載せましょう。下肢や体幹もADLに関係してくるので、評価しておきましょう。

❿ 同年代の平均値を参考に載せておくと目安になります。

8. バランス能力
   【開眼片脚立位】3秒（カットオフ5秒以下）
   【TUG⓫】15秒（カットオフ13.5秒以上）
9. 自律神経症状
   起立性低血圧あり⓬、便秘あり
10. 運動合併症の有無⓭
    wearing off現象あり、ジスキネジアあり
11. 日内変動
    午前中より午後のほうが動きが悪い⓮。
12. 基本動作
    【寝返り】自立レベル。和室に布団を敷いて寝ている。寝返りなどは問題ない。
    【起き上がり】
    　見守りレベル。両下肢を挙上させ、振り子の原理で体幹を屈曲させて起き上がる⓯。
    【立ち上がり】
    　見守りレベル。何かにつかまるもしくは床面に手をついて体幹を屈曲しながら立ち上がるが、前方への重心の移動が不十分のため何度か尻もちをつく形となることが多い。また起立性低血圧が強いときは、立ち上がった直後にふらつき、転倒の可能性がある。

赤ペン添削
完成Report
→p.125参照

⓫ 各種テストにより、対象者のバランス能力を評価しましょう。 ➡ +α知識 ④

⓬ どのようなときでしょう。エピソードを載せましょう。

⓭ パーキンソン病の進行期にみられる症状です。 ➡ +α知識 ⑤

⓮ 具体的にどのような日内変動があるか述べましょう。

⓯ どうしてこのようなやり方を行っているのでしょうか。

---

④ **TUG (Timed Up and Go)**
　椅子に座り背筋を伸ばした状態から始まり、検査者の合図とともに3m先の目印を目指し歩行し、コーンを折り返し開始時の姿勢に戻るまでのタイムを計るものである。歩行能力や動的バランス、易転倒性などの関連を示し、日常生活機能を広く評価する際に用いられる。

⑤ **運動合併症**
　長期間の薬物療法を継続していくと、薬が効かない時間帯が出てしまうことをwearing off現象、逆に薬の効能が強く出てしまい意思とは反して手足が勝手に動いてしまうことをジスキネジアという。これらを運動合併症と呼ぶ。
　ジスキネジアの代表例として、手足が勝手にピクピクする、繰り返し唇をすぼめる、舌を左右に動かす、口をもぐもぐさせるなど、さまざまな症状がある。

【座位保持】自立レベル。長い時間座っていると右側に傾くが自力で正中位に戻る⑯。
【立位保持】一部介助レベル。体幹の動揺、易疲労性のため介助が必要である。
【移乗動作】自立レベル。
【移動動作】
　屋内：見守りレベル。四点杖を持って歩行しているが、部屋の敷居のところへくると足がすくんでしまう。
　屋外：介助レベル。介助がいれば可能であるが、危険回避の声かけが必要。長い距離は体力と効率性の面からみても実用性が乏しいため車いすを使用する。

13. 機能的自立度評価法（FIM）
【運動項目】
　食事6、整容5、清拭5、更衣（上衣）4、更衣（下衣）4、トイレ動作6、排尿管理6、排便管理6、移乗ベッド・車いす5、移乗トイレ5、移乗浴槽5、移動歩行5、階段5
　合計67点
【認知項目】
　理解7、表出7、社会交流5、問題解決7、記憶5
　合計31点
【総合計】98点

14. IADL評価
【買い物】妻が行う。
【洗濯】妻が行う。
【電話対応】携帯電話は受けることは可能、発信はしたことがない。
【薬の管理】妻が管理している⑰。
【金銭管理】妻が行う。
【乗り物】車は妻が運転する⑱。

15. 家屋評価⑲
　図1に示す。

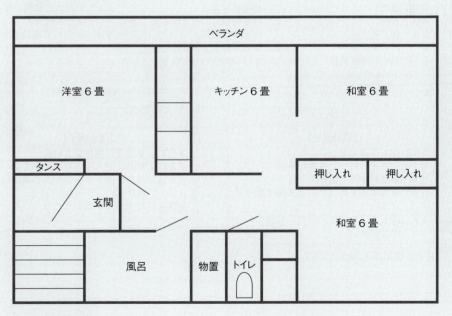

図1●家屋評価図

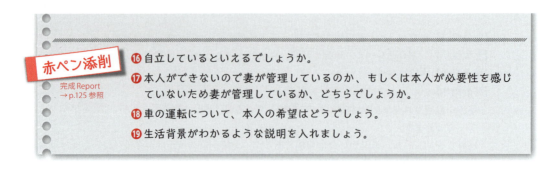

初期評価のまとめ（問題点と利点）

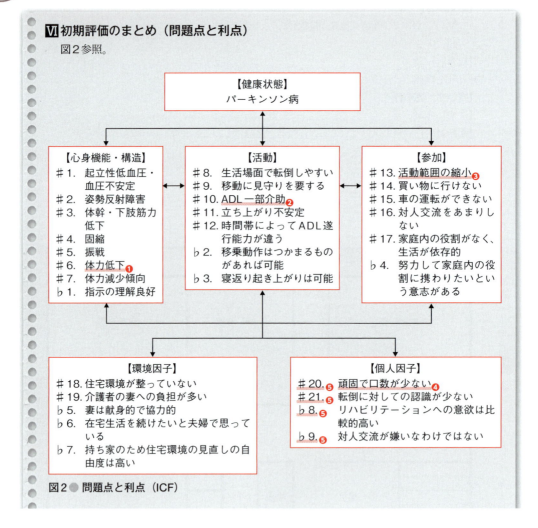

図2 ● 問題点と利点（ICF）

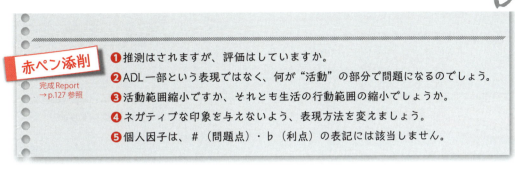

赤ペン添削
完成Report
→p.127 参照

❶ 推測はされますが、評価はしていますか。
❷ ADL一部という表現ではなく、何が"活動"の部分で問題になるのでしょう。
❸ 活動範囲縮小ですか、それとも生活の行動範囲の縮小でしょうか。
❹ ネガティブな印象を与えないよう、表現方法を変えましょう。
❺ 個人因子は、#（問題点）・b（利点）の表記には該当しません。

治療目標（目標設定）

Ⅷ 治療目標
　【リハゴール】
　　・在宅生活の維持
　【長期目標（LTG）】❷
　　・転倒予防
　　・転倒せず安心して在宅生活を送る
　　・安全なADLの方法を獲得する
　　・病気の症状を理解し今後の進行に対しての理解も得られるようになる　　❶
　【短期目標（STG）】❷
　　①自信の回復
　　②環境面の整備　　❸
　　③立位バランス向上
　　④歩行バランス向上

赤ペン添削
完成Report
→p.127 参照

❶ 目標設定はその人の進むべき方向性を示します。わかりやすくまとめて方向性のわかる文章にしましょう。
❷ 目標の期間を設定しましょう。
❸ 具体的に表現しましょう。

治療プログラム（治療計画立案）

Ⅷ 治療プログラム ❶
　・固縮に対しての可動域訓練ならびにリラクセイション
　・ラジオ体操を見守り下で実施

- 住宅環境へのアプローチ
- 立位軽作業②を通しての筋力向上と立位バランス向上訓練
- 夫婦で行える屋外での活動（散歩など）

赤ペン添削
完成Report
→p.127 参照

❶ 各プログラムが治療目標とどのように対応しているか、記載しましょう。
❷ 立位軽作業だけでは不十分なため、例をあげてみましょう。

考 察

IX 考察

　本症例はHoehn & Yahrの重症度分類ステージⅢ、生活機能障害度分類Ⅱ度を呈している。介護保険を利用し、デイケアに週3回通い作業療法を受けながら、在宅生活を続けている。最近になり❶自宅での転倒が目立ち近所の人たちにも心配されリハビリテーションを実施している。日内変動もあり、ADLのところどころで起立性低血圧を呈するため転倒リスクも高い。本人のホープは「車に乗れるようになりたい」、キーパーソンである妻は「自分のことは自分でできるようになってほしい」と、2人のホープにはやや開きを感じる❷。

　身体機能面に関しては起立性低血圧、姿勢反射障害、便秘を呈し、筋緊張検査では頸部・上肢に強く振戦、固縮がみられている。手指は安静時に振戦はしているが作業中は振戦が弱まる。関節可動域は比較的保たれていたがMMT、握力ともに筋力低下が認められる❸。バランス機能・転倒リスクに関しては開眼片脚立位では3秒ということで平均値よりは低い❹。ADLに関しては屋外歩行以外は自立〜見守りレベルで日内変動があるので、できるときとできないときがあった❺。入浴は施設で行っているので問題はない。またIADLに関しても妻がすべて行っているので問題はない❻。現在住んでいる家屋に関しては、住宅改修されていないので必要性がある❼。

　リハゴールは在宅生活の維持で、長期目標は①転倒予防、②転倒せず安心して在宅生活を送る、③安全なADLの方法を獲得する、④病気の症状を理解し今後の進行に対しての理解も得られるようになる、短期目標は①自信の回復、②環境面の整備、③立位バランス、④歩行バランスの向上であった❽。作業療法の治療プログラムは、固縮に対しての可動域訓練ならびにリラクセイション、ラジオ体操を見守り下で実施、住宅環境へのアプローチ、軽作業を通しての筋力向上ならびに体力向上、夫婦で行える屋外での活動（散歩など）である。

　今後の課題としては、体力やバランス機能を向上させADL場面での転倒を予防するという面と、安心して在宅生活を続けるための環境面へのアプローチの2つが必要である。そのためには地域との連携をしながら社会資源の活用が求められる。また進行性の疾患のためステージ変化に伴う本症例・家族への心理的サポートや対応方法の提案も必要と考える。

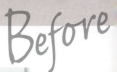

赤ペン添削
完成Report
→p.128 参照

❶ 経過の日付を入れましょう。
❷ なぜそのようなことを感じたか考察しましょう。
❸ 筋力低下の原因は何だと考えられますか。
❹ どういうことが考えられますか。
❺ 遂行状況が一定なのか一定でないのか、明確にしましょう。
❻ 施設での入浴・IADLは問題ないのでしょうか。本人の気持ちはどうでしょうか。
❼ どのような必要性でしょうか。
❽ 目標はその人の向かっていく方向性を示します。目標の羅列ではなく文章化し、方向性が明確になるようにしましょう。長期目標はおおよそ6カ月、短期目標は1～3カ月程度の期間のなかで達成できるものにしましょう。

第1章 6 パーキンソン病

おすすめ書籍

Ⅰ) 『ベッドサイドの神経の診かた 改訂18版』(田崎義昭，他／著)，南山堂，2016
→ 神経内科的疾患の見方やさまざまな症状に対し豊富な知識を学ぶことができる。カルテ情報や他部門情報でわからないことはこの本で理解を深めるとよい。

Ⅱ) 『入門リハビリテーション医学 第3版』(中村隆一／監，岩谷 力／編)，医歯薬出版，2007
→ リハビリテーション的アプローチの方法や疾患の概念、分類がまとめてあり、知識の整理にとても役立つ。

Ⅲ) 『身体障害の作業療法 改訂第6版』(Pendleton HM, Schultz-Krohn W／著，山口 昇，宮前珠子／監訳)，協同医書出版社，2014
→ 身体障害領域のなかで作業療法士が受けもつであろう疾患が詳しく書かれている。評価・治療に行き詰まったときに読む本。

Ⅳ) 『作業療法学 ゴールド・マスターテキストシリーズ』(長﨑重信／監)，メジカルビュー社
「地域作業療法学」(徳永千尋，田村孝司／編)，2016
「老年期作業療法学」(徳永千尋，田村孝司／編)，2017
→ 老年期における作業療法の考え方、地域における包括的ケアの手法などが学べる。介護保険制度に関しても丁寧に説明されている。

Ⅴ) 『地域リハビリテーション論 Ver.6』(太田仁史／編)，三輪書店，2015
→ 地域における作業療法士の役割や、住みなれた場所で生活をするためのサービスの活用手段などが深く学べる。

完成後の症例レポート

パーキンソン病（Hoehn & Yahrステージ Ⅲ）を呈し、転倒が多くなり在宅生活が困難になってきた一症例

○△医療学院大学3年　実習太郎
実習指導者：大野　雄

今回、パーキンソン病を呈し転倒や起立性低血圧が多くみられ在宅生活に不安を抱えるようになり、安心して生活を送るための環境面の整備や身体機能面のアプローチが必要となった症例に対して評価・治療をする機会をいただいたのでここに報告する。

Ⅰ 一般情報

【氏名】Aさん
【年齢／性別】70歳代／男性
【体格】身長170 cm／体重50 kg、病気をしてから10 kg以上やせた
【性格】
　寡黙で口数は少ないが物事を最後までやり遂げるといった意志が強い性格
【家族構成】
　キーパーソンは7つ年下の妻（腰痛を抱えている）。近隣に娘夫婦が在住し月に2回位は様子をみにきてくれる（図1）。
【家屋状況】
　一戸建て（平屋）、築40年、住宅改修はされていない（Ⅴ-16、図2参照）

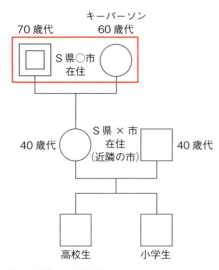

図1●ジェノグラム

【職歴】会社員、60歳代まで勤務
【介護保険要介護度】
・要介護2
・認定期間：平成○年○月○日〜平成×年×月×日
・現在利用中のサービス：通所リハビリ週3日、福祉用具貸与
【転倒歴】
　2週前に玄関の敷居で転倒、多くが自宅で月に2〜3回程度
【主訴】「体がふらつく」「迷惑をかけたくない」
【本人のホープ】「車の運転をしたい」
【家族のホープ】
　「自分のことは自分で行えるようになってほしい」
【ニーズ】転倒予防、環境整備、介護負担の軽減

Ⅱ 医学的情報

【診断名】パーキンソン病
【既往歴】胃潰瘍
【合併症】便秘、姿勢反射障害、起立性低血圧
【現病歴】
　平成○年△月頃から転倒しやすくなり、近隣の内科を受診したが異常なしと言われ、そのまま様子をみていた。平成○年×月○日の朝、体が固くなり起きられなくなったので総合病院を受診した。神経内科を受診し、パーキンソン病の診断を受けたが、入院せず投薬で様子をみると言われその後在宅生活を続けていた。妻が近隣の友人から介護保険制度のサービスを勧められ現在、当事業所の通所リハビリ（デイケア）にて週3回リハビリテーションに通っている。
【服薬情報】
　メネシット®配合錠250 mg（朝、昼、晩）、酸化マグネシウム®（朝、昼、晩）、ラキソベロン®10滴（便秘時）

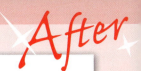

Ⅲ 社会的情報
【職歴】印刷会社40年間勤務
【教育歴】中学校卒業
【経済状況】
　厚生年金。妻はパートで週3日の清掃員で働いており、今後の経済状況に不安をもっている。

Ⅳ 他部門情報
【医師】
　3年ほど前からパーキンソン症状を呈している。現在は服薬を中心とした治療。1カ月に一度の診察のため、なかなか服薬調整ができない場合もある。転倒に注意して在宅生活を続けてほしい。

【看護師】
　服薬管理は妻に任せている。通所中は看護師が服薬援助を行う。日中の血圧の変動がある（表1）ので注意してほしい。半年の間に5 kgの体重減少があった。

【理学療法士】
　歩行の耐久性向上、転倒予防を目的にリハビリテーションを実施している。同じ姿勢でいることが多く、体幹の回旋がしづらくなり後方へ倒れやすい。

【介護士】
　施設入浴で洗体（背中）と浴室内の移動は介助が必要。着脱は時間をかければできるが、入浴時間が決められているため職員が介助する。過去に送迎中に自宅の庭先で転倒したことがある。

【ケアマネジャー】
　現在のサービスは、通所リハビリ、福祉用具（四点杖）。本人、妻の希望である在宅生活を続けるためのケアプランを作成。妻の介護負担軽減のショートステイも検討している。

Ⅴ 作業療法評価（○年△月◇日～△月×日）

1. **第一印象**
　背が高くやせ型の男性である。病気の影響からか表情は乏しく、姿勢はやや円背気味。他利用者との交流は少なく1人でいることが多い。妻から杖を持つようにと言われ、持っているがうまく使えていない。時折1点を見つめ何かを考えている様子が見受ける。身なりは清潔感を感じるが年齢から考えるとやや老けてみえる。洋服の選定や着替えは自身で行っているが、不十分な点は妻が手伝っている。

2. **バイタルサイン**
　表1に示す。

3. **コミュニケーション**
　意識レベルは鮮明。声が低く小さいため聞き取りにくい。短期記憶の面で語彙連想が困難なため次項、簡易認知症スクリーニングを実施。

4. **改訂長谷川式簡易知能評価スケール**
　23点

5. **Hoehn & Yahrの重症度分類**
　ステージⅢ

6. **生活機能障害度分類**
　Ⅱ度

7. **UPDRS（Unified Parkinson's Disease Rating Scale）**
　精神機能、行動および気分の項目：2点
　日常生活動作（on/off時に分けて評価）：on時5点、off時15点
　運動機能検査（on時に検査）：21点
　治療の合併症：4点
　合計：on時32点、off時42点

8. **身体機能面**
　【筋緊張ならびに振戦】
　　表2に示す。
　【関節可動域検査】
　　他動にて、表3に示す。
　【筋力検査】
　　［握力］右15 kg、左13 kg
　　　（文部科学省体力・運動能力調査結果平均値 37.21 kg）
　　［MMT］
　　　表4に示す。

9. **バランス能力**
　【開眼片脚立位】3秒（カットオフ5秒以下）
　【TUG】15秒（カットオフ13.5秒以上）

表1 ● バイタルサインの日内変動

通所リハビリ利用時間帯	血圧 (mmHg) 収縮期	血圧 (mmHg) 拡張期	脈拍 (回/分)
午前	110	60	60
午後	160	100	60
入浴後	140	90	60
作業療法介入時	110	50	60

表2 ● 筋緊張

	触診	被動性	振戦
頸部	固く伸縮性なし。常に緊張した状態。	屈曲伸展ともに固さを感じる。特に回旋運動はさらに強く固縮を感じた。	安静時++
体幹	特に腰背部に緊張が高い。逆に腹部は緊張が低かった。	体幹の回旋運動がしづらく、上部体幹と下部体幹の動きが分離できない。	—
上肢	左上肢に比べ右上肢の肘関節付近〜前腕部に固さを感じた。	右上肢全部位の関節に固縮様の抵抗を感じた。	安静時+ 右＞左 丸薬丸め運動+
下肢	両側大腿部前面後面、下腿部後面に張りが少なく軟らかくて弾力がない。	両側の股関節に強く抵抗を感じた。	—

表3 ● 関節可動域検査

頸部		屈曲40°、伸展30°
体幹		屈曲10°、伸展0°
側屈		右10°、左15°
肩関節	屈曲	右100°、左100°
	外転	右90°、左90°
肘関節	屈曲	右130°、左120°
	伸展	右−5°、左−10°
膝関節	屈曲	右120°、左110°
	伸展	右−10°、左−15°
足関節	背屈	右5°、左5°
	底屈	右10°、左10°

表4 ● MMT

三角筋	右4、左4
上腕二頭筋	右5、左4
上腕三頭筋	右3、左4
大腿四頭筋	右4、左4
ハムストリングス	右4、左4
下腿三頭筋	右3、左4
前脛骨筋	右4、左4
腹直筋	2

10. 自律神経症状
起立性低血圧あり（椅子から急に立ち上がろうとした際に起きる）、便秘あり

11. 運動合併症の有無
wearing off現象あり、ジスキネジアあり

12. 日内変動
午前中は比較的動作はスムースであるが、午後になると動作緩慢と振戦が強くなり立ち上がり時にふらつきがあり、ADL遂行に支障をきたすことがある。過去5回転倒しているが、すべて午後の時間帯であった。

13. 基本動作
【寝返り】
　自立レベル。和室に布団を敷いて寝ている。寝返りなどは問題ない。

【起き上がり】
　見守りレベル。体幹の屈曲が弱く代償させるために両下肢を挙上させ、振り子の原理で体幹を屈曲させて起き上がる。

【立ち上がり】
　見守りレベル。何かにつかまるもしくは床面に手をついて体幹を屈曲しながら立ち上がるが、前方への重心の移動が不十分のため何度か尻もちをつく形となることが多い。また起立性低血圧が強いときは、立ち上がった直後にふらつき、転倒の可能性がある。

【座位保持】
　見守りレベル。長時間座位は右側へ傾く。本症例は気づかないため声かけが必要。

【立位保持】
　一部介助レベル。体幹の動揺、易疲労性のため介助が必要である。

【移乗動作】自立レベル。

【移動動作】
　屋内：見守りレベル。四点杖を持って歩行しているが、部屋の敷居のところへくると足がすくんでしまう。
　屋外：介助レベル。介助がいれば可能であるが、危険回避の声かけが必要。長い距離は体力と効率性の面からみても実用性が乏しいため車いすを使用する。

14. 機能的自立度評価法（FIM）
【運動項目】
食事6、整容5、清拭5、更衣（上衣）4、更衣（下衣）4、トイレ動作6、排尿管理6、排便管理6、移乗ベッド・車いす5、移乗トイレ5、移乗浴槽5、移動歩行5、階段5
合計67点

【認知項目】
理解7、表出7、社会交流5、問題解決7、記憶5
合計31点

【総合計】98点

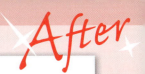

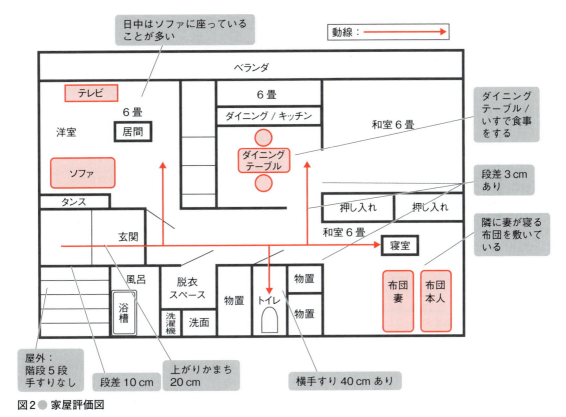

図2 ● 家屋評価図

15. IADL評価

【買い物】妻が行う。

【洗濯】妻が行う。

【電話対応】
　携帯電話は受けることは可能、発信はしたことがない。

【薬の管理】
　自己管理できる能力があるが、妻がやってくれるので必要性はないと考えている。

【金銭管理】妻が行う。

【乗り物】
　車の運転はしたい気持ちはあるが、周りの反対を受け諦めている。アクセルワーク、ハンドル操作は現段階では危険を伴う可能性がある。

16. 家屋評価
　図2に示す。

Ⅵ 初期評価のまとめ（問題点と利点）
　図3参照。

Ⅶ 治療目標

【リハゴール】
・在宅生活の維持

【長期目標（LTG）：6カ月】
・今後の進行を理解しながら、安心して在宅生活を続けていけるよう安全なADLの方法を獲得する

【短期目標（STG）：3カ月】
①立ち上がり動作自立、立位保持30秒以上可能（つかまるものがあるなかで）
②環境面の整備（住宅改修）

Ⅷ 治療プログラム
・固縮に対しての可動域訓練ならびにリラクセイション（STG①）
・ラジオ体操を見守り下で実施（STG①）
・住宅環境へのアプローチ（STG②）
・スタンディングテーブルを利用し、ペーパークラフト作り（STG①）
・夫婦で行える屋外での活動（散歩など）（STG①）

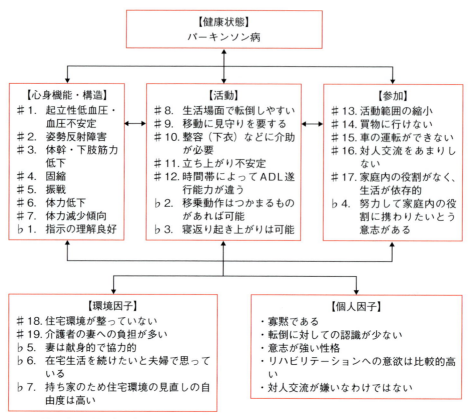

図3 ● 問題点と利点（ICF）

Ⅸ 考察

　本症例はHoehn & Yahrの重症度分類ステージⅢ、生活機能障害度分類Ⅱ度を呈している。介護保険を利用し、デイケアに週3回通い作業療法を受けながら、在宅生活を続けている。平成○年△月頃から転倒しやすくなり、その後パーキンソン病の診断を受ける。日内変動もあり、ADLのところどころで起立性低血圧を呈するため転倒リスクも高い。本人のホープは「車に乗れるようになりたい」、妻は「自分のことは自分でできるようになってほしい」ということだったが、本症例は病気のせいで妻に迷惑をかけ、介護負担をかけることで自信の喪失があったのだと考えられる。

　身体機能面に関しては起立性低血圧、姿勢反射障害、便秘を呈し、筋緊張検査では頸部・上肢に強く振戦、固縮がみられている。手指は安静時に振戦はしているが作業中は振戦が弱まる。関節可動域は比較的保たれていたが、筋力の面では、MMT、握力ともに筋力低下が認められる。生活のなかで活動する機会が失われ廃用的に筋力低下が起きたのだと考えられる。バランス機能の低下のため、整容やトイレ動作など立位保持をしながらの下衣の操作で転倒のリスクが高まる。また他のADLに関しても症状の日内変動もあるので遂行状況は一定していないと思われる。入浴はデイケアで実施し、清潔保持はできているが、本症例の心理的状況のなかでは、限られた時間のなかで集団で入浴するのは抵抗があるようにも感じる。今後は訪問介護を利用し、自宅入浴も検討してもよいと思われる。IADLに関しては、危険性が伴うということで本症例は介入しなくてもよい環境におかれている。車の運転の希望はあるが、アクセルワーク、ハンドル操作面から考えても現段階では困難である。現実的に否定するだけではなく傾聴し、気持ちをくみとることも大事と考える。家屋に関しては住宅改修されていないので必要性があり、居室の変更や手すりの設置や段差の解消などが必要であると考え、また症状の進行に伴い介護保険のレンタルの制度を利用し、介護用ベッドの導入

も検討する必要性もある。

　リハゴールは在宅生活を維持し、長期目標としては今後の病気の進行を理解しながら、安心して在宅生活を続けていけるよう安全なADLの方法を獲得することとした。短期目標はできないこと・できることの発見から自己選択と自己決定を促すために、まずは基本的動作の立ち上がりと立位保持ができるようになることとした。また家屋環境面の整備も合わせて進めていく。治療プログラムとしては、固縮に対しての可動域訓練ならびにリラクセイション、ラジオ体操を見守り下で実施、住宅環境へのアプローチ、軽作業を通しての筋力向上ならびに体力向上、夫婦で行える屋外での活動（散歩など）である。

　今後の課題としては、体力やバランス機能を向上させADL場面での転倒を予防するという面と、安心して在宅生活を続けるための環境面へのアプローチの2つが必要である。そのためには地域との連携をしながら社会資源の活用が求められる。また進行性の疾患のためステージ変化に伴う本症例・家族への心理的サポートや対応方法の提案も必要と考える。

第1章　身体障害領域の症例レポート

7　頸椎症性脊髄症

徳田継祐

はじめに

　「頸椎症性脊髄症診療ガイドライン2015」では、頸椎症性脊髄症の好発年齢は50歳代で、その症状は進行性に広がり、初期症状は両手指のしびれと歩行障害であると報告しています。また、一般的に、軽症例にはまず保存療法を試み、手の巧緻性障害や歩行障害などの脊髄症状が進行性あるいは長期に持続した場合には、手術療法が最も信頼できる治療法であるとしています。したがって、頸椎症性脊髄症、特に術後の症例では、これらの障害はすでに生じていて、リハビリテーションによる改善が不可欠だといえます。

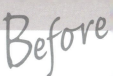

✎ タイトル

　頸椎症性脊髄症は、どの頸椎高位の病変なのかによって、出現する症状が異なります。頸椎の病変ゆえにその多くはリーチ動作や巧緻動作に困難を生じることが多いです。生活上でどのような動作に困難を生じているのかを具体的にすることが大切です。プログラムや目標など、症例の着目すべき点をタイトルにしましょう。

> 【タイトル】
> 　頸椎症性脊髄症❶により巧緻動作障害、歩行障害を呈した症例❷
>
>
> 完成Report
> →p.141 参照
>
> ❶ どの頸椎高位ですか？ 具体的に記載しましょう。
> ❷ 作業療法士としてのかかわり方が想像しにくいです。ADLレベルで何の改善を目指したのかを記載しましょう。

✎ はじめに（報告の目的）

> 【はじめに】
> 　今回、頸椎症性脊髄症❶により、巧緻動作障害、歩行障害を呈した80歳代男性を担当させていただき、評価、治療を行った❷ので以下に報告する。
>
>
> 完成Report
> →p.141 参照
>
> ❶ どの頸椎高位ですか？ 具体的に記載しましょう。
> ❷ 転帰先はどこですか？ また、何のために作業療法士としてかかわるのか、目標やアプローチすべきことを具体的かつ簡潔に述べましょう。

✎ 一般情報（基本情報）

　基本情報では、対象者の年齢、性別や主訴などの個人情報を簡潔に記載しましょう。

> **I 一般情報**
> 【氏名】Aさん
> 【年齢／性別】80歳代前半／男性
> 【体格】身長169 cm／体重70 kg
> 【利き手】右
> 【性格】穏やかで優しいが、せっかちである

【趣味】釣り❶
【嗜好】喫煙❷
【主訴】「左手、左足がしびれる」「左手を使えるようにしてほしい❸」
【ホープ】「家に帰りたい」❸
【ニード】釣りがしたい❸

赤ペン添削
完成Report
→p.141 参照

❶ 釣りの具体的な内容を記載しましょう。管理釣り場での釣り、海釣り、渓流釣りなどで条件が異なり、作業療法士としてのアプローチ内容に関係するかもしれません。
❷ タバコはどの程度の量ですか？ 骨修復に影響を与える要因となります。
❸ 主訴、ホープ、ニードの使い分けが曖昧となっています。

医学的情報

医学的情報では、カルテからの情報をもとに診断名や現病歴、既往歴などの現在に至るまでの情報を簡潔に記載しましょう。

II 医学的情報
【診断名】頸椎症性脊髄症❶
【現病歴】
　X年Y月、頸部疼痛が出現、近医を受診し頸椎症性脊髄症の診断を受ける。X年（Y＋6）月Z日、頸部痛、左上下肢痛、筋力低下による体動困難があり、夜間に当院救急搬送され入院。X年（Y＋6）月（Z＋7）日、頸椎後方除圧術❶施行。X年（Y＋6）月（Z＋10）日、理学療法、作業療法開始。
【既往歴】特記事項なし
【合併症】特記事項なし
【服薬情報】❷
　プランルカストカプセル112.5 mg（朝・夕食後2錠）、タリオン®錠10 mg（夕食後1錠）、カロナール®錠200 mg（頓服）

赤ペン添削
完成Report
→p.141 参照

❶ どこの頸椎高位か記載しましょう。また、画像や挿絵があるとよりよいです。
❷ いつの時点での情報か日付を記載しましょう。日によって服薬状況が異なることがあります。

社会的情報

対象者の退院後の生活を具体的に想定できるように、家族構成やキーパーソン、家屋状況、職業などの情報を記載しましょう。

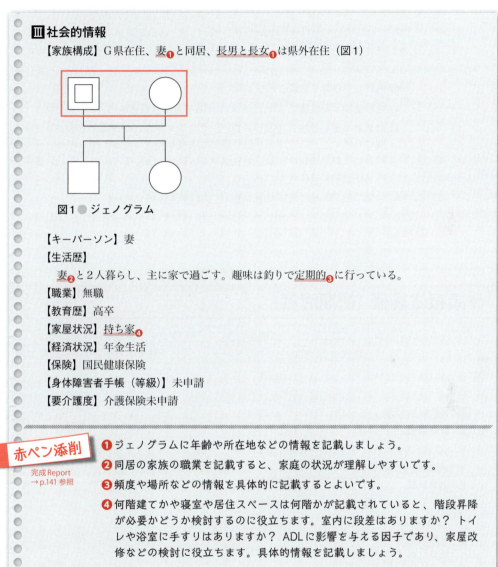

Ⅲ 社会的情報

【家族構成】G県在住、妻❶と同居、長男と長女❶は県外在住（図1）

図1●ジェノグラム

【キーパーソン】妻
【生活歴】
　妻❷と2人暮らし、主に家で過ごす。趣味は釣りで定期的❸に行っている。
【職業】無職
【教育歴】高卒
【家屋状況】持ち家❹
【経済状況】年金生活
【保険】国民健康保険
【身体障害者手帳（等級）】未申請
【要介護度】介護保険未申請

完成Report
→p.141参照

❶ジェノグラムに年齢や所在地などの情報を記載しましょう。
❷同居の家族の職業を記載すると、家庭の状況が理解しやすいです。
❸頻度や場所などの情報を具体的に記載するとよいです。
❹何階建てかや寝室や居住スペースは何階かが記載されていると、階段昇降が必要かどうか検討するのに役立ちます。室内に段差はありますか？ トイレや浴室に手すりはありますか？ ADLに影響を与える因子であり、家屋改修などの検討に役立ちます。具体的情報を記載しましょう。

他部門情報

他部門での目標、実施されていること、他職種からみた症例像を記載することは、目標や方針の共有、作業療法士としての必要な支援やゴール設定に役立ちます。

Ⅳ 他部門情報❶
【医師】転倒に注意。術後1週間は頸椎カラーを着用し、4週間程度で退院予定。
【看護師】
　転倒・転落に注意し、臥床時間を減らし離床を促すことが目標。病棟内の移動手段は車いす移動❷となっている。隔日で家族の面会あり❸。
【理学療法士】歩行の安定を目標にかかわっている❹。

赤ペン添削
完成Report
→p.142 参照

❶ 聴取した日付を記載しましょう。
❷ 介助量はどの程度ですか？　また、介助が必要な理由は何ですか？
❸ 対象者は自宅退院を目指しており、セルフケア自立が達成できることが予測されます。セルフケアでの介護者は不要と考えられるため、家族が協力的かどうかの情報は紙面の都合がつけば記載していてもよいですが、基本的には不要と考えます。
❹ 目標だけでなく、具体的なアプローチ内容を記載しましょう。

作業療法評価（初期評価）

退院後の生活を見据え、ADLを中心に評価をすることが重要です。頸椎症性脊髄症では、上肢・手指機能障害と歩行障害が主に問題となることが多く、特に上肢・手指機能の評価は作業療法士の専門性が問われます。

Ⅴ 作業療法評価❶
1. 第一印象
　　中肉中背の男性。身だしなみはきちんとしている。優しそうで穏やかな印象である。疎通性は良好である❷。
2. 全身状態
　【バイタルサイン❸】
　　・意識：清明
3. 身体機能面
　【関節可動域（右／左）❹】
　　著明な制限のみ記載
　　肩関節：屈曲150°/70°、外転150°/65°
　　手関節：屈曲55°/35°、伸展70°/35°
　　母指：IP屈曲70°/60°
　　Ⅱ指❺：MP屈曲90°/60°、PIP屈曲90°/60°、DIP屈曲60°/20°
　　Ⅲ指❺：MP屈曲90°/70°、PIP屈曲90°/70°、DIP屈曲70°/35°
　　Ⅳ指❺：MP屈曲90°/80°、PIP屈曲100°/80°、DIP屈曲50°/50°
　　Ⅴ指❺：MP屈曲90°/80°、PIP屈曲80°/80°、DIP屈曲70°/65°

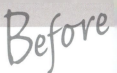

初期評価のまとめ（問題点と利点）

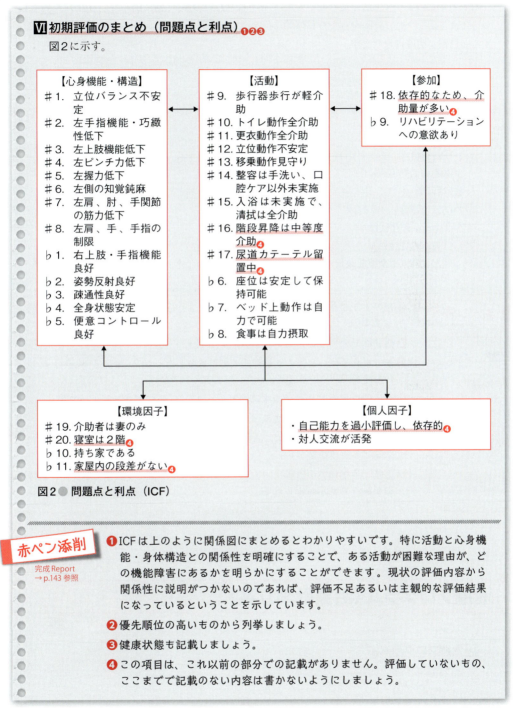

Ⅵ 初期評価のまとめ（問題点と利点）❶❷❸

図2に示す。

【心身機能・構造】
- ♯1. 立位バランス不安定
- ♯2. 左手指機能・巧緻性低下
- ♯3. 左上肢機能低下
- ♯4. 左ピンチ力低下
- ♯5. 左握力低下
- ♯6. 左側の知覚鈍麻
- ♯7. 左肩、肘、手関節の筋力低下
- ♯8. 左肩、手、手指の制限
- ♭1. 右上肢・手指機能良好
- ♭2. 姿勢反射良好
- ♭3. 疎通性良好
- ♭4. 全身状態安定
- ♭5. 便意コントロール良好

【活動】
- ♯9. 歩行器歩行が軽介助
- ♯10. トイレ動作全介助
- ♯11. 更衣動作全介助
- ♯12. 立位動作不安定
- ♯13. 移乗動作見守り
- ♯14. 整容は手洗い、口腔ケア以外未実施
- ♯15. 入浴は未実施で、清拭は全介助
- ♯16. 階段昇降は中等度介助 ❹
- ♯17. 尿道カテーテル留置中 ❹
- ♭6. 座位は安定して保持可能
- ♭7. ベッド上動作は自力で可能
- ♭8. 食事は自力摂取

【参加】
- ♯18. 依存的なため、介助量が多い ❹
- ♭9. リハビリテーションへの意欲あり

【環境因子】
- ♯19. 介助者は妻のみ
- ♯20. 寝室は2階 ❹
- ♭10. 持ち家である
- ♭11. 家屋内の段差がない ❹

【個人因子】
- ・自己能力を過小評価し、依存的 ❹
- ・対人交流が活発

図2 ● 問題点と利点（ICF）

赤ペン添削

完成Report
→p.143 参照

❶ ICFは上のように関係図にまとめるとわかりやすいです。特に活動と心身機能・身体構造との関係性を明確にすることで、ある活動が困難な理由が、どの機能障害にあるかを明らかにすることができます。現状の評価内容から関係性に説明がつかないのであれば、評価不足あるいは主観的な評価結果になっているということを示しています。

❷ 優先順位の高いものから列挙しましょう。

❸ 健康状態も記載しましょう。

❹ この項目は、これ以前の部分での記載がありません。評価していないもの、ここまでで記載のない内容は書かないようにしましょう。

治療目標（目標設定）

対象者がどのような生活を送りたいのか？ どうなりたいのか？ 何に困っているのか？ などについてよく話し合い、評価内容から具体的に何を改善・解決したら、それらが実現可能かを検討すると目標が明確になります。

Ⅷ 治療目標
　【リハゴール】
　　・自宅復帰❶
　【長期目標（LTG）❷】
　　①歩行自立❸でのADL自立
　　②趣味活動再開❹
　【短期目標（STG）❷】
　　①立位バランス安定❺
　　②トイレ動作獲得❻
　　③更衣動作獲得❻
　　④左上肢・手指機能改善❼

赤ペン添削
完成Report
→p.144 参照

❶ どのような自宅での生活を想定していますか？ より具体的にする必要があります。

❷ 期間はどのくらいを想定していますか？

❸ 歩行自立とは、どのような形態での自立でしょうか？ 独歩？ 杖歩行？ 歩行器歩行？

❹ 具体的に何ができれば達成可能でしょうか？ 明記できるとよいです。

❺ 立位バランス安定の達成基準は何でしょうか？

❻ トイレ・更衣動作獲得は、自立？ 見守り？ 介助下？ どうなったら獲得になるでしょうか？

❼ 上肢・手指機能の改善は、ROMやMMT、握力などの数値で示すか、具体的な動作を明示しましょう。

治療プログラム（治療計画立案）

Ⅷ 治療プログラム❶
　・立位バランス練習❷
　・歩行練習❷
　・トイレ動作練習❷
　・更衣動作練習❷
　・左上肢・手指の関節可動域練習❸
　　　　　　　　　　　　❺❻

・左上肢・手指の筋力強化練習❹ ┐❺❻

赤ペン添削

完成Report
→p.144参照

❶ 各プログラムが短期目標の何番に対応しているのかわかるようにしましょう。
❷ 練習の具体的な内容や頻度を示すとよいです。
❸ 部位、運動の方向、回数などを明示しましょう。
❹ 部位、運動の方向、負荷量、回数などを明示しましょう。
❺ 長期目標②に対する具体的なプログラムはどれでしょうか？
❻ これらのプログラムを実施することで、セルフケアは自立となるでしょうか？

考 察

考察は、症例報告において最も核となる部分です。考察のみを読むことで、大まかな内容が理解できるようにするとよいです。

Ⅸ 考察

　本症例は、頸椎症性脊髄症により、左側の巧緻動作障害、歩行障害を呈した80歳代前半の男性である❶。

　身体機能面では、右の上肢・手指機能は良好で、左の肩、手、手指に関節可動域制限を認め、筋力は左にてMMT3程度❷で、握力、ピンチ力ともに著明な低下を生じていた。また感覚は、表在・深部覚ともに低下❷が認められた。上肢機能検査では、右84点、左32点と左での低下が認められた❸。

　ADL面では、食事以外の全セルフケアに介助を要していた。移動を含め、立位を含む動作における介助量が多くなっていた。加えて、更衣やトイレ動作などに支障を生じていた。歩行については、突進様で、すり足があり、不安定で軽く支える程度の介助を要していた。トイレと更衣動作については、立位バランス低下に加え、左上肢・手指機能低下が原因として考えられた。❹

　以上により、問題点として立位バランス低下、左上肢・手指機能低下などをあげ、ADL面では移動、トイレ、更衣動作に介助を要している点をあげた❺。

　これらの問題点から、短期目標❻は、立位バランス安定、トイレ動作獲得、更衣動作獲得、左上肢・手指機能改善をあげた。また、長期目標❻として歩行自立でのADL自立、趣味活動再開❼をあげた。

　治療プログラムとして、立位の安定性の改善、左上肢・手指機能の改善を中心に、立位バランス練習、歩行練習、トイレ動作練習、更衣動作練習、左上肢・手指機能練習を実施することとした。

　立位や歩行練習は、立位での上肢操作練習、歩行器歩行練習から始め、杖歩行、独歩へと歩行状態に合わせ、難易度を変化させていった。トイレ動作練習は、模擬的環境下でのズボンの上げ下ろし、後始末の練習を実施した。更衣動作練習は、座位での上衣の着脱、ボ

タン操作、主に座位での下衣の着脱を練習した。左上肢・手指機能練習は、関節可動域練習や筋力強化練習を実施した。

　本症例の病前生活⓯は、基本的には家で過ごすことが多いが、定期的に釣りをするという外出の機会も保持されていた。今後、本人の要望を確認しつつ、病前にできる限り近い生活形態を獲得するためのアプローチを実施することが重要であると思われる。

赤ペン添削
完成Report
→p.145 参照

❶ この文章の後に対象者の入院前の生活状況を記載すると、術後の比較ができます。加えて、目標の設定・プログラム立案の参考情報となります。

❷ どの程度の低下なのか、身体のどの部位に認められたのかなどの情報を具体的に記載しましょう。

❸ 具体的に困難な動作を記載しましょう。

❹ どの程度の介助が必要なのか、もう少し詳しく記載しましょう。

❺ ICFに沿った形式で記載しましょう。

❻ 目標は、問題点からあげるのではなく、あげたリハゴールを達成するために設定します。すなわち、対象者がどのような生活を送りたいのかということと、評価結果から実現可能と予測される今後の生活スタイルをすり合わせ、できる限り対象者の希望に沿うリハゴールを設定することで、それを達成するための長期・短期目標が設定できます。設定されたリハゴール→長期目標→短期目標→プログラムの順で記載すると読み手は理解しやすくなります。

❼ 趣味活動再開をあげた理由、および達成と判断する基準、該当するプログラムを明記する必要があります。

おすすめ書籍

Ⅰ）『頚椎症性脊髄症診療ガイドライン2015 改訂版2版』（日本整形外科学会, 日本脊椎脊髄病学会／監, 日本整形外科学会診療ガイドライン委員会, 頚椎症性脊髄症診療ガイドライン策定委員会／編）, 南江堂, 2015
　→ 疫学、自然経過、病態、診断、治療、予後について解説されている。エビデンスに基づいた推奨グレードを定めている。

Ⅱ）『作業療法評価学 第3版』（矢谷令子／監, 能登真一, 他／編）, 医学書院, 2017
　→ 評価学の基礎的知識から、作業療法の全領域共通の評価法、領域ごとの評価法を紹介している。脊髄損傷の項目を参照して、評価計画を立てるとよい。

Ⅲ）『身体機能作業療法学 第3版』（矢谷令子／監, 山口 昇, 玉垣 努／編, 医学書院, 2016
　→ 各種身体機能作業療法の治療原理および実践課程を紹介している。脊髄損傷の項目を参照し、出現する症状の予測や治療プラン立案をするとよい。

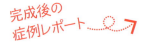
完成後の症例レポート

C3–C6に圧迫所見を認める頸椎症性脊髄症により巧緻動作障害、歩行障害を呈し、独歩でのセルフケア自立および趣味活動再開を目指した症例

○○大学保健学部作業療法学科3年　群馬太郎
実習指導者　徳田継祐

今回、C3–C6に圧迫所見を認める頸椎症性脊髄症により、巧緻動作障害、歩行障害を呈した80歳代男性の自宅復帰を目指し、独歩でのセルフケア自立、趣味活動再開を目標とした作業療法プログラムの立案を行う機会をいただいたので、以下に報告する。

Ⅰ 一般情報

【氏名】Aさん
【年齢／性別】80歳代前半／男性
【体格】身長169 cm／体重70 kg
【利き手】右
【性格】穏やかで優しいが、せっかちである
【趣味】
　釣り（2回／月、管理釣り場：段差なし、車いすでの利用可能）
【嗜好】喫煙（10本／日）
【主訴】
　「左手、左足がしびれ、力が入りにくくて使いにくい」
【ホープ】「家に帰りたい」「釣りがしたい」
【ニード】
　独歩自立、左上肢・手指機能が実用的となること

Ⅱ 医学的情報

【診断名】頸椎症性脊髄症（C3–C6）
【現病歴】
　X年Y月、頸部疼痛が出現、近医を受診し頸椎症性脊髄症の診断を受ける。X年（Y＋6）月Z日、頸部痛、左上下肢痛、筋力低下による体動困難があり、夜間に当院救急搬送され入院。X年（Y＋6）月（Z＋7）日、頸椎後方除圧術（C3-6の椎弓切除）施行。X年（Y＋6）月（Z＋10）日、理学療法、作業療法開始。
【既往歴】特記事項なし
【合併症】特記事項なし

【服薬情報】
　プランルカストカプセル112.5 mg（朝・夕食後2錠）、タリオン®錠10 mg（夕食後1錠）、カロナール®錠200 mg（頓服）〔X年（Y＋6）月（Z＋12）日時点〕

Ⅲ 社会的情報

【家族構成】
　G県在住、長男と長女は県外在住（図1）
【キーパーソン】妻
【生活歴】
　妻（無職）と2人暮らし、主に家で過ごす。趣味は釣りで月2回、管理釣り場に自家用車で行っている。
【職業】無職
【教育歴】高卒
【家屋状況】
　持ち家（2階建て、寝室：2階、主な居住スペース：1階、階段以外に室内の段差はない、トイレや浴室に手すりはない）
【経済状況】年金生活
【保険】国民健康保険
【身体障害者手帳（等級）】未申請
【要介護度】介護保険未申請

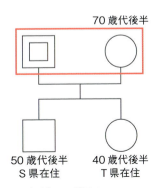

図1　ジェノグラム

Ⅳ 他部門情報

【医師】［X年（Y＋6）月（Z＋13日聴取）］
転倒に注意。術後1週間は頸椎カラーを着用し、約4週間で退院予定。

【看護師】［X年（Y＋6）月（Z＋15）日聴取］
転倒・転落に注意し、臥床時間を減らし離床を促すことが目標。病棟内の移動手段は、術直後でライン類の管理に介助を要するため、車いす移動が全介助となっている。

【理学療法士】［X年（Y＋6）月（Z＋16）日聴取］
歩行の安定を目標に、立ち上がり練習、歩行練習として平行棒内歩行、歩行器歩行を実施している。

Ⅴ 作業療法評価

［評価期間：X年（Y＋6）月（Z＋13～17）日］

1. 第一印象
中肉中背の男性。身だしなみはきちんとしている。物腰は丁寧かつ柔らかで、穏やかな印象である。会話の内容や質問に対する応答は適切で、疎通性は良好である。

2. 全身状態
【バイタルサイン】
- 意識：清明
- 血圧：128/60 mmHg
- 心拍数：69回/分
- 体温：36.8 ℃
- SpO_2：99 %（room air）

3. 身体機能面
【関節可動域（表1）】
①他動：著明な制限なし。
②自動：著明な制限のみ記載（表1）。

【筋力】
MMT 3以下のみ記載（表2）。その他はMMT 4～5レベルで著明な低下は認めず。

【握力】
表3に示す。

【ピンチ力】
表4に示す。

【感覚（右／左）】
［静的触覚（Semmes-Weinstein Monofilaments test）］
図2に示す。
［動的触覚］
- 30 cps：正常／減弱（手指を含む手掌全体）

表1 ● 関節可動域検査

関節・部位		運動方向	右（°）	左（°）
肩		屈曲	150	70
		外転	150	65
手		屈曲	55	35
		伸展	70	35
母指IP		屈曲	70	60
MP	示指	屈曲	90	60
	中指	屈曲	90	70
	環指	屈曲	90	80
	小指	屈曲	90	80
PIP	示指	屈曲	90	60
	中指	屈曲	90	70
	環指	屈曲	100	80
	小指	屈曲	80	80
DIP	示指	屈曲	60	20
	中指	屈曲	70	35
	環指	屈曲	50	50
	小指	屈曲	70	65

表2 ● 筋力検査

関節・部位		運動方向	左
肩		屈曲	3
		外転	3
肘		屈曲	3
手		屈曲	3
		伸展	3
MP	示指	屈曲	2
	中指	屈曲	2
	環指	屈曲	3
	小指	屈曲	3
PIP	示指	屈曲	2
	中指	屈曲	2
	環指	屈曲	3
	小指	屈曲	3
DIP	示指	屈曲	2
	中指	屈曲	2
	環指	屈曲	2
	小指	屈曲	3

表3 ● 握力検査（単位：kg）

	1回目	2回目	3回目	平均値
右	19.5	21.0	21.0	20.5
左	0	0	0	0

表4● ピンチ力検査（単位：kg）

		1回目	2回目	3回目	平均値
指腹つまみ	右	7.0	6.0	6.5	6.5
	左	0.0	0.0	0.0	0.0
側腹つまみ	右	8.5	7.5	8.0	8.0
	左	1.5	2.0	2.5	2.0
三点つまみ	右	8.0	7.5	7.0	7.5
	左	1.5	1.5	1.5	1.5

表5● ADL評価（FIM）と介助内容

項目	score	内容
食事	5点	準備
整容	2点	口腔ケア：準備 手洗い：蒸しタオルにて自立 その他：未実施
清拭	1点	全介助
更衣（上半身）	1点	全介助
更衣（下半身）	1点	全介助
トイレ動作	1点	全介助 尿道カテーテル留置中 排便のみトイレ使用、下衣操作介助
排尿管理	1点	尿道カテーテル留置、管理は介助
排便管理	6点	週1回、内服薬を使用、失敗なし
移乗	ベッド	5点	支持物利用、準備、見守りが必要
	トイレ	5点	
	浴槽・シャワー	1点	未実施
移動	1点	車いす全介助
階段昇降	3点	体の引き上げが必要
理解		
表出		
社会的交流	各7点	特に問題なし
問題解決		
記憶		

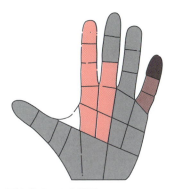

図2● SWTの結果
■：触覚正常、■：触覚低下、
■：防御知覚低下、■：防御知覚脱失

- 256 cps：正常／減弱（手指を含む手掌全体）

［運動・位置覚］
- 正常／手関節以遠にて中等度鈍麻（5/10）
  ※10回施行中の正答数

［静的二点識別覚］
- 全指4mm／母指8mm、示・中指9mm、環・小指7mm

【上肢機能（右／左）】
- STEF：84点／32点（指尖つまみを要す金円板、小球、ピンなどの課題遂行困難）
- 巧緻性：書字、箸操作は実用的。ボタン操作不可

【姿勢反射】
座位、立位：立ち直り・平衡反応あり。

4. 基本動作
【寝返り】自立。支持物なしで可能。
【起き上がり】ベッド柵を利用し自立。
【座位】
静的座位：自立。支持物なしで保持可能。
動的座位：自立。身体各部位へのリーチ可能。
【立ち上がり】
軽介助。支持物あり。動揺あり軽く支える必要あり。
【立位】軽介助。支持物あり。動揺あり軽く支える必要あり。
【移乗】
車いす–ベッド・トイレは、支持物を利用し見守り。方向転換が不安定。浴室は未実施。
【移動】
歩行：歩行器歩行は軽介助。突進様で小刻み、すり足あり。

5. ADL
【FIM】合計68/126点（表5）

6. IADL
買い物は看護助手に依頼。洗濯は未実施。携帯電話を所有し、適宜使用。ベッド周囲の整理整頓可能。対人交流は、幅広く適切にかかわりがある。リハビリテーションへの意欲は高い。能力を過小評価し、依存的な面がある。

Ⅵ 初期評価のまとめ（問題点と利点）

図3に示す。

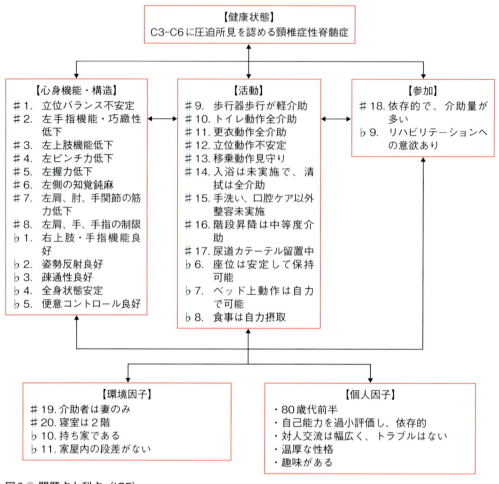

図3● 問題点と利点（ICF）

Ⅶ 治療目標

【リハゴール】
- 釣り再開、独歩にてセルフケア自立で自宅復帰

【長期目標（LTG）：4週間】
① 独歩でセルフケアの自立
② 管理釣り場での釣りの再開

【短期目標（STG）：2週間】
① 立位での動作が安全に行えること
② トイレ動作自立
③ 更衣動作自立
④ 左にて小物品のつまみ、操作が可能となること

Ⅷ 治療プログラム

① 立位バランス練習（STG①）
- 起立練習10回、立位での上肢操作練習10回。

② 歩行練習（STG①、②）
- 歩行器歩行→T-cane歩行→独歩と変化。移動を伴うときに適宜実施。

③ トイレ動作練習（STG②）
- 移動、下衣操作・後始末の練習。作業療法施行中1回。

④ 更衣動作練習（STG③）
- 座位での上衣の着脱、下衣の着脱練習。作業療法施行中1回。

⑤ 入浴動作練習（LTG①）
- 立位での上肢操作が安定次第、追加実施。
- 自宅環境を模擬、洗体練習、浴槽出入り練習を行う。作業療法施行中3回。

⑥ 左上肢・手指の関節可動域練習（STG②、③、④）
- 肩関節、手関節、手指の他動運動と自動介助運動を各10回。

⑦左上肢・手指の筋力強化練習（STG②、③、④）
- MMT 3以下の各運動を、軽負荷で各10回。負荷は250gから始め漸増。

⑧左手指巧緻動作練習（STG②、③、④）
- セラプラストを用い、ちぎる・丸める・つぶすなどの練習。
- 釣り具など小物品の移動、反転、持ち替えなどの操作練習。

Ⅸ 考察

　本症例は、C3-6の圧迫所見を認める頸椎症性脊髄症により、左側の巧緻動作障害、歩行障害を呈した80歳代前半の男性である。入院前の生活は、セルフケアは自立し、主に自宅で過ごされていた。外出機会は月2回、管理釣り場に自家用車で移動し、釣りを行っていた。

　身体機能面では、右の上肢・手指機能は良好で、左の肩、手、手指に関節可動域制限を認め、筋力は左の肩関節・肘関節・手指でMMT 3程度で、握力、ピンチ力ともに著明な低下を生じていた。また、感覚は、左の手指に表在・深部覚とも中等度鈍麻が認められた。上肢機能は、STEFにて右84点、左32点で、左での指尖つまみを要す課題に困難さが認められた。

　ADL面では、食事以外の全セルフケアに介助を要していた。特に移動や立位を伴う動作における介助量が増加していた。歩行器歩行は、不安定で軽く支える程度の介助を要し、トイレは尿道カテーテル留置中で、排便時のみトイレを使用し、中等度介助であった。更衣は、上下ともに全介助であった。入浴は未実施で、清拭が全介助となっていた。

　以上により、問題点として、心身機能・構造では立位バランス低下、左上肢・手指機能低下などをあげ、活動では移動、トイレ、更衣動作に介助を要している点をあげた。

　本人の要望と評価内容により、釣り再開、独歩にてセルフケア自立で自宅復帰することをリハゴールとしてあげた。長期目標は、独歩でのセルフケアの自立、管理釣り場での釣りの再開をあげた。また、短期目標は、立位での動作が安全に行えること、トイレ動作自立、更衣動作自立、左手にて小物品のつまみ、操作が可能となることをあげた。

　立位や歩行の阻害要因は、立位バランス低下、突進様ですり足、体幹の動揺が考えられた。したがって、立位での上肢操作練習に、歩行練習を加え、歩行器歩行から始め、T-cane歩行、独歩へと歩行形態と距離を変化させていくこととした。

　トイレ動作が中等度介助、更衣動作が全介助となっているのは、立位バランスの低下、左手指の巧緻性低下、知覚鈍麻、可動域制限、ピンチ力低下などが要因として考えられた。立位バランス練習、左上肢・手指の機能練習を行い改善していくこととし、トイレ動作は移動も含め、ズボンの上げ下ろし・後始末の練習を、更衣動作は座位での上衣の着脱、ボタン操作、主に座位での下衣の着脱の練習もプログラムに加え解決を図ることとした。

　入浴動作は立位での上肢操作ができるようになってから、浴室内移動や浴槽またぎなどの具体的動作の練習を追加することとした。

　また、ADLへのアプローチと並行し、個別的な関節可動域練習・筋力強化、釣りに要す巧緻動作の練習を立案した。

　今後、本人の要望を確認しつつ、病前にできる限り近い生活形態を獲得するために、これらのアプローチを実施していくことが重要であると思われる。

第 2 章

精神障害領域の症例レポート

第2章 精神障害領域の症例レポート

1 統合失調症（妄想型、病棟）

須藤智宏

はじめに

　統合失調症の発症要因はまだはっきりとわかっていませんが、遺伝や出生時の障害、性格を素因とし、生活上のさまざまなストレスを契機に発症に至るとされています。発症率は100人に1人と頻度の高い疾患であり、精神科病院に入院する患者の約6割を占め、実習で担当する機会の多い疾患です。病型は妄想型、緊張型、破瓜型、単純型に大きく分けられ、それぞれ発症年齢や症状、予後に特徴があります（表A）。

　今回のレポートでは日本人に最も多い妄想型の症例を提示しました。評価の進め方としては、年齢や性別、ライフサイクルなどの基本属性やこれまでの生活環境、経験といった個別の生活背景を踏まえ、国際生活機能分類（ICF）に沿って現在の問題点・利点を整理していきましょう。特に「活動と参加の制限」に着目し、対象者のニーズを阻害する因子は何か、しっかりと評価しましょう。また、「回復状態に応じたリハビリテーションと作業療法」は評価の視点や治療目標の指標に役立ちますので参考にしてください。→おすすめ書籍Ⅰ（pp372-373）

　以上の点に配慮して、対象者とかかわり、症例レポートを作成していきましょう。

表A ● 統合失調症の分類

	好発年齢	症状	予後
妄想型	30歳前後	幻覚と妄想	中間
緊張型	20歳前後	興奮と昏迷	良好
破瓜型	思春期〜青年期	思考と行動の解体	不良
単純型	ゆっくり	陰性症状がゆっくり	不定

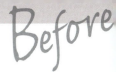

✏️ タイトル

タイトルは、読み手が対象者の障害像を容易に理解できるよう、特異的な問題点や作業療法実習生（以下、OTS）の介入目標を含め、端的にまとめましょう。

【タイトル】
統合失調症により意欲・活動性の低下した症例❶

完成Report
→p.159参照

❶ 抽象的表現であり同じ病態を示す対象者は多くいます。対象者の入院経過や特異的な問題点を記載し、サブタイトルとして、プログラム内容と目的などを示すことで読み手は理解しやすくなるでしょう。

✏️ はじめに（報告の目的）

【はじめに】は、タイトルをさらに詳しく文章化したものです。【はじめに】を読むことで対象者の障害像とOTSの見立てといったレポートの大筋が伝わるよう心がけましょう。

【はじめに】
今回、妄想型統合失調症を発症した症例❶を担当する機会をいただいた。対人緊張が高く、意欲・自発性の低下といった陰性症状❶がある症例に対して、作業療法プログラムを立案した❷ので、ここに報告する。

完成Report
→p.159参照

❶ 入院期間や回復状態、妄想型の特異的な症状など、もう少し具体的に記載しましょう。

❷ どのような目的でプログラムを立案したのか、もう少し具体的に記載しましょう。

✏️ 一般情報（基本情報）

統合失調症の発症には個人因子や環境因子が大きく影響しています。生育歴や教育歴、家族構成、職歴など評価で得られた情報をまとめましょう。また、ストレングスモデルの視点に立ち対象者を評価することで治療介入の有益な情報を得ることができます。 ➡ +α知識 ①

I 一般情報
【氏名】Aさん

【年齢／性別】40歳代前半❶／女性
【体格】身長153 cm／体重63 kg／BMI 27 kg/m²（肥満度1）
【主訴】「退院して、ゆっくりしたい」
【ホープ】
　本人：「退院したいが、いろいろと不安❷」
　母親：「夫の介護もあり自宅への退院は難しい」
【生育歴／教育歴】
　2人兄妹の第2子として出生。幼少期はあまり手がかからず大人しい性格であった。中学2年でいじめにあい、不登校となる時期があった。最終学歴は私立大学卒業。友人はほとんどいなかった。
【趣味】読書、手芸❸

完成Report
→ p.159 参照

❶ ライフサイクル論などに基づき、対象者を横断面で捉えることは大切です。年齢に応じた課題や役割を把握することは、かかわり方や治療介入の参考となります。

❷ 対象者のホープは作業療法評価の出発地点になります。もう少し具体的に質問してみましょう。その際、対象者の症状や面接に対する緊張感を考慮し、質問法を意識しながら質問していきましょう。➡ +α知識 ②

❸ もう少し具体的に記載しましょう。どのような本を読むのか、どのような手芸を行うのかなどは、プログラム立案のヒントとなります。

①ストレングスモデル
　　病気や障害による「できないこと」に焦点を当てるのではなく、長所や強みといった「できること」を引き出し、活用していくケースマネジメント理論である。

②質問法
　　質問法には「開かれた質問（答えの自由度が高い質問）」と「閉ざされた質問（はい・いいえで答えられる質問）」がある。前者はより多くの情報を得ることができるが、答えるのが難しく、「閉ざされた質問」とうまく使い分けてインタビューしよう。

医学的情報

どのような経緯で発症し、入院（今）に至ったのか、具体的に記載しましょう。入院歴が複数回ある場合は、過去のカルテからも情報収集を行い、得られた情報を整理・要約して読み手が理解しやすいようまとめましょう。これまでの経緯を理解することはプログラム立案に役立つほか、再発パターンの理解につながり、リスク管理に欠かせない情報となります。

Ⅱ 医学的情報
【診断名】統合失調症（妄想型）
【入院形態】医療保護入院

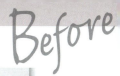

【現病歴】❶
　X年、母親とのケンカをきっかけに「ここにいたら危ない」「見張られている」と注察妄想が活発化。母親も疲弊し、兄の協力を得て本日15時に受診し、医療保護入院の運びとなる❷。入院5カ月目に父親が脳梗塞を発症。介護力の不足を理由に退院の機会を逃した本症例は現在、5年間の長期入院をしている❸。

【服薬情報】❹
　リントン®3 mg：3T、ピレチア®25 mg：3T、クエチアピン®25 mg：2T、ニトラゼパム®10 mg：1T、センノシド®12 mg：2T

赤ペン添削
完成Report
→ p.159 参照

❶ 現病歴はわかる範囲で初発時から記載しましょう。経緯が複雑な場合は「生活年表」を作成し、読み手が理解しやすいよう工夫しましょう。「生活年表」は病気の経過を可視化させるとともに、対象者の果たしてきた役割や未経験な事柄、再発パターンの推測など対象者理解の手助けとなります。

❷ カルテ内容をそのまま記載するのではなく、現在に置き換え整理・要約しましょう。

❸ 入院後の経過（長期入院になった理由など）が書かれておりよいでしょう。

❹ 服薬は種類だけでなく、それぞれいつ服用するのかも記載しましょう。また、抗精神病薬の処方量はクロルプロマジン換算値（CP換算値）を用いて数値化することで、症状の強さや複雑さを推察することができます。

社会的情報

　家族構成や職歴、収入の有無などの社会的情報は、カルテや他職種からの情報を中心に整理しましょう。対象者から情報収集する場合はプライバシーに配慮した質問内容を心がけましょう。

Ⅲ 社会的情報
【家族構成】両親と本人、弟の4人家族。弟は他県在住であり、妻と子供と暮らしている❶。
【職歴】
　　印刷会社❷（20歳代前半）
　　スーパーマーケット❷（20歳代後半）
【経済状況】障害年金2級❸
【保険区分】国民健康保険

赤ペン添削
完成Report
→ p.160 参照

❶ 家族構成を文章で記載すると複雑になる場合があります。ジェノグラムを用いて可視化しましょう。また、家族の特徴を余白に記載することで読み手は家族構成をイメージしやすいでしょう。

❷ 職場での仕事内容や役割など、もう少し具体的に記載しましょう。

❸ 退院後の生活において収入額はとても大切です。具体的な金額を記載しましょう。

他部門情報

　作業療法士は医師からの指示のもとプログラムを実施するため、医師の予後予測や治療方針を確認する必要があります。看護師や精神保健福祉士などの他職種からは治療・支援目標や病棟での生活状況、入院に至った経過、家族関係、経済状況、利用可能な社会資源などを中心に情報を整理していきましょう。

> **Ⅳ 他部門情報**
> 【医師】
> 　現在、注察妄想はみられず、意欲の低下といった陰性症状が中心。今後はグループホーム（以下、GH）に退院し、日中はデイケア（以下、DC）の利用を検討している。作業療法士には退院支援として基礎体力・活動性の向上、社会性の回復を求めている。
> 【看護師】
> 　ADLは自立。病棟日課に支障はないが、臥床傾向で活動量が少ない。そのため、中途覚醒となり追加眠剤を使用することがある（2回/W程度）。<u>必要時以外、他者交流はみられない</u>❶。
> 【精神保健福祉士】
> 　母親はGH入所に同意している。退院後の生活費は障害年金、家族の支援があり問題はない。父親は脳梗塞により<u>介護認定を受けている</u>❷。

赤ペン添削
完成Report
→p.160参照

❶ 必要時とはどのような状況なのか、具体的に記載しましょう。
❷ 認定区分がわかるとおおよその要介護度がわかりますので、確認してみましょう。

作業療法評価（初期評価）

　Ⅰ～Ⅳで得られた情報や観察、面接、検査などから得られた情報を各項目に整理・要約して記載します。問題点を書き出すのみでなく、対象者の長所や強みなどもしっかりと記載しましょう。

> **Ⅴ 作業療法評価**
> 1. 作業療法経過❶
> 　初期はパラレルな場にて編み物や刺し子などの手工芸を実施していた。現在は単純な塗り絵やアイロンビーズを実施するのみであり、<u>参加率も減少傾向</u>❷である。
> 2. 第一印象
> 　色白で肥満体型。髪型や服装には清潔感がある。<u>会話の受け答えは適切だが、表情は硬く、変化に乏しく、視線も合うことはなく、緊張感が伝わる</u>❸。
> 3. 精神・心理機能面
> 　・対人関係の脆さ：現在は人とのかかわりを避け、退院後の人づきあいに不安を感じている
> 　・意欲・活動性の低下：作業療法（以下、OT）参加率が減少し、日中は臥床傾向、便秘である

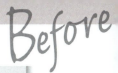

4. 身体機能面
   - 睡眠障害：中途覚醒があり追加眠剤を服用
   - 基礎体力の低下：OT参加後の疲労感を訴える
   - 肥満：BMI 27 kg/m^2、肥満度1

5. ADL
   病棟内ADL・身辺処理は自立。金銭・服薬管理、外出、調理活動といった社会生活機能は、入院前は実施していた。興味関心チェックシート❹の結果は「興味がある活動」に料理・買い物をあげた。「やってみたい活動」としては編み物・針仕事であった。

6. コミュニケーション・対人関係
   基本的な受け答えや社会性に問題はない。対人交流はスタッフや同室患者程度❺。

7. 認知・遂行機能面
   OT場面では主に塗り絵、アイロンビーズ❻を実施。導入には声かけを要することがある。間違いは少なく、持続性はあるものの休憩が多い❼。

8. 自己理解と受容❽
   GH・DCの利用について「人づきあいが不安」「怠けてきたからいろいろできるかな」と自身の課題を捉えている。SMSF Ver.2（図1）の結果は、気分状態は緊張・不安や抑うつ・自信喪失、あせりが高い。疲労感については人疲れを感じ、回復感としては意欲・活力が低い値となっている。これらは、今後に対する不安と焦りが表出されている。

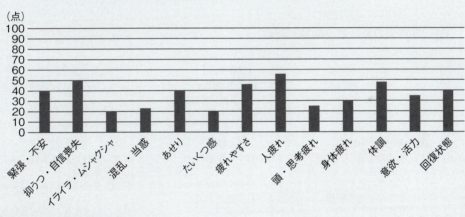

図1 ● SMSF Ver.2

赤ペン添削

完成Report
→ p.160 参照

❶ 作業療法の処方目的を確認し、記載しましょう。

❷ 参加率など、数値化できるものは具体的に記載しましょう。

❸ 読点が多いです。1つの文章に読点は2つまでとし、読みやすさに気をつけましょう。

❹ ADL評価に加えて、興味や関心のあることについても聞いてみましょう。
　→ +α知識 ③

❺ 対人交流についてはかかわりの内容や関係性、頻度など具体的に記載しましょう。

❻ 意志質問紙を用いて作業活動に対する具体的な取り組みを評価しましょう。
　→ +α知識 ④

❼ 活動時間など、数値化できるものは具体的に記載しましょう。

❽ 心理的側面の評価は主観的体験の把握が重要です。気分と疲労のチェックリストを使用してよく数値化できていると思います。→ +α知識 ⑤

③興味関心チェックシート

高齢者の活動ニーズを把握するために作成された評価用紙であり、活動意欲の乏しい対象者でも治療目標につながる活動が見つかる。「してみたい」「興味がある」とした項目に対して具体的な内容を質問することがより重要である。

④意志質問紙 (Volitional Questionnaire：VQ)

人間作業モデルに基づいた評価法である。対象者の作業や活動に対する態度や集中度合いを観察して数値化し、対象者の動機の理解や意志について評価を行う（4段階評定尺度で14項目／計56点満点）。

+α知識 ⑤気分と疲労のチェックリスト (Invetory Scale for Mood and Sense of Fatigue：SMSF) Ver.2

自己記入式チェックリストである。気分と疲労、回復感に関する対象者の主観的体験を評価することができる。気分状態（6項目）、疲労感（4項目）、回復感（3項目）に関する計13項目のVisual Analog Scaleを中心に、回復感については自由記載欄が設けられている。急性期から維持期まで、障害の種別にかかわらず、入院と外来の幅広い対象者に利用できる。

初期評価のまとめ（問題と利点）

ICFは問題点だけでなく利点を記載するため、症例の全体像をしっかりと捉えることができます。

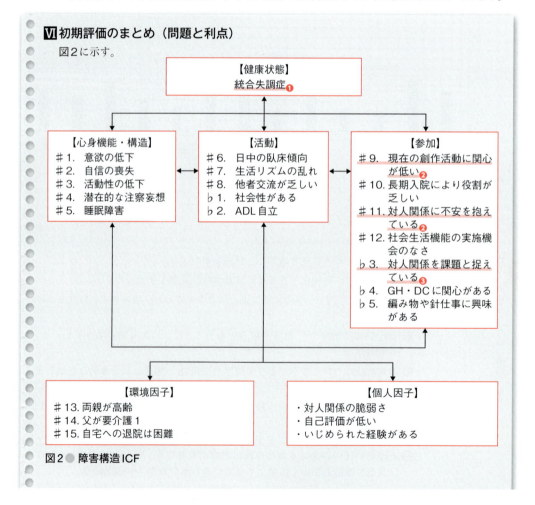

図2 ● 障害構造ICF

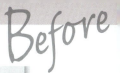

> **赤ペン添削**
> 完成Report
> → p.161 参照
>
> ❶ 型分類がわかるのであれば、記載しましょう。
> ❷ 治療介入を行ううえで、優先順位の高い項目から記載しましょう。
> ❸ 問題点に限らず、対象者の利点や強みを記載できていることは大切です。

治療目標（目標設定）

初期評価の結果を踏まえ、対象者の主訴やホープに沿った現実的な目標設定をしましょう。また、リハゴール、長期目標、短期目標は関連性のある目標設定にしましょう。

Ⅷ 治療目標
【リハゴール】
・GHに入所してDCを利用しながら、再入院を防ぎ主体的な生活を送る
【長期目標（LTG）❶】
・GH体験外泊やDC体験参加を通して退院後の生活に慣れていく
【短期目標（STG）❶】
①意欲・自発性の向上❷
②自信の回復❷
③他者交流の機会の提供❷
④活動性を向上させる❷
⑤生活リズムを整える❷

> **赤ペン添削**
> 完成Report
> → p.162 参照
>
> ❶ 具体的な期間を入れましょう。
> ❷ 具体的に記載し、まとめられる項目は整理しましょう。

治療プログラム（治療計画立案）

治療目標を達成するためのプログラムについて具体的に記載しましょう。実施頻度や環境設定、注意点なども記載できるとよいでしょう。

Ⅷ 治療プログラム
①手芸プログラム❶
・目的：手芸活動を通して❷意欲・自発性の向上を図り、他者交流を図る機会を提供する。
・方法：興味関心チェックシートから得られた結果をもとに、関心のある手芸を提供す

る。単純な作品から❸実施し、成功体験の強化や自信の回復を図る。作業活動を用い侵襲性の少ない環境を設定する。
　・時間・頻度：3回/W、AM、2時間
②退院準備グループ❶
　・目的：病気や薬、利用できる社会資源についての情報提供や調理，外出などを実践することで地域生活に対する知識や経験値を増やし、不安の軽減を図る。
　・方法：講義や実技❹を通して、地域生活を送るうえでのスキルや情報を得る機会とする。参加形態はプログラムの侵襲性を考慮し、段階づけを行い実施していく❺。
　・時間・頻度：1回/W、PM、2時間
③振り返りの時間❶
　・目的：SMSF Ver.2を用い気分の変化、疲労感を客観的に捉え、現実検討力を育み、気づきや自信の回復を図る。
　・方法❻：SMSF Ver.2によって外在化された主体的経験を振り返り、体調や心境の変化を確認する。
　・時間・頻度：1回/2W、PM、1時間

赤ペン添削
完成Report
→p.162 参照

❶ 各プログラムがどの短期目標に対応しているか、加筆しましょう。
❷ 具体的種目があれば記載しましょう。
❸ 単純な作品を選択する必要性を具体的に記載しましょう。
❹ 誰が担当するのか、明確に記載しましょう。
❺ どのように段階づけを行っていくか、明確に記載しましょう。
❻ 治療者としてかかわり方で配慮する点などを加筆しましょう。

考察

　考察は、初期評価の結果をもとに、どのような理由・経緯で標的課題を抽出し、プログラム立案をしたのかを理論立てて記載します。書き方に決まりはありませんが、精神障害領域においては発症からの経過や背景因子が複雑に影響しているため複雑になりがちです。読み手が理解しやすいように、項目分けすることもおすすめです。

Ⅸ 考察

　本症例は妄想型統合失調症と診断された40歳代前半の女性である。発症から16年が経過し、回復段階は維持期にあたる❶。症状には潜在的な注察妄想❷が存在するほか、意欲・活動性の低下や睡眠障害、基礎体力の低下が存在する❸。現在の入院は、家族の再発に対する不安や介護力の不足を理由に、5年の長期入院となっている。今後の支援方針は、GH入所・DC利用による退院がカンファレンスによって示されている。そのため、今回の評価実習では、長期入院者の退院支援に視点をおき評価を行った❹。評価の結果、地域生活阻害因子として、対人関係の脆弱さと自信のなさが抽出された。
　本症例の生育歴や現病歴を振り返ると人的環境に対する脆弱さがうかがえる。現在は保

護的入院生活を送ることで病状の安定が図られているが、GH入所・DC利用の退院は被害妄想❷の再燃リスクが高くなる。現在、本症例は退院意欲が芽生え始めた時期であると同時に、人的環境への適応に不安を感じている。そのため、まずは作業に参加しやすいように関心のある活動をパラレルな場から開始し、次第に退院準備グループやGH体験外泊・DC体験通所へと、人的環境を段階的に調整したプログラムを実施し、安心感とともに成功体験を重ね、人づきあいの再構築を図る。作業療法実習生（以下、OTS）は自信の回復を目指し言語称賛を行い、本症例とともに各プログラムを振り返りながら、自信の回復に努める。以下に、各プログラムについて詳細を述べる。

「手芸プログラム」人づきあいに不安を感じている本症例において、OTに継続的に参加してもらうことが第一の課題である。現在実施している、塗り絵・アイロンビーズは主体的な実施に至っていない。興味関心チェックシートの結果を踏まえ、本症例がやってみたい活動である手芸をパラレルな場にて導入する。繰り返しの多い簡単なものから開始し、OTSは言語称賛を行い、安心感や成功体験の強化、自信の回復を目指す。パラレルな場は他者と環境をともにすることが前提のため、侵襲性が低くほどよい距離感で人づきあいを再構築する機会となる。GH・DCを今後利用するにあたり慣らし活動となる。また、退院支援が進むにつれて生じるストレスや疲れを発散する場としても利用する。

「退院準備グループについて」GHを中心とした地域生活のイメージづくりと、地域資源の利用方法などを学ぶ機会として、心理教育や社会生活技能訓練（Social Skills Training：SST）を実施する。侵襲性の高いプログラムのため、はじめは見学参加や部分参加、経験のある調理実習など段階づけを行い実施していく。また❺、ピアサポーターから実際の生活状況をうかがう機会を設ける。また❺、プログラムを通して、自信の回復や不安の軽減、新たな気づきにつながることを目的とする。また❺、対人関係に不安をもつ本症例にとってはピアサポーターの存在は安心感と退院に向けた意欲を育んでくれることを期待する。

「振り返りの時間について」長期入院者は入院生活によりあきらめや自信の喪失、意欲の低下など心理的側面に困難を抱えやすい。本症例も同様であり、SMSF Ver.2を用い1週間の生活・プログラムを振り返り自身の体調や心境を振り返る機会を設ける。意志質問紙を用い、主体的体験を外在化することは、客観的に自己を捉える機会となり現実検討力を育む機会となる。OTSは振り返りの際に問題点や利点を共有し、言語称賛に努め、自信の回復を図っていく。

最後に、対人関係に不安を抱える本症例にとって、立案したプログラムを行う過程で、不安感が増すことも考えられる。また、本症例は40歳代前半と若く、退院支援が進むなかで新たな希望が生まれることも考えられる。そのため、支援者は本症例の言動や行動に関心をもち、コミュニケーションを図りながら、歩調を合わせ、支援を進めていく必要がある。また、長期入院者の退院支援の視点においては、OT場面で得られた情報や介入結果を他職種や家族、地域支援者と共有し本症例を支えるサポーターを増やすことは作業療法士の大きな役割と考える。

赤ペン添削

完成Report
→ p.163 参照

❶ 症例の回復段階を捉えることは、治療目標や支援者のかかわり方を決める目安となります。

❷ 「注察妄想」「被害妄想」の表記が混在していますので、表現は統一して書いてください。

❸ 症状や障害を評価できていますが、それぞれの関連性などをより明確に記載できるようにしましょう。

❹ 治療者の支援方針は記載されていますが、肝心の対象者の主訴やホープが書かれていません。主訴やホープは作業療法の出発点ですので明確に記載しましょう。

❺ 同じ接続詞の繰り返しとなっています。整理し読みやすい文章を心がけましょう。

おすすめ書籍

I)『精神障害と作業療法 新版』(山根 寛／著)，三輪書店，2017
→ 作業療法の特性、治療・支援構造・手段といった基本とともに、各障害に応じた作業療法の実践を示す一冊。

II)『生活を支援する精神障害作業療法 第2版』(香山明美，他／編著)，医歯薬出版，2014
→ 精神科作業療法の基礎はもちろんのこと、急性期から維持期、地域支援における各セクションでの作業療法士の役割や求められることが書かれた一冊。

III)『統合失調症の作業療法の進め方』(堀田英樹／著)，中山書店，2009
→ 統合失調症患者の面接場面や作業中の様子が具体的に提示されており、観察・介入すべきポイントなどがわかりやすく説明されている一冊。

IV)『改訂増補 統合失調症患者の行動特性』(昼田源四郎／著)，金剛出版，2007
→ 統合失調症患者の行動特性がわかりやすくまとめられており、ICFの解説と合わせ具体的な支援方法が説明されている一冊。

V)『追補 精神科診断面接のコツ』(神田橋條治／著)，岩崎学術出版社，1994
→ 面接の重要性や効果、場面設定など、さまざまな工夫について書かれており、診断面接の技術を親しみやすく記述した一冊。

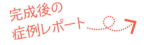

対人関係に不安を抱える妄想型統合失調症患者の評価
～退院に向けた人づきあいの再構築。作業の侵襲性を用いたプログラムの立案～

○○専門学校作業療法学科3年　作業新太郎
実習指導者：須藤智宏

今回、長期入院生活を送る妄想型統合失調症患者を担当する機会をいただいた。本症例はグループホーム（以下、GH）への転所を予定しており、評価の結果、地域生活阻害因子として、対人関係の脆弱さが抽出された。この対人関係の脆弱さは注察妄想の根元であるとともに、現在の自閉的な入院生活を生じさせ、意欲・活動性の低下といった二次的障害につながっている。これらを踏まえ、作業療法（以下、OT）では、作業の侵襲性を利用した対人関係の再構築プログラムを立案したので、以下に報告する。

I 一般情報

【氏名】Aさん
【年齢／性別】40歳代前半／女性
【体格】
　身長153 cm／体重63 kg／BMI 27 kg/m²（肥満度1）
【主訴】「退院して、ゆっくりしたい」
【ホープ】
　本人：「GH・デイケア（以下、DC）での人づきあいが不安」
　母親：「夫の介護もあり自宅への退院は難しい」
【生育歴／教育歴】
　2人兄妹の第2子として出生。幼少期はあまり手がかからず大人しい性格であった。中学2年でいじめにあい、不登校となる時期があった。最終学歴は私立大学卒業。友人はほとんどいなかった。
【趣味】読書（漫画）、手芸（編み物）

II 医学的情報

【診断名】統合失調症（妄想型）
【入院形態】医療保護入院
【現病歴】
　X-11年、会社の配置転換をきっかけに同僚とのトラブルに発展、無断欠勤をするようになる。次第に自宅に引きこもるようになると会社から解雇を通達される。その頃より「あいつが悪いんだ」「盗聴されている」と被害的訴えが多くなる。
　X-10年、隣家の窓ガラスを割り不法侵入。「スパイが攻めてくる」などと妄想発言がありB病院に措置入院となり、半年の入院治療を行う。
　X-6年、母親の勧めでスーパーの品出しバイトを行うが、3カ月で「いじめられる」と被害的になり辞めてしまう。その頃より母親に対する暴言が増える。
　X-2年、母親との口論をきっかけに妄想発言が活発化、近所の畑で「世界が私を待っている」と大声を出しているのを近隣住民が発見、両親とともに当院を受診し医療保護入院となる。「誰かに見られている」と注察妄想がみられたが薬物療法により寛解。8カ月後に退院となる。退院後は母

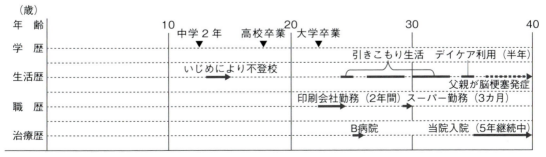

図1 ● 生活年表

親の負担軽減を目的にDCを利用するが馴染めず半年後にやめてしまう。

しばらく安定した生活を送っていたが、X年、母親とのケンカをきっかけに「ここにいたら危ない」「見張られている」と注察妄想が活発化。母親も疲弊し、兄の協力を得て受診し、医療保護入院となる。入院5カ月目に父親が脳梗塞を発症。介護力の不足を理由に退院の機会を逃した本症例は現在、5年間の長期入院をしている。生活年表は図1参照。

【服薬情報】
リントン®3mg：3T（朝・夕食後、就寝前）、ピレチア®25mg：3T（朝・夕食後、就寝前）、クエチアピン®25mg：2T（就寝前）、ニトラゼパム®10mg：1T（就寝前）、センノシド®12mg：2T（就寝前）

クロルプロマジン換算値：525.7mg（適切な量）

III 社会的情報
【家族構成】ジェノグラム（図2）参照
【職歴】
- 印刷会社事務（20歳代前半）
- スーパーマーケットの品出し（20歳代後半）

【経済状況】障害年金2級（65,000円/月）
【保険区分】国民健康保険

IV 他部門情報
【医師】
現在、注察妄想はみられず、意欲の低下といった陰性症状が中心。今後はGHに退院し、日中はDCの利用を検討している。作業療法士には退院支援として基礎体力・活動性の向上、社会性の回復を求めている。

【看護師】
ADLは自立。病棟日課に支障はないが、臥床傾向で活動量が少ない。そのため、中途覚醒となり追加眠剤を使用することがある（2回/W程度）。対人交流は挨拶など日常的な交流はあるが、雑談や相手に関心をもってかかわる機会は少ない。

【精神保健福祉士】
母親はGH入所に同意している。退院後の生活費は障害年金、家族の支援があり問題はない。父親は脳梗塞により要介護1の認定を受けている。

V 作業療法評価
1. 作業療法経過
「病的体験の軽減」「生活リズムの改善」「社会性の回復」を目的にOTが処方され、初期はパラレルな場にて編み物や刺し子などの手工芸を実施していた。現在は単純な塗り絵やアイロンビーズを実施するのみであり、参加率も5回/Wから2回/Wへと減少傾向である。

2. 第一印象
色白で肥満体型。髪型や服装には清潔感がある。会話の受け答えは適切だが、表情は硬く、変化に乏しい。視線も合うことはなく緊張感が伝わる。

3. 精神・心理機能面
- 対人関係の脆さ：現在は人とのかかわりを避けており、退院後の人づきあいに不安を感じている
- 意欲・活動性の低下：OT参加率が5回/Wから2回/Wと減少し、日中は臥床傾向、便秘である

4. 身体機能面
- 睡眠障害：中途覚醒があり追加眠剤を服用
- 基礎体力の低下：OT参加後の疲労感を訴える
- 肥満：BMI 27 kg/m²、肥満度1

5. ADL
病棟内ADL・身辺処理は自立。金銭・服薬管理、外出、調理活動といった社会生活機能は、入院前は実施していた。興味関心チェックシートの結果は「興味がある活動」に料理・買い物をあげた。「やってみたい活動」としては編み物・針仕事であった。

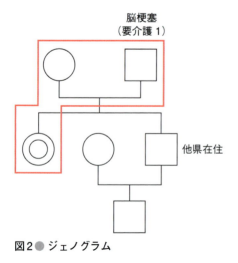

図2 ● ジェノグラム

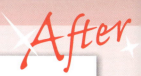

6. コミュニケーション・対人関係
基本的な受け答えや社会性に問題はない。OT場面での対人交流は担当作業療法士や親しい女性患者のみで、受け身的であり、意思表示も少なく、緊張感がうかがえる。

7. 認知・遂行機能面
意志質問紙（Volitional Questionnaire：VQ、表1）の評価では、塗り絵29/56点、アイロンビーズ33/56点。関心の低い活動であり、導入には促しが必要だが、集中は20分程度続き、間違いも少ない。しかし、「全然うまくできなくて」と自己評価が低い。

8. 自己理解と受容
GH・DCの利用について「人づきあいが不安」「怠けてきたからいろいろできるかな」と自身の課題を捉えている。SMSF Ver.2（図3）の結果は、気分状態は緊張・不安や抑うつ・自信喪失、あせりが高い。疲労感については人疲れを感じ、回復感としては意欲・活力が低い値となっている。これらは、今後に対する不安と焦りが表出されている。

Ⅵ 初期評価のまとめ（問題点と利点）
ICF分類を用いて示す（図4）。

表1 ● VQ

評価領域	塗り絵				アイロンビーズ			
1．好奇心を示す	P	H	I	S	P	H	I	S
2．行為や課題を始める	P	H	I	S	P	H	I	S
3．新しい物事を試みる	P	H	I	S	P	H	I	S
4．誇りを示す	P	H	I	S	P	H	I	S
5．挑戦を求める	P	H	I	S	P	H	I	S
6．もっと責任を求める	P	H	I	S	P	H	I	S
7．誤りや失敗を訂正しようとする	P	H	I	S	P	H	I	S
8．問題を解決しようとする	P	H	I	S	P	H	I	S
9．好みを示す	P	H	I	S	P	H	I	S
10．完成や達成のために活動を続ける	P	H	I	S	P	H	I	S
11．活動に就いたままである	P	H	I	S	P	H	I	S
12．もっとエネルギー、感情、注意を向ける	P	H	I	S	P	H	I	S
13．目標を示す	P	H	I	S	P	H	I	S
14．ある活動が特別であるとか意味があることを示す	P	H	I	S	P	H	I	S
合計得点	29点				33点			

評定尺度：P（受身）＝1点、H（躊躇）＝2点、I（巻き込まれ）＝3点、S（自発）＝4点。

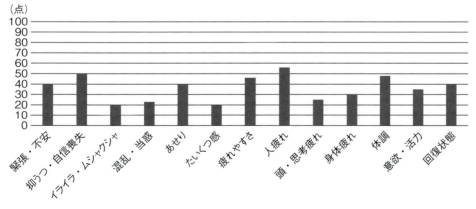

図3 ● SMSF Ver.2

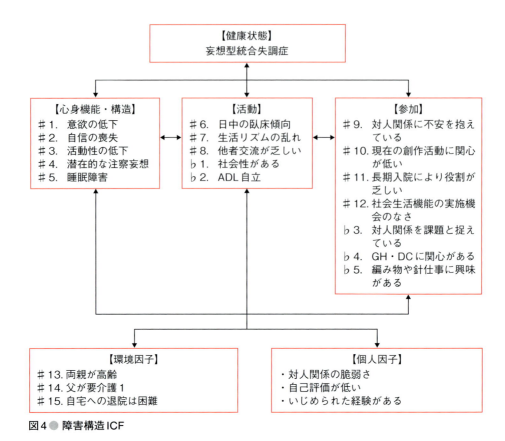

図4 ● 障害構造ICF

Ⅶ 治療目標（目標設定）

【リハゴール】
- GHに入所してDCを利用しながら、再入院を防ぎ主体的な生活を送る

【長期目標（LTG）：6カ月】
- GH体験外泊やDC体験参加を通して退院後の生活に慣れていく

【短期目標（STG）：3カ月】
① 関心のある活動を通し、成功体験を重ね、意欲・自信の回復を図る
② 作業活動を通し、他者交流を図る
③ 主体的なOT参加を通し、1日の活動量を上げ、睡眠・生活リズムを整える

Ⅷ 治療プログラム

① 手芸プログラム（STG ①、②、③）
- 目的：関心のある手芸（クロスステッチ）にて作品を作る。作業活動を通して意欲・自発性の向上、成功体験、自信の回復を図る。また、他者交流を図る機会を提供する。
- 方法：興味関心チェックシートの結果をもとに、手芸内容を選択する。本症例の疲れやすさや意欲面を考慮し、はじめは単純で繰り返しの多い作品から開始する。パラレルな場といった侵襲性の少ない環境を設定し、自然な他者交流機会を提供する。
- 時間・頻度：3回/W、AM、2時間

② 退院準備グループ（STG ①、②、③）
- 目的：病気や薬、利用できる社会資源についての情報提供や調理や外出などを実践することで地域生活に対する知識や経験値を増やし、不安の軽減を図る。
- 方法：他職種やピアサポーターの講義や実技を通して、地域生活を送るうえでのスキルや情報を得る機会とする。参加形態はプログラムの侵襲性を考慮し、見学参加、部分参加などと段階づけを行い実施していく。
- 時間・頻度：1回/W、PM、2時間

③ 振り返りの時間（STG ①、②）
- 目的：SMSF Ver.2を用い気分の変化、疲労

感を客観視に捉え、現実検討力を育み、気づきや自信の回復を図る。
- 方法：SMSF Ver.2 によって外在化された主体的経験を振り返り、体調や心境の変化を確認する。OTSは言語称賛を行い自信の回復に努めるとともに、ネガティブな変化に対してはプログラムの微調整を行うなど配慮する。
- 時間・頻度：1回/2W、PM、1時間

IX 考察

本症例は妄想型統合失調症と診断された40歳代前半の女性である。発症から16年が経過し、回復段階は維持期にあたる。症状には潜在的な注察妄想が存在するが、現在は意欲・活動性の低下といった陰性症状が中心である。また、これらを起因とした睡眠障害や基礎体力の低下といった二次的機能障害が存在する。現在の入院は、家族の再発に対する不安や介護力の不足を理由に、5年の長期入院となっている。今後の支援方針は、GH入所・DC利用による退院がカンファレンスによって示されている。本症例は退院に前向きだが、退院先での人づきあいに不安を感じている。そのため、今回の評価実習では、長期入院者の退院支援に視点をおき評価を行った。評価の結果、地域生活阻害因子として、対人関係の脆弱さと自信のなさが抽出された。

本症例の生育歴や現病歴を振り返ると人的環境に対する脆弱さがうかがえる。現在は保護的入院生活を送ることで病状の安定が図られているが、GH入所・DC利用の退院は注察妄想の再燃リスクが高くなる。現在、本症例は退院意欲が芽生え始めた時期であると同時に、人的環境への適応に不安を感じている。そのため、まずは作業に参加しやすいように関心のある活動をパラレルな場から開始し、次第に退院準備グループやGH体験外泊・DC体験通所へと、人的環境を段階的に調整したプログラムを実施し、安心感とともに成功体験を重ね、人づきあいの再構築を図る。作業療法実習生（以下、OTS）は自信の回復を目指し言語称賛を行い、本症例とともに各プログラムを振り返りながら、自信の回復に努める。以下に、各プログラムについて詳細を述べる。

「手芸プログラム」人づきあいに不安を感じている本症例において、OTに継続的に参加してもらうことが第一の課題である。現在実施している、塗り絵・アイロンビーズはVQの結果から主体的な実施に至っていない。興味関心チェックシートの結果を踏まえ、本症例がやってみたい活動である手芸をパラレルな場にて導入する。繰り返しの多い簡単なものから開始し、OTSは言語称賛を行い、安心感や成功体験の強化、自信の回復を目指す。パラレルな場は他者と環境をともにすることが前提のため、侵襲性が低くほどよい距離感で人づきあいを再構築する機会となる。GH・DCを今後利用するにあたり慣らし活動となる。また、退院支援が進むにつれて生じるストレスや疲れを発散する場としても利用する。

「退院準備グループについて」GHを中心とした地域生活のイメージづくりと、地域資源の利用方法などを学ぶ機会として、心理教育や社会生活技能訓練（Social Skills Training：SST）を実施する。侵襲性の高いプログラムのため、はじめは見学参加や部分参加、経験のある調理実習など段階づけを行い実施していく。また、ピアサポーターから実際の生活状況をうかがう機会を設ける。プログラムを通して、自信の回復や不安の軽減、新たな気づきにつながることを目的とする。特に、対人関係に不安をもつ本症例にとってはピアサポーターの存在は安心感と退院に向けた意欲を育んでくれることを期待する。

「振り返りの時間について」長期入院者は入院生活によりあきらめや自信の喪失、意欲の低下など心理的側面に困難を抱えやすい。本症例も同様であり、SMSF Ver.2を用い1週間の生活・プログラムを振り返り自身の体調や心境を振り返る機会を設ける。意志質問紙を用い、主体的体験を外在化することは、客観的に自己を捉える機会となり現実検討力を育む機会となる。OTSは振り返りの際に問題点や利点を共有し、言語称賛に努め、自信の回復を図っていく。

最後に、対人関係に不安を抱える本症例にとって、立案したプログラムを行う過程で、不安感が増すことも考えられる。また、本症例は40歳代前半と若く、退院支援が進むなかで新たな希望が生まれることも考えられる。そのため、支援者は本症例の言動や行動に関心をもち、コミュニケーションを図りながら、歩調を合わせ、支援を進めていく必要がある。また、長期入院者の退院支援の視点においては、OT場面で得られた情報や介入結果を他職種や家族、地域支援者と共有し本症例を支えるサポーターを増やすことは作業療法士の大きな役割と考える。

第2章 精神障害領域の症例レポート

2 統合失調症（破瓜型、デイケア）

菊池大典

はじめに

　統合失調症の破瓜型（解体型）は10歳代後半〜20歳代前半にかけて発症することが多く、その症状も解体という言葉が表すようにまとまりのない行動を特徴としています。一般的に予後は不良とされていますが、近年の早期介入による治療や支援によって、重症化に至らない事例も報告されています。しかし、前駆期を考慮すると、多感な時期に適切な体験や経験を得にくかったことは想像に難くありません。デイケア内においては、場の雰囲気や状況に即した行動ができず、周囲から疎まれてしまうこともあります。

　OTSが担当した際に、コミュニケーションで思いがけない反応が返ってくるなど、その対応に苦慮することがあるかもしれません。対象者にはこれからの人生に向けてさまざまな成功（失敗）体験を適切に解釈することによる、よりよい行動変容が求められます。デイケアは通過施設であることから、就労移行支援事業所や地域活動支援センターといった他の支援機関との連携が前提となります（→ +α知識 ①②）。OTSも対象者や支援機関の許可が得られれば、積極的にデイケア以外の場所にも同行すべきです。さまざまな場面における対象者の行動特性を理解し、包括的な視点で評価・考察することが大切です。

　また、デイケアでは作業療法士の配置が1人であることが多く、作業活動の提供においては他職種との連携、役割分担をすることになります。OTSは他職種の視点や、協業の仕方についても学びを深める機会となるでしょう。

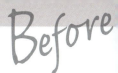

タイトル

統合失調症は類型による症状の傾向はありますが、その臨床像は多様です。タイトルにおいて対象者の症状や問題点、取り組みについて記載されていると、読み手にとってレポートの内容がイメージしやすくなります。

【タイトル】
統合失調症を呈し、デイケアと就労移行支援事業所に通所している症例❶

赤ペン添削
完成Report
→p.174 参照

❶ デイケア（以下、DC）や就労移行支援事業所（以下、移行支援）では、どのような目標や問題点があるのか、そして取り組んでいる内容について記載しましょう。 ➡ +α知識 ①②

+α知識 ①就労移行支援事業所（移行支援）
一般企業への就職を目標に、職業人として必要な態度・知識・技能などを習得し、企業でのインターンシップを行う。就労後も、一定期間の援助が受けられる。制度の利用は2年間が限度で、期間内に就職できなかった場合は必要に応じて利用期間の延長、就労継続支援への移行という措置がとられる。

+α知識 ②地域活動支援センター（地活）
障害者自立支援法に基づいた福祉施設であり、日中の居場所、レクリエーションなどの活動の提供、生活における相談を行う施設。具体的な活動内容、利用期間、料金は事業所によって異なる。

はじめに（報告の目的）

発症前の生活、発症に至る経緯、発症後の状態をなるべく記載しましょう。一連の流れがなければ、読み手に唐突な印象を与えてしまいます。そのうえでDCや関連施設での様子、今後に向けた目標について述べるとよいでしょう。

【はじめに】
今回、統合失調症を呈した症例を担当する機会を得た❶。以下に報告する❷。

赤ペン添削
完成Report
→p.174 参照

❶ 疾患だけでなく、対象者にどのような特徴や問題点がありますか？
❷ 具体的に何について報告するのですか？ 評価のこと、プログラム（以下、PG）のことなど、具体的に記載しましょう。

一般情報（基本情報）

対象者の性格、主訴といったパーソナリティに関連の深い情報は、全体像を捉えるうえで重要な項目です。対象者の語りから得られた情報は要約せず、なるべくそのまま記載しましょう。

I 基本情報
- 【氏名】Aさん
- 【年齢／性別】20歳代前半／男性
- 【性格】おとなしい性格、消極的思考、謙虚で人あたりもよい❶
- 【体格】身長172 cm／体重62 kg／BMI 20.96 kg/m²
- 【趣味】クロスワードの雑誌を購読し、毎回応募している
- 【主訴】自分の会話に関する訴え❷
- 【ホープ】「アルバイトでもよいから、働きたい❸」

赤ペン添削
完成Report
→p.174 参照

❶ この性格は発症後からのものですか？ 消極的思考は具体的にどういう行動として現れますか？
❷ 具体的に対象者が話した言葉から引用するようにしましょう。
❸ 対象者本人だけでなく、主たる支援者である家族のホープについてもなるべく聴取しましょう。

医学的情報

統合失調症において対象者の背景因子はとても重要です。記録だけでなく、関係職員からも情報を聴取して情報を補完しましょう。

II 医学的情報
- 【診断名】統合失調症（破瓜型）
- 【合併症】便秘
- 【生育歴および現病歴】
  某大都市にて出生。高校3年生の頃❶になると次第に自室でふさぎ込むようになり、近隣の精神科クリニックを受診したところ、統合失調症（破瓜型）と診断された❷。大学受験に失敗した頃から精神症状が悪化し、B病院へ入院❸となった。約3週間の入院で症状は落ち着き退院となり、自宅での生活にも慣れてきたことから、自宅近隣の当院精神科DCへ通所となった。DCには安定して通えていることから現在は移行支援も併用し、就労に向けた準備を進めている。
- 【服薬情報】リスパダール®、エビリファイ®、アナフラニール®、マグミット®❹

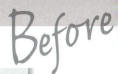

> **赤ペン添削**
> 完成Report
> →p.174 参照
>
> ❶ それ以前には問題はなかったのでしょうか？ 記載しましょう。
> ❷ 受診は自発的だったのかそれとも家族に連れられてだったか、入院したのか、あるいは外来なのか、治療の内容について記載しましょう。
> ❸ 入院形態について記載しましょう。
> ❹ 薬は剤形、1回量、服薬のタイミングについても記載しましょう。

✏ 社会的情報

統合失調症において、同居している家族の情報はとても重要です。家族と対象者の関係性が好ましくなければ、自宅での生活自体がストレスとなる場合もあることから、症状が再燃するリスクとして考慮する必要があります。教育歴は対象者の知的機能の目安にもなるため、なるべく詳しく記載しましょう。また、収入のない対象者にとって、家庭の経済状況は大切です。

> **Ⅲ 社会的情報**
> 【家族構成】父（会社員）、母（専業主婦）❶
> 【教育歴】高校卒業❷
> 【経済状況】父親が働いており、問題ない❸

> **赤ペン添削**
> 完成Report
> →p.174 参照
>
> ❶ もし、両親のどちらかがキーパーソンであれば、その旨も記載しましょう。
> ❷ 教育歴について、どのような高校を卒業したのか、また在学中の成績についても記載しましょう。
> ❸ 問題ないとのことですが、父親がどのような仕事をしているかわかると、より説得力が出ます。

✏ 他部門情報

DCにおける支援は多職種による連携、役割分担によって成立します。医師の見立てと治療方針、禁忌事項を確認しましょう。統合失調症患者には肥満も多いことから、看護師からはDCでの様子だけでなく、内科的なリスクを確認するとよいでしょう。精神保健福祉士からは家族仲などの家庭状況、他施設との連携状況、利用できる社会資源について情報収集します。もし、臨床心理技術者もかかわっていれば、心理検査の結果や、心理面接によって得られた情報を確認しましょう。

Ⅳ 他部門情報

【医師】
精神症状は落ち着いている。対人緊張が強いので、DCでの活動を通じて改善してほしい❶。

【看護師】
問題行動もなく、まじめに過ごしている。声をかけると集団には加わるが、自ら他利用者に話しかける場面がみられない❷。

【精神保健福祉士】
家族との仲もよく、両親も本症例の病状に理解を示している。移行支援に通い始めて❸1ヵ月が経過した。移行支援の職員からは、緊張が強いことが報告されている❹。

完成 Report
→p.174 参照

❶ 現在の病状だけでなく、治療方針やDCでのかかわりにおける注意点についても確認しておきましょう。

❷ DC以外の食生活や食べ物の嗜好、BMIといった身体面における健康状態についても聴取しましょう。

❸ 通所手段と所要時間も記載しておくとよいでしょう。

❹ 緊張が強いことで、どのような問題が生じているのか具体的に聴取しましょう。

🖊 作業療法評価（初期評価）

DCでは主にPGと、休憩時間に分かれて1日が構成されています。PG中とそれ以外の様子を丁寧に観察して、まとめることが大切です。ADL、IADLについて、構成的な面談を用いるか、雑談のなかで非構成的に聴取するのか、OTSのスクリーニングをもとに実習指導者と相談しましょう。

Ⅴ 作業療法評価

1. **第一印象**
   身長は170cmほどのやせ型で、チノパンに紺のTシャツという質素な服装。髪は短く整えられており、清潔感がある。OTSが挨拶をすると、「はじめまして」と返事をされる❶。

2. **GAF**❷
   65点

3. **ADL**
   服装には清潔感があり、髪も整え、ひげも剃っている。まれにひげ剃りで切ったと思われる傷がある。目立った問題はないと考えられる❸。

4. **IADL**
   金銭はお小遣い制で、休日は1人で駅前に外出してクロスワードの雑誌や中古のCDを購入する。使わなかった分は貯めて、ゲームソフトを買うこともある。部屋が雑誌やCDで散ら

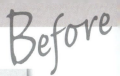

かることもあり、両親に指摘されないと掃除しない❹。
5. 身体機能
　日常生活において、特に支障はない❺。
6. 精神・心理機能面
　幻覚や妄想はなく❻、会話は問題なく成立する。一方でメンバーミーティングやSSTでは、落ち着かなくなることがあり❼、緊張する状況に対して苦手な様子がうかがえる。
7. 認知・遂行機能面
　料理では他利用者の様子を見学していることが多い。促されて包丁を握るが、やり方がわからないと動きが止まってしまう❽。自主活動では、他利用者同士が談笑する輪に加わっているが、自ら発言することはない。
8. 対人・コミュニケーション面
　DCを利用するうえでの日常会話は問題ない❾。スタッフや他利用者が話しかけると応対するが、すぐに会話が終わってしまう❾。

本症例の週間スケジュール

	月	火	水	木	金
午前	自主活動	料理	自主活動	書道	移行支援
午後	SST	自主活動	集団散歩	自主活動	移行支援

赤ペン添削
完成Report
→ p.175 参照

❶ OTSの挨拶に対して返事をするときの、具体的な様子を書きましょう。基本的交流技能の評価にもつながります。

❷ 評価を実施した日時を記載しましょう。　➡ 知識 ③

❸ 統合失調症は調子に波があることも多く、症状再燃の注意サインを把握するうえでもADLの遂行状況は重要です。調子が悪いときの様子もわかれば記載しましょう。

❹ 掃除だけでなく、その他のIADLの状況についても確認しましょう。

❺ 問題ないと判断した根拠について記載しましょう。

❻ 対象者の内面について断定するのは早計です。OTSにとって幻覚や妄想がないと考えるに至ったエピソードを記載するようにしましょう。

❼ 落ち着かなくなるときは、具体的にどのような状況のときですか？

❽ その後の展開についても記載すると、対象者の行動特性が詳しくわかると思います。

❾ すぐに会話が終わってしまうのであれば、日常会話を問題なしと評価するのは矛盾するのでは…。なぜ会話がすぐ終わってしまうのか、具体的に記載してみましょう。

+α知識　③ GAF (Global Assessment of Functioning：機能の全体的評定尺度)
　成人の職業的・社会的・心理的機能を評価するのに用いられる。1～100の数値によって表される。簡便に評価できる反面、評価者の主観によってスコアに差が出やすいことから、その他の評価と組み合わせて用いることが望ましい。

初期評価のまとめ（問題点と利点）

地域で安定して生活できている対象者に対して、利点に着目することで強みを活かした目標設定や訓練内容を立案することができます。それは結果として対象者の内発的動機を高めることにもつながることから、重要な視点です。

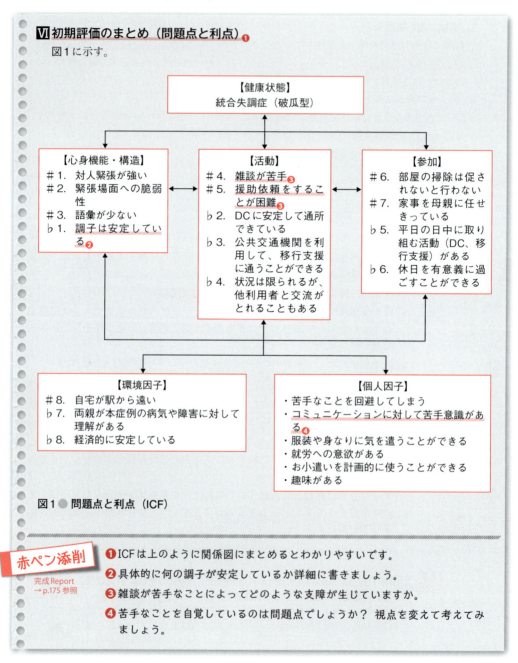

Ⅵ 初期評価のまとめ（問題点と利点）❶

図1に示す。

【健康状態】
統合失調症（破瓜型）

【心身機能・構造】
♯1. 対人緊張が強い
♯2. 緊張場面への脆弱性
♯3. 語彙が少ない
b1. 調子は安定している ❷

【活動】
♯4. 雑談が苦手 ❸
♯5. 援助依頼をすることが困難 ❸
b2. DCに安定して通所できている
b3. 公共交通機関を利用して、移行支援に通うことができる
b4. 状況は限られるが、他利用者と交流がとれることもある

【参加】
♯6. 部屋の掃除は促されないと行わない
♯7. 家事を母親に任せきっている
b5. 平日の日中に取り組む活動（DC、移行支援）がある
b6. 休日を有意義に過ごすことができる

【環境因子】
♯8. 自宅が駅から遠い
b7. 両親が本症例の病気や障害に対して理解がある
b8. 経済的に安定している

【個人因子】
・苦手なことを回避してしまう
・コミュニケーションに対して苦手意識がある ❹
・服装や身なりに気を遣うことができる
・就労への意欲がある
・お小遣いを計画的に使うことができる
・趣味がある

図1 ● 問題点と利点（ICF）

赤ペン添削

完成Report
→p.175 参照

❶ ICFは上のように関係図にまとめるとわかりやすいです。
❷ 具体的に何の調子が安定しているか詳細に書きましょう。
❸ 雑談が苦手なことによってどのような支障が生じていますか。
❹ 苦手なことを自覚しているのは問題点でしょうか？ 視点を変えて考えてみましょう。

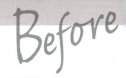

治療目標（目標設定）

移行支援への適応に向けた問題点の克服が目標となりますが、行動変容には時間を要します。理想的な、課題の高すぎる目標を設定すると、支援する方もされる方も苦労します。スモールステップにて段階づけを行い、確実にできることを増やせる目標を設定することが望ましいです。

Ⅷ 治療目標

【リハゴール】
- 障害者枠での就労 ❶

【長期目標（LTG）：3カ月】
- 移行支援への通所日を増やす ❷
- 楽しく雑談できるようになる ❸

【短期目標（STG）：6週間】
①緊張を感じたら、深呼吸することができる ❹
②他利用者に話しかけることができる ❺
③会話のキャッチボールができる ❻

赤ペン添削

完成Report
→p.175 参照

❶ 間違いではないですが、DCがフォローできる範囲をゴールにしましょう。
→ +α知識 ④⑤

❷ 具体的に何日増やしますか。

❸ 楽しく雑談とは、具体的にどのような状態ですか。3カ月で達成できそうですか？

❹ 緊張を緩和する大切な方法ですが、課題として低すぎませんか？

❺ 現状でも他利用者に話しかけることはあるはずです。話しかける際の目的は何ですか？

❻ もう少し具体的に、かみ砕いて記述しましょう。

---

 ④就労継続支援Ａ型（継続Ａ）

　一般就労が困難な人、将来は一般企業への就職を目標にしている人を対象としている。最大の特徴は、事業所と、労働基準法に基づく雇用契約を締結して活動（仕事）に従事することである。雇用契約を結んでいるので、各種の保険も適用される。Ｂ型と比較すると、事業所の数は少ない。

 ⑤就労継続支援Ｂ型（継続Ｂ）

　福祉的就労を目標としている人、就労移行支援を利用したが就職に至らなかった人を対象にしている。Ａ型とは違い、事業所との雇用契約は結ばない。工賃として金銭が支払われるが、時給として換算するとＡ型よりも低い。活動内容はＡ型に準じており、種々の作業や生産活動に取り組む。

治療プログラム

DCではPGの参加にかかわらず、開所時間中は働きかけるチャンスがあります。その意味ではPGだけにこだわらず、対象者がPGに参加しない時間帯も有効に活用するよう計画を立てましょう。

Ⅷ 治療プログラム

①SST（STG ③）
- 目的：対人交流技能の向上❶。
- 方法：基本訓練法、問題解決法を用いて、具体的な声かけの練習、雑談に適した話題について学習する。
- 時間・頻度：PM（月）、60分、1回/W

②自主活動における利用者同士の交流（STG ②、③）
- 目的：会話の練習。
- 方法：自主活動の時間に、他利用者と雑談をする。OTSも一緒に加わり、話を盛り上げるようにする❷。
- 時間・頻度：AM or PM、15～30分程度、4回/W

③集団散歩（STG ①、②、③）
- 目的：会話、および交流の機会。
- 方法：散歩にて任意の利用者に声をかけ、雑談をする❸。OTSも同行して、話しかけられるきっかけをつくるようにする❸。
- 時間・頻度：PM（水）、30分程度、1回/W

赤ペン添削
完成Report
→p.175 参照

❶ 間違いではありませんが、少し抽象的なので、具体的に記載しましょう。

❷ 話を盛り上げることも大切ですが、対象者が発言できる場を設定してあげることが支援者としてのかかわりではないでしょうか。治療構造として利用するために、より詳細に場面設定を行う必要があります。

❸ 屋外歩行という環境を利用する際に、何か話題にしやすいテーマがあれば、盛り込みましょう。話しかけるためのきっかけについて、具体的に働きかけ方を考えましょう。

考　察

DCは通過施設であることから、その他の支援機関との連携が前提となります。作業療法は、環境との関連性についても述べることがとても重要です。その意味では、DCと移行支援で対象者の様子に違いがあるとすれば、その点についても考察する必要があります。かかわりによる変化を踏まえ、対象者の今後について述べることができると、考察として説得力をもたせられると思います。

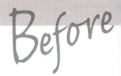

IX 考察

　本症例は統合失調症（破瓜型）を呈した、20歳代前半の男性である。目立った精神症状もなく、DCに休まず参加している。また、移行支援への通所も開始となり、生活が拡大している。現在の問題点として、<u>コミュニケーション能力</u>❷があげられる。DCでは他者との交流が少なく、移行支援でも同じ問題点がスタッフより報告されている。DCでの活動を通じて<u>機能向上</u>❸に働きかけることが重要と考えられる。

　SSTでは、対人交流における知識や技能を身につける。自主活動や集団散歩の時間では、<u>リラックスした雰囲気で会話ができることから</u>❺、スタッフやOTSもそれに加わることで積極的にコミュニケーションがとれるようにする。DC閉所時に振り返りを行うことで、適宜修正を行うこととする。❹

　以上のことを踏まえて、短期目標である緊張時における深呼吸の実施、他利用者への声かけ、会話のキャッチボールについて働きかけることができると考える。DCにおけるコミュニケーションが上達すれば、移行支援においてもそれが般化されると考えられ、通所日を増やすことにつながり、就労支援に向けた支援になるのではないだろうか。

赤ペン添削
完成Report
→ p.176 参照

❶ 本症例の状況について、もう少し詳しく記載しましょう。
❷ コミュニケーションの何が問題点か、詳しく記述しましょう。
❸ 漠然としているので、具体的に行動レベルとして記述しましょう。
❹ 治療プログラムの内容について、もう少し具体的に記載しましょう。
❺ リラックスした雰囲気は、意図的に設定するのですか。場面設定の詳細を記載しましょう。

おすすめ書籍

I）『SSTを生かした作業療法の展開―認知行動障害へのアプローチ』（岸本徹彦，平尾一幸／編），三輪書店，2008
　→ SSTやSSTに関係する理論についてわかりやすくまとめられている。統合失調症の特性を踏まえ、作業療法としての枠組みを通してSSTを実施する意義について解説されている。

II）『図説リカバリー―医療保健福祉のキーワード』（野中 猛／著），中央法規出版，2011
　→ 近年はリカバリーの概念で精神障害者支援に取り組む医療従事者も増えていることから、他職種との共通言語として理解しておくべき。支援プログラムの一環として作業療法も紹介されている。

III）『覗いてみたい！？ 先輩OTの頭の中―精神科OTの醍醐味』（苅山和生／著），三輪書店，2010
　→ 著者が後輩作業療法士や臨床心理技術者からの相談について、助言を通して臨床で大切にすべきことを伝えている。実際の事例を用いていることから、内容が具体的でわかりやすい。

IV）『精神科リハビリテーションの流儀―援助者必携デイリーケアのエッセンス』（宮脇 稔／編著，百田 功，山﨑勢津子／著），文光堂，2012
　→ デイケアにおける支援のコツについて、実際の症例をもとに解説されている。要所ごとにEssenceとして掲載されているワンポイントアドバイスが秀逸。

V）『ソーシャルワークによる精神障害者の就労支援―参加と協働の地域生活支援』（御前由美子／著），明石書店，2011
　→ 博士学位論文に加筆、修正を加えたテキスト。精神障害者の就労支援における制度、支援機関、支援の方法論について丁寧に解説されている。引用・参考文献も豊富で、関連資料を探すことにも役立つ。

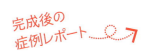

就労移行支援事業所への定着に向けて、対人交流が課題となった統合失調症の症例

○○学校作業療法学科3年　実習花子
実習指導者：菊池大典

今回、統合失調症を呈した20歳代前半の男性を担当する機会を得た。現在は目立った精神症状はなく、休まずにデイケア（以下、DC）へ通所（4回／週）している。就労への意欲も高いことから1回／週の頻度で移行支援への通所も開始となったが、対人緊張の強さから他利用者と積極的な交流をもつことができず、本人も課題として認識していた。DCでの活動を通じて、よりよい対人交流に向けた支援を立案したので以下に報告する。

I 一般情報

【氏名】Aさん
【年齢／性別】20歳代前半／男性
【性格】
病前からおとなしい性格。口数は少ないが、謙虚で人あたりもよい。消極的な考え方をすることが多く、やらない理由を考えて回避する傾向にある。
【体格】
身長172 cm／体重62 kg／BMI 20.96 kg/m^2
【趣味】
クロスワードの雑誌を購読し、毎回応募している
【主訴】
「人と上手に話すことができないし、何を話したらよいかもわからない」
【ホープ】
本人：「アルバイトでもよいから、働きたい」
家族：「家にこもるのは怖いので、日中は活動してほしい」

II 医学的情報

【診断名】統合失調症（破瓜型）
【合併症】便秘
【生育歴および現病歴】
某大都市にて出生。生育に目立った問題はなかったが、高校3年生の頃になると自室でふさぎ込むようになった。家族に連れられて近隣の精神科クリニックを受診したところ、統合失調症（破瓜型）と診断された。外来通院での治療により症状は安定したが、受験した大学が不合格であったことから精神症状が悪化、両親に対して暴言を吐くようになり、B病院へ任意入院となった。約3週間の入院で症状は落ち着き退院となり、自宅での生活にも慣れてきたことから、自宅近隣の当院精神科DCへ通所となった。DCには安定して通えていることから現在は移行支援も併用し、就労に向けた準備を進めている。

【服薬情報】
リスパダール®錠1 mg：1T（朝・夕食後）、エビリファイ®錠3 mg：1T（朝・夕食後）、アナフラニール®錠25 mg：1T（朝・夕食後）、マグミット®錠500 mg：1T（就寝前）

III 社会的情報

【家族構成】
父（会社員）、母（専業主婦：キーパーソン）
【教育歴】公立高校の普通科を卒業（成績は下位）
【経済状況】
父親は某大手企業で働いており、当面は問題ない。

IV 他部門情報

【医師】
精神症状は落ち着いているので、薬物療法は現状維持。将来は病気であることを開示することを前提に、一般企業での就労が目標。元来の人柄も考えられるが対人緊張が強いので、DCでの活動により改善を目指す。心理的負担には注意するように。
【看護師】
目立った問題行動はなく、まじめに過ごしている。声をかけると集団には加わるが、自ら他利用者に話しかける場面がみられない。服薬アドヒアランスも良好で、体重も標準的。生活指導は実施して

いない。

【精神保健福祉士】
家族との仲はよく、両親も本症例の病状に理解を示している。移行支援に通い始めて1カ月が経過した。自宅からは離れているため、バスに乗って45分ほどかけて通っている。移行支援の職員からは、緊張が強く他利用者と関係を上手につくることができない、わからないことをわからないままにしてしまうことが問題点として報告されている。

Ⅴ 作業療法評価

1. 第一印象
身長は170cmほどのやせ型で、チノパンに紺のTシャツという質素な服装。髪は短く整えられており、清潔感がある。OTSが挨拶をすると、伏し目がちに「はじめまして」と返事をされる。

2. GAF（実施日：X年○月○日）
65点

3. ADL
服装には清潔感があり、髪も整え、ひげも剃っている。まれにひげ剃りで切ったと思われる傷がある。調子が悪くなると、長時間の手洗いや確認行為といった強迫行為を呈することがある。

4. IADL
休日は1人で駅前に外出してクロスワードの雑誌や中古のCDを購入する。使わなかった分は貯めて、ゲームソフトを買うこともある。お金は小遣い制で、計画的に使っている。部屋が雑誌やCDで散らかることもあり、両親に指摘されないと掃除しない。家事は全般的に母親が担っており、本人は手伝っていない。

5. 身体機能
軽スポーツや散歩、デイルームでの様子からは明らかな問題点はみられない。公共交通機関を利用した単独外出もできている。

6. 精神・心理機能面
日常会話において、病的体験と思われるような発言は聞かれない。メンバーミーティングなどで話し合いに膠着状態が続くと落ち着かなくなることがある。SSTの際に、誰からも練習内容の提案がない場合も同様である。緊張する状況に対して苦手な様子がうかがえる。

7. 認知・遂行機能面
料理では他利用者の様子を見学していることが多い。促されて包丁を握るが、やり方がわからないと動きが止まってしまう。見かねた他利用者が声をかけ、指導を受けながら取り組む。自主活動では、他利用者同士が談笑する輪に加わっているが、自ら発言することはない。

8. 対人・コミュニケーション面
日直当番の際は、相方の日直と業務の内容について相談することができる。それ以外の場面では、スタッフや他利用者が話しかけると応対するが、相づちのバリエーションが少なく、また症例本人から質問することがないため会話が続かない。

本症例の週間スケジュール

	月	火	水	木	金
午前	自主活動	料理	自主活動	書道	移行支援
午後	SST	自主活動	集団散歩	自主活動	移行支援

Ⅵ 初期評価のまとめ（問題点と利点）
図1に示す。

Ⅶ 治療目標

【リハゴール】
- 移行支援への完全移行（DCへの参加は月1回程度とし、報告や相談の場として利用する）

【長期目標（LTG）：3カ月】
- 移行支援への通所日を1～3日増やす
- 負担感なく雑談できる

【短期目標（STG）：6週間】
① 挨拶をする際に「今日は寒いですね」など、一言添えて声かけできる
② 相手の話を聞き、話の内容についてさらに質問できる
③ 複数人での雑談において、必ず1回は発言できる

Ⅷ 治療プログラム（以下、PG）

① SST（STG ①、②）
- 目的：声かけや、会話の方法について学習する。
- 方法：基本訓練法、問題解決法を用いて、具体的な声かけの練習、雑談に適した話題について学習する。PG終了後にOTSと内容の振り返りを実施し、SSTで取り組んだ内容を自主活動で試みる。
- 時間・頻度：PM（月）、60分、1回/W

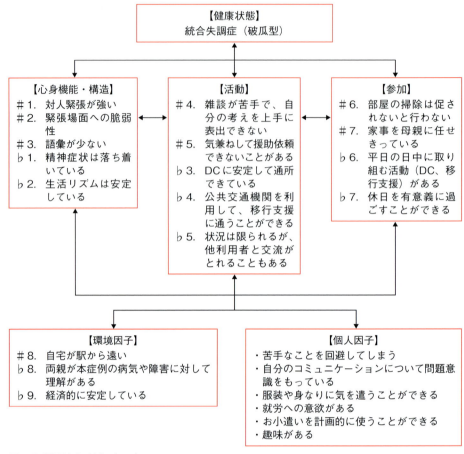

図1 ● 問題点と利点（ICF）

②集団散歩（STG②）
- 目的：会話、および交流の機会。
- 方法：散歩にて任意の利用者に声をかけ、雑談をする。OTSが話題を提供し、会話を促すようにする。
- 時間・頻度：PM（水）、30分程度、1回/W

③自主活動における利用者同士の交流（STG③）
- 目的：会話の練習。
- 方法：スタッフやOTSが雑談の場をつくり、本症例や他利用者を導入する。基本的にはスタッフやOTSが話題を提供するが、過度な介入はせずに成り行きを見守る。適宜、本症例に発言を促すための質問を行う。
- 時間・頻度：AM or PM、15～30分程度、4回/W

Ⅸ 考察

　本症例は統合失調症（破瓜型）を呈した、20歳代前半の男性である。高校3年時に発症して入院経験もあるが、現在目立った精神症状はみられない。家族関係、経済状況については、介入や支援を要する問題はみられない。DCへの通所は安定しており、さらに移行支援との併用が開始となり1カ月が経過している。DCではPGに参加するが、自ら他利用者と交流をもつことが極めて少ない。このことを本人に尋ねたところ、「人と話そうとすると緊張する」「何を話してよいかわからない」と対人緊張に関する悩みの訴えが聞かれた。移行支援においても同様の問題点があげられており、他利用者との関係づくりに苦労し、活動に必要なコミュニケーションが十分にとれないことがある。

　本症例は自分の障害を開示した形式での就労を希望している。すでに移行支援への通所も開始となり、

就労に向けて積極的に取り組んでいる過程にある。DCでは就労支援を前提に、問題点としてあげられている対人交流について支援する。本症例はPGへの参加に対して前向きなことから、自主活動における交流に加えて、PG場面を利用した自然な雰囲気での対人交流を促したい。

以上のことを踏まえ、長期目標達成を6カ月後と設定し、移行支援への通所日を1〜3日増やすこと、負担感なく雑談ができることを目標とする。短期目標は6週間を達成期間とし、①挨拶をする際に「今日は寒いですね」など、一言添えて声かけができる、②相手の話を聞き、話の内容についてさらに質問できる、③複数人での雑談において発言できる、の3項目を設定する。

短期目標①、②に対して、SSTを用いる。基本訓練法、問題解決法を利用することで、対人交流における知識を得るとともに、実践の場とする。OTSも一緒に参加し、スタッフと協力してモデリングを担うことで本症例の学習を促す。短期目標②に対して、集団散歩を用いる。散歩では道すがらの景色や肌で感じる季節感といった、身近で話題にしやすい要素が多いことから、雑談が促されると考えられる。もし本症例が声をかけづらい場合は、OTSから促すようにする。短期目標③はPG外の自由時間において、スタッフ、OTS、本症例、他利用者と雑談する。スタッフとOTSが場を設定し、本症例や他利用者を導入する。スタッフが話題提供者の役割を担う。本症例が発言しない場合は、スタッフやOTSから質問することで、発言の機会をつくる。それ以外の時間帯におけるDCの過ごし方については、医師から心理的負担を考慮するよう指示されていることを踏まえ、本症例の任意に過ごしてもらうこととする。

本症例との振り返りは、構成的な面談としてDCの終わりに毎日実施する。上手にできたこと、今後の課題、感想を共有することで、次回に向けたよりよい行動変容の支援を行う。本症例自身が対人交流に関して問題意識をもっていること、まじめな人柄を鑑みても、着実にできることを増やしていけると考えられる。

第2章　精神障害領域の症例レポート

3 統合失調症（精神発達遅滞合併）

新井孝行

はじめに

　精神発達遅滞を伴う統合失調症はかつて接枝分裂病とも呼ばれていました。先天的脳疾患、あるいは発達段階での知的機能の未成熟さから精神発達遅滞の症状を呈し、欲求の発散や充足が適度になされず、社会的に受け入れられる環境も少なく疎外されて、二次的に統合失調症を発症するものと一説では考えられています。

　その病態・行動様式の特徴は、主として①乳幼児期・成育期に罹患した疾患および特徴的な行動（例えば、高熱からひきつけを起こした、身体機能や言葉を発する年齢の遅れ、道具をうまく使えない、同年代の他者との交流がうまくできない、など）、②知的機能検査の結果〔例えばウェクスラー成人知能検査（WAIS）、田中ビネー式知能検査など〕の程度、③集団生活上問題となりやすい不適応行動（他者への過干渉などの迷惑行為、作話、盗癖など）の周期的反復、などがあげられます。

　作業療法では、疾患が要因と考えられる精神症状の有無を確認し、集団場面での行動、対人交流技能を軸に対象者の評価を行っていきます。作業療法プログラムでは、集団内での適応行動を促進すること、対象者が生活上可能な方法で欲求発散の行動を講じること、またそれらの行動を強化・定着していくこと、そのための環境調整が主に求められます。語彙も少なく自己表現が上手にいかないこともあり、対象者の本来のホープを汲むことが難しく、能力以上の行動水準を求めると不適応行動に至ることも考慮し、行動課題を設定していくことが求められます。

タイトル

　精神発達遅滞を合併している統合失調症の対象者は、集団内適応行動が困難に陥りやすく、それゆえに言動表現が特徴的な疾患です。具体的な問題点とそれに対応する作業を想起できる言葉がタイトルに表記できれば、読み手に伝わりやすく、後の文章につなげて考えやすくなります。

【タイトル】
　病棟での不適応行動を繰り返す症例❶

赤ペン添削
完成Report
→p.187参照

❶ どのような場面でどのような行動を示すかを、読み手がわかりやすい言葉で具体的に表現してみましょう。

はじめに（報告の目的）

　具体的に対象者の特徴や着目点、作業療法での支援内容がわかるように記載してみましょう。

【はじめに】
　今回の実習で、精神発達遅滞を合併した統合失調症の対象者を受け持たせていただいたので、ここに報告する❶。

赤ペン添削
完成Report
→p.187参照

❶ 対象者の受け持ちとなり、具体的にどの場面に注目したのか、どのような支援方法を選択したのかを記載すると伝わりやすいと思います。

一般情報（基本情報）

　言語表現が不足している対象者の趣味や主訴、ホープは今後の支援内容を決めるうえで大事な指針となりえます。対象者自身が発した言葉以外に、関係職員からの情報から、もしくは実習生から見てどのような活動に多く参加しているか、活動のなかでどのような言動をとっているかを捉えて推測してみましょう。

Ⅰ 一般情報
　【氏名】Aさん
　【年齢／性別】40歳代／男性
　【性格】人懐っこい、人とかかわることを好む
　【趣味】音楽鑑賞、人と話す

【主訴】「困っていることはない❶」
【ホープ】
本人：「作業療法で調理プログラムに参加したい」「お兄さんや先生（主治医）に手紙を書きたい」「退院して家に帰りたい」
兄（キーパーソン：KP）：「今後も日中にみてもらえるところでお願いしたい❷」

完成Report
→ p.187 参照

❶ では、どうして入院しているのでしょうか。さらに対象者へ確認して、対象者なりの表現を記してみましょう。
❷ 外泊や外出などどこまで協力が可能か、詳しく確認できると今後の支援につなげやすくなります。直接確認できない場合は、担当の病棟職員や精神保健福祉士に聞いてみましょう。

医学的情報

疾患の特徴が現病歴に記載されていることが多く、対象者の全体像をつかむ導入部分で非常に重要となってきます。もし現在の医師記録に記載がない場合でも、カルテ庫に保管されている以前の記録を見るなど、実習指導者に相談して可能な限り確認してみましょう。

Ⅱ 医学的情報
【診断名】統合失調症、精神発達遅滞
【現病歴】
2歳頃から10年ほどB病院へ通院していた❶。X－20年❷、放火を繰り返し1年ほどC病院に入院していた。退院後、定期的にX－11年までC病院に通院していたが、その後、幻聴・被害関係妄想・焦燥感などが出現。間もなく、「木材工場の人たちに悪口を言われた」と、木材工場のゴミ箱に放火した。言動の異常より要入院と判断され、X－10年当院に入院する。
【入院形態】任意入院❸
【服薬情報】
リスペリドンOD錠4 mg：2T（朝食後・就寝前）、ゾニサミド錠300 mg：3T（朝・夕食後、就寝前）、マグミット®錠1,500 mg：6T（毎食後）、ガステール®240 mg：6T（毎食後）、センナリド®48 mg錠：4T（夕食後）

完成Report
→ p.187 参照

❶ どのような理由があってのことでしょうか。疾患の根底の部分です、確認してみましょう。
❷ X年についての説明が必要です。
❸ 入院当初からでしょうか。入院形態の変更がなかったか、確認してみましょう。

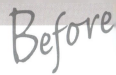

社会的情報

　家族構成、対象者との関係性、経済状況は対象者の今後の生活を左右する大きな要素です。漏らさず確認・記載しましょう。

> **Ⅲ 社会的情報**
> 【家族構成】本人は未婚、兄（KP）が保護者となっている❶。
> 【教育歴】
> 　言語の発達が遅く、小学校・中学校と特殊学級❷に通う。1桁の計算が困難だったが、定時制高校を5年間で卒業している。
> 【職業歴】木材加工業❸
> 【経済状況】障害基礎年金2級
> 【保険区分】健康保険（家族）
>
> ―――――――――――――――――――
>
> ❶ 兄（KP）の家族構成はどうなっていますか。単身か、家族の有無などを確認しましょう。
> ❷ 現在は名称が変わっていますが、知っていますか。➡ +α知識 ①
> ❸ 就労期間や就労形態（一般就労、保護就労）も確認できれば記載しましょう。

赤ペン添削
完成Report
→ p.187 参照

+α知識 ① 特別支援学級
　学校教育法が2006年6月に改正・2007年4月より施行され、これまでの特殊学級に代わって、「特別支援学級」という名称になった。またその対象も「心身に故障のある者で、特殊学級において教育を行うことが適当なもの」とされていたものが、「教育上特別の支援を必要とする児童・生徒及び幼児」に修正された。これにより、対象者の範囲が拡大した。

他部門情報

　言語表現が不足する対象者が多く、他職種と評価・情報を確認することが対象者本人のホープを汲みとるための重要な手段です。医師、看護師、薬剤師、精神保健福祉士はもとより、心理士および作業療法士からの情報も重要です。作業療法評価にも大きくつながるため、確認したいことは確実に情報収集しましょう。

> **Ⅳ 他部門情報**
> 【医師】（直接聴取）❶
> 　薬物療法は一通り行っており、精神症状については現在以上の変化を望むのは難しいと考えている。対人交流技能の維持向上、および情動・欲求の適切な発散方法の獲得を望みたい。

【看護師】（直接聴取）❶
病棟では日常生活動作などは自立している。周期的に他入院患者の筆記用具やCDなど、身につけて隠せる大きさのものを盗ることがあるため、たびたび指摘を受けており、口頭で謝罪することを繰り返している❷。そのたびに兄に病院職員から連絡がいき、兄からも指摘を受けている。

【薬剤師】（直接聴取）❶
処方内容について一見理解しているようだが、自ら薬について確認することはない。

【精神保健福祉士】（直接聴取）❶
保護者は兄。兄にも家族があり、また仕事もあるため即座な対応は求めにくいが、連絡の行き来はあり協力的に対応されている。退院には否定的で、同居は考えていない。

【臨床心理士】（直接聴取）❶
- 知能検査 WAIS-Ⅲ（X－1年○月□日）：全検査指数（FIQ）≒59、言語性指数（VIQ）≒51、動作性指数（PIQ）≒65 ❸
以上より、中等度の知的障害と捉えられる。

【作業療法士】❹（直接聴取）❶
当院に入院して約10年になる。入院して約1カ月後より作業療法の処方を受けている。作業療法開始時より対人接触は多く、初対面の相手にも自ら声をかけている。希望があるときは手紙を書くことで気持ちを伝えようとすることが多い。また、現在クローズドグループで行っている調理プログラムに参加したい旨を複数の職員に伝えている。

赤ペン添削
完成Report
→p.187 参照

❶ いつ直接聴取した情報なのか、いつの診療記録より得た情報なのかを明記しておきましょう。特に記録からの収集は、旧情報が含まれていることもあります。最新の情報を収集しましょう。

❷ 他者のものを盗っている対象者は、対人関係はどのようになっているのでしょうか。

❸ 点数の結果記載だけでなく、下位検査でどのような項目に特徴的な結果が表れたのかを確認しておきましょう。また、WAIS-Ⅲ以外の知能検査も把握しておきましょう。 ➡+α知識 ②③④

❹ 実習指導者その他、作業療法場面に携わる職員からも経過などの情報を得ると、評価した項目とよりつなげやすくなります。その他、地域で生活している期間が長い（入院期間が短い）対象者の場合は、実習指導者に相談してから、対象者にかかわっている関係者からの聴取が可能な場合は試みましょう。

---

  ② **WAIS-Ⅲ（Wechsler（ウェクスラー）成人知能検査 改訂第3版）**
　2006年日本版発行。14の下位検査から構成され、言語性IQ（VIQ）、動作性IQ（PIQ）、全検査IQ（FIQ）の3つのIQに加え、言語理解（VC）、知覚統合（PO）、作動記憶（WM）、処理速度（PS）の4つの群指数の側面からの把握や解釈が可能になった。高齢化社会に対応するため、適応年齢が16～89歳に拡大されるなど、現代に合わせた改良が加えられている。

  ③ **田中Binet（ビネー）式知能検査**
　1947年、心理学者の田中寛一によって出版され、4回の改訂を経て現在は2005年改訂の第5版（Ⅴ）が用いられている。「思考」「言語」「記憶」「数量」「知覚」などの問題で構成されており、実施手順によって算出された精神年齢（MA）と生活年齢（CA）の比較によって、それが知能指数（IQ）として算出されるように作成されている。

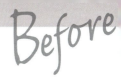

 ④ Kohs（コース）立方体組み合わせテスト

1920年、米国のKohs（コース）が発表した知能検査。17問から構成され、立方体を用いて模様を作る非言語性の検査である。2問続けて失敗したり、制限時間を超えると終了となるため、能力に合わせて負荷のかかりにくい検査となっている。さまざまな対象者で実施が可能で、脳血管疾患の後遺症のある対象者にも用いられる。

作業療法評価（初期評価）

「はじめに」でも述べたように、知的機能の未成熟さから対人交流に支障をきたしやすい言動のある症例が多いと思います。また、問題点に着目しやすくなりますが利点（良い点）も意識してみていきましょう。

Ⅴ 作業療法評価

1. **第一印象**
上背は大きくなく中肉中背。頭髪は耳に少しかかる程度でやや伸びており、寝癖がついたままである。服装は整えられている。外見は実年齢よりも若く、人懐っこい印象を受けた。

2. **ADL**
服装や整髪などの乱れは日々散見される。金銭管理は看護師が管理❶。服薬管理は1日分を自己管理している。

3. **身体機能面**
合併症はなく、移動手段は独歩で不安定さは見受けられない。多飲水傾向があり、朝の申し送りで指摘されていた❷。作業療法場面で飲水は目立っていない。

4. **精神・心理機能面**
作業課題に対する意欲はあるが継続しにくい。作業療法の参加頻度にもむらがあるが❸、多くは肯定的に❹参加している。確認したいことがあるときに、語彙が不足し相手に伝わらず、同じ表現を繰り返し訴えることもあった。

5. **認知・遂行機能面**
書字を好むがところどころ正式な文字が記せず、他者（病院職員）が読解している。自己選択・決定ができず、他者の影響を受けやすく依存的な言動❺もみられた。

6. **対人交流技能面**
作業療法場面では人懐っこい様子が見受けられた❺。病棟では、転倒や口論など他患の状況を病棟職員に報告することがある。

赤ペン添削
完成Report
→ p.188参照

❶ できていることはありませんか。生活に支障があるかないかをみていきましょう。

❷ どのくらいの頻度で取り上げられていましたか。

❸ どの程度継続できるのか、どのようにむらがあるのか、具体的な時間・期間・頻度で示しましょう。

❹ 「肯定的」と判断した対象者の言動を記しましょう。

❺ 具体的な場面や相手を記すと伝わりやすいですね。

初期評価のまとめ（問題点と利点）

Ⅵ 初期評価のまとめ（問題点と利点）
　ICF分類を用いて示す（図1）。

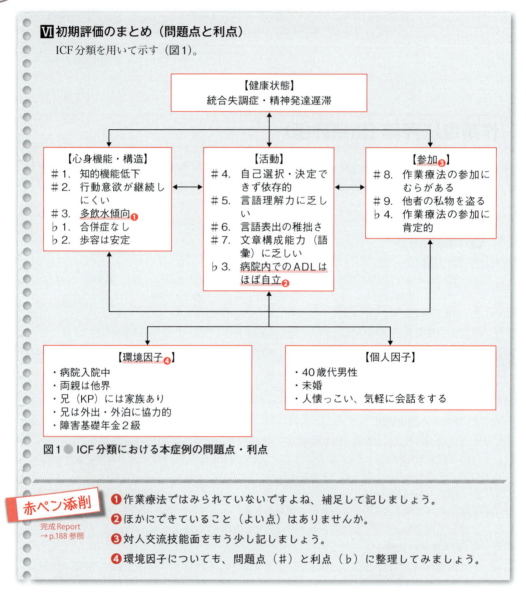

図1 ● ICF分類における本症例の問題点・利点

赤ペン添削
完成Report
→p.188参照

❶ 作業療法ではみられていないですよね、補足して記しましょう。
❷ ほかにできていること（よい点）はありませんか。
❸ 対人交流技能面をもう少し記しましょう。
❹ 環境因子についても、問題点（＃）と利点（b）に整理してみましょう。

治療目標（目標設定）

　病歴・成育歴・家族関係から対象者が望む生活場面へ到達する目標をイメージするのは難しいですが、各段階での目標は終点ではなく途中経過と考えて、目標を設定していきましょう。

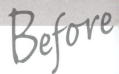

Ⅷ 治療目標

【リハゴール】
- 集団内で迷惑をかけないように生活する❶

【長期目標（LTG）：6カ月】
- 集団場面での役割を担える

【短期目標（STG）：2カ月】
①作業療法に継続して参加❷
②他患と協力して同じ課題に取り組む❸

赤ペン添削

完成Report
→p.188 参照

❶ このまま入院は継続するのですか。さまざまな要素を踏まえてゴールを設定しましょう。

❷ 継続とみなせる参加の頻度を、具体的に表記しましょう。

❸ 文章を構成する言葉同士が前後すると意味合いが変わってきます。自分が言いたいことになっているか、いま一度確認してみましょう。

治療プログラム（治療計画立案）

短期目標に直結するようにプログラムを立てますが、対象者にとって行動課題が高すぎないかに留意し、また現在継続しているプログラムとも連動させるように意識して立てていきましょう。

Ⅷ 治療プログラム

①「個別活動」プログラムに参加（STG ①）
- 目的：身体耐久性の維持・向上、生活習慣の定着。
- 方法：現在も参加している「個別活動」グループ❶に参加。
- 時間・頻度：5回/W（1回/Wは「調理グループ」に置き換えてもよい）、PM、2時間

②「調理グループ」プログラムへの参加（STG ①、②）
- 目的：集団内での適応行動を増やす。
- 方法：1グループ6～7名。調理工程の説明を受け、実施前の準備・役割分担や調理中、他患者と協働的に行動する❷。
- 時間・頻度：1回/W、PM、2時間❸

赤ペン添削

完成Report
→p.188 参照

❶ 活動枠の具体的な内容（設定）を記すと、対象者の参加の仕方がよりわかりやすくなります。

❷「協働的に動けた」と評価できる定量的な指標を記してみましょう。

❸ 閉鎖集団（クローズドグループ）であれば、実施期間の限定があるか確認しましょう。

考　察

　現在の対象者の状態と治療プログラムの内容、設定した理由を具体的に示していくことももちろんですが、今後の対象者の展望があることがその前提となります。考えうる今後の想定も記しましょう。

Ⅸ 考察

　本症例は40歳代男性、精神発達遅滞と統合失調症を併発している。幻聴・被害関係妄想・焦燥感などが出現し、「悪口を言われた」から起こした放火などにより❶入院に至っている症例である。そのため、問題対処技能の獲得・定着や環境調整を図ることで本症例の希望する生活に近づけるものと考える。

　作業療法では、1つ目に現在、本症例が参加している種目への定期的な参加を考えた。馴染みのある環境で、まずは身体耐久性の維持・向上、および情動欲求の発散を図る。そして「したいことができる」環境で活動参加を継続して、生活のなかに習慣化し定着を図っていく❷。

　2つ目の調理グループへの参加は以前より本症例が希望していて、プログラムに対する本症例の動機づけもあり、小集団のなかで役割を担いやすく、そのため行動課題も設定しやすい面を利用する。担った役割ができあがった食べ物や実施時間などの結果として見えやすく、グループに寄与できたと感じられたことで自己肯定感を生み、適応行動の増幅につながると考える。

　これらのプログラムにおいて経験したものが獲得・定着しにくい❸ことが考えられる。また、行動課題が過負荷になること、日常生活で思うようにならないことが重なれば本症例の不適応行動につながる。実際に他者のものを盗る行為が現在もあり、さまざまなストレスからの反応が投影されているものと考えられる。また、現在は不適応行動が兄の本症例への否定的評価につながっている。場に合ったことを行動できたとき、行動が継続できたときには本症例に称賛を伝え、適応行動を促進する。また、できていることを兄にも伝えることで、本症例に対する兄の肯定的な感情につながると考えられる。支援者が本症例に肯定的にかかわることが、施設に転院できる第一歩となりうる❹。

赤ペン添削
完成Report
→ p.189 参照

❶ 本症例がこのような行動に至った経緯を推測してみましょう。
❷ 実施途中で参加が継続できなかったときはどうしますか。
❸ 経験したことが定着しやすい、行動課題が過負荷にならない方法・設定を具体的に記しましょう。
❹ さらにその先の対象者の生活も想定してみましょう。

おすすめ書籍

Ⅰ）『精神遅滞者の社会生活を考える―新しい時代への知的障害教育・福祉の変革』（藤島 岳／編著），田研出版，2003
→ 成人期の精神遅滞者の地域生活における課題や実例も示されており、発行されてから時間が経っているが、考えるべきことがわかりやすく記されている。

Ⅱ）『本人・家族のための統合失調症とのつきあい方』（岡崎祐士／著），日本評論社，2010
→ 特に、"親なき後を考える"では、高齢の長期入院患者にとっては性急な課題となっていることを当事者の話題提供から問題提起している。

Ⅲ）『臨床精神科作業療法入門』（田端幸枝，他／編），文光堂，2015
→ 精神科実習において踏まえておく内容が多く載っており、精神発達遅滞を伴う統合失調症については精神疾患別対応には載っていないが、参考にできるポイントがまとめられている。

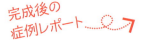

作業療法での役割行動を通して、集団内での適応行動の獲得・定着を目指した症例

○○専門学校作業療法学科3年　実習一郎
実習指導者：新井孝行

今回、精神発達遅滞を併せ持った統合失調症患者（以下、本症例とする）に対し、現在継続しているプログラムに加えて、希望された調理活動での役割行動を通して集団内における適応行動の獲得・定着を目指した。実習期間に本症例にかかわる機会をいただいたためここに報告する。

I 一般情報

【氏名】Aさん
【年齢／性別】40歳代／男性
【性格】人懐っこい、人とかかわることを好む
【趣味】音楽鑑賞、人と話す
【主訴】
「困っていることはないが、悪いことをしたから入院している」
【ホープ】
本人：「作業療法で調理プログラムに参加したい」「お兄さんや先生（主治医）に手紙を書きたい」「退院して家に帰りたい」
兄（キーパーソン：KP）：「外出・外泊の対応はできるが、家には帰らせられない」「今後も日中にみてもらえるところでお願いしたい」

II 医学的情報

［以下、作業療法学生（OTS）がかかわりを開始した年をX年とする］
【診断名】統合失調症、精神発達遅滞
【現病歴】
焦燥感、落ち着きのなさがあり2歳頃から10年ほどB病院へ通院していた。X−20年、放火を繰り返し1年ほどC病院に入院していた。退院後、定期的にX−11年までC病院に通院していたが、その後、幻聴・被害関係妄想・焦燥感などが出現。間もなく、「木材工場の人たちに悪口を言われた」と、木材工場のゴミ箱に放火した。言動の異常より要入院と判断され、X−10年当院に入院する。

【入院形態】
任意入院（X−8年、医療保護入院より形態変更）
【服薬情報】
リスペリドンOD錠4mg：2T（朝食後・就寝前）、ゾニサミド錠300mg：3T（朝・夕食後、就寝前）、マグミット®錠1,500mg：6T（毎食後）、ガステール®240mg：6T（毎食後）、センナリド®48mg：4T（夕食後）

III 社会的情報

【家族構成】
本人は未婚、5年前に両親が相次いで他界し、現在兄（KP）が保護者となっている。兄には家族（妻、高校生の長男、中学生の長女）がいる。
【教育歴】
言語の発達が遅く、小学校・中学校と特別支援学級（特殊学級）に通う。1桁の計算が困難だったが、定時制高校を5年間で卒業している。
【職業歴】木材加工業に1年間ほど保護就労歴あり。
【経済状況】障害基礎年金2級
【保険区分】健康保険（家族）

IV 他部門情報

【医師】［X年△月×日、直接聴取］
薬物療法は一通り行っており、精神症状については現在以上の変化を望むのは難しいと考えている。対人交流技能の維持向上、および情動・欲求の適切な発散方法の獲得を望みたい。
【看護師】［X年△月□日、直接聴取］
病棟では日常生活動作などは自立している。周期的に他患者の私物を盗ることがある。病棟職員からはたびたび指摘を受けており、口頭で謝罪することを繰り返している。兄からも指摘を受けている。また、性格の強い他患からの指示には断れずに行動することがある。

【薬剤師】［X年△月□日、直接聴取］
処方内容について一見理解しているようだが、自ら薬について確認することはない。

【精神保健福祉士】［X年△月○日、直接聴取］
保護者は兄。兄にも家族があり、また仕事もあるため即座な対応は求めにくいが、連絡の行き来はあり協力的に対応されている。退院には否定的で、同居は考えていない。

【臨床心理士】［X年△月◇日、直接聴取］
- 知能検査 WAIS-Ⅲ（X－1年○月□日）：全検査指数（FIQ）≒59、言語性指数（VIQ）≒51、動作性指数（PIQ）≒65

下位項目では、言語理解（類似、単語）や知的統合（積木模様）の低得点が示され、語彙理解や論理・抽象的思考能力の障害がうかがえた。問いに対する反応の遅延があったが、聞き直しや「わからない」という発言はなかった。検査に要する時間も明らかに多かった。また誤答に気づきにくく、物事を断片的に捉える傾向がうかがえた。

【作業療法士】［X年△月×日、直接聴取］
当院に入院して約10年になる。入院して約1カ月後より作業療法の処方を受けている。作業療法開始時より対人接触は多く、初対面の相手にも自ら声をかけている。希望があるときは手紙を書くことで気持ちを伝えようとすることが多い。また、現在クローズドグループで行っている調理プログラムに参加したい旨を複数の職員に伝えている。

Ⅴ 作業療法評価

1. 第一印象

上背は大きくなく中肉中背。頭髪は耳に少しかかる程度でやや伸びており、寝癖がついたままである。服装は整えられている。外見は実年齢よりも若く、人懐っこい印象を受けた。

2. ADL

服装や整髪などの乱れは日々散見されるものの、大きな問題には至らず病棟内での生活場面においては自立している。金銭管理は看護師が管理。服薬管理は1日分を自己管理している。

3. 身体機能面

合併症はなく、移動手段は独歩で不安定さは見受けられない。多飲水傾向があり、評価期間中2度、朝の申し送りで指摘されていた。作業療法場面では飲水は目立っていない。

4. 精神・心理機能面

2時間のプログラムに対し、30分程度で退室を希望することがあり、意欲はもっているが継続しにくい。作業療法の参加頻度にもむらがあり約2週間に1度は何も言わずに作業療法を欠席する。しかし参加時は自ら活動種目を選んで、「楽しい」と肯定的に参加している。確認したいことがあるときに、語彙が不足し相手に伝わらず、同じ表現を繰り返し訴えることもあった。

5. 認知・遂行機能面

書字を好むがところどころ正式な文字が記せず、他者（病院職員）が読解している。日常生活でできていることを病院職員に繰り返し確認することがあり、自己選択・決定ができず、他者の影響を受けやすく依存的な言動もみられた。

6. 対人交流技能面

作業療法場面では、病院職員、他患者、OTS、初対面の相手など誰とでも気軽に会話され笑顔も多く、人懐っこい様子が見受けられた。ただ、一方的に他者に話しかけて指摘を受けることがある。病棟では、転倒や口論など他患の状況を病棟職員に報告することがある。

Ⅵ 初期評価のまとめ（問題点と利点）

ICF分類を用いて示す（図1）。

Ⅶ 治療目標

【リハゴール】
- 施設（グループホーム）での共同生活

【長期目標（LTG）：6カ月】
- 集団場面での役割を担える

【短期目標（STG）：2カ月】
①作業療法に毎日（週5回）継続して参加する
②他患と同じ課題に取り組み、声をかけ合い協力的に行動する

Ⅷ 治療プログラム

①「個別活動」プログラムに参加（STG ①）
- 目的：身体耐久性の維持・向上、生活習慣の定着。
- 方法：現在も参加している「個別活動」グループに参加する。オープングループで、他患者との交流は任意であり、作業療法室にある材料を用いて行いたい種目を行う。休む場合は職員に

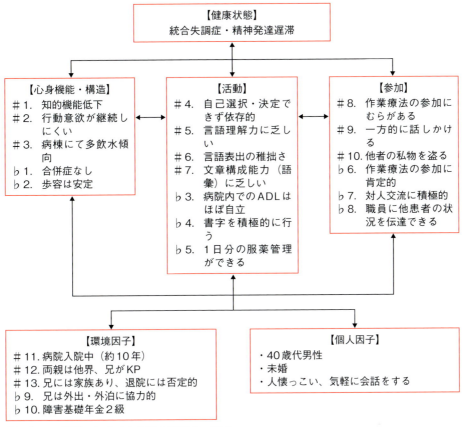

図1 ● ICF分類における本症例の問題点・利点

理由を伝える。
・時間・頻度：5回/W（1回/Wは「調理グループ」に置き換えてもよい）、PM、2時間
② 「調理グループ」プログラムへの参加（STG ①、②）
・目的：集団内での適応行動を増やす。
・方法：1グループ6～7名。調理工程の説明を受け、実施前の準備・役割分担や調理中、他患者と協働的に行動する。1活動で3回は職員以外の他患者と会話する。
・時間・頻度：1回/W、PM、2時間、1クール（8回：約2カ月）

考察

本症例は40歳代男性、精神発達遅滞と統合失調症を併発している。幻聴・被害関係妄想・焦燥感などから起こした放火により入院に至っている症例である。本症例に衝動性があることや、困ったとき・悩んだときに相談できる問題対処能力が及ばなかったこと、また相談にのってくれる協力者が周囲にいなかったことなどが行為に至った背景と推測される。そのため、問題対処技能の獲得・定着や環境調整を図ることで本症例の希望する生活に近づけるものと考える。

作業療法では、1つ目に現在、本症例が参加している種目への定期的な参加を考えた。馴染みのある環境で、まずは身体耐久性の維持・向上、および情動欲求の発散を図る。そして「したいことができる」環境で活動参加を継続して、生活のなかに習慣化し定着を図っていく。また、休みたいときにはその旨を職員に伝えるよう促す。それにより本症例・職員双方が現在の状態を確認・相談し合う機会となりうる。

2つ目の調理グループへの参加は以前より本症例が希望していて、プログラムに対する本症例の動機づけもあり、小集団のなかで役割を担いやすく、そ

のため行動課題も設定しやすい面を利用する。担った役割ができあがった食べ物や実施時間などの結果として見えやすく、グループに寄与できたと感じられることで自己肯定感を生み、適応行動の増幅につながると考える。

　これらのプログラム実施において、経験したものが獲得・定着、そして継続しにくいことが考えられる。目的を達成するためには、本症例が理解しやすいように支援者が説明をし、本症例が目的を可能な限り了解して、より主体的に行っていくこと、そして根気強く繰り返し行っていくことが重要である。①本症例が行動を継続できるようにまずは職員と一緒に行う、また困ったときに相談できるような環境をつくる、②本症例が行えたことは称賛し、職員が見守っていることを伝える、③言葉をよりわかりやすく、肯定的な表現で助言するなど本症例の理解を促す配慮を要す、などが行動課題の設定には求められる。それらが満たされず行動課題が過負荷になり、日常生活で思うようにならないことが重なれば不適応行動につながる。実際に他者のものを盗る行為が現在もあり、さまざまなストレスからの反応が投影されているものと考えられる。また、現在は不適応行動が兄の本症例への否定的評価につながっている。場に合ったことを行動できたとき、行動が継続できたときには本症例に称賛を伝え、適応行動を促進する。また、できていることを兄にも伝えることで、本症例に対する兄の肯定的な感情につながると考えられる。支援者が本症例に肯定的にかかわることが、施設に転院できる第一歩となりうる。

　本症例はすでに約10年の入院を経ている。今後も日常生活における身体耐久性の向上、対人交流技能や問題対処能力などの社会適応能力の獲得・定着、利用しうる社会資源や周囲からの生活支援が可能かを確認・調整するなど、本症例の希望に沿うような支援を継続して行っていく必要がある。そして今後年月を重ね加齢しても、本症例が主体的に生活できるよう、本症例の人生に沿って支援を続けていくことが求められる。

第2章 精神障害領域の症例レポート

4 現代型うつ病

横田　維

はじめに

　厚生労働省の患者調査（2014年）によると、気分障害の患者総数は（図A）のように2005年以降100万人を超えたまま増加傾向であり、自殺者数の問題からも重要な精神疾患です。また、「作業療法白書2015」では、医療（精神障害領域）における対象疾患として気分障害は84.7％と統合失調症に次いで多い対象疾患となっており、近年の臨床実習で担当ケースとなることも増えつつある状況からも重要な疾患といえます。

　かねてよりうつ病は、安静、薬物療法、精神療法を基本とした治療により寛解するとされていましたが、そのような治療法が奏功した従来型のメランコリー親和型のうつ病症例は現在減少し、それに代わって新たな現代抑うつ症候群のディスチミア親和型うつのケースが増加しています。しかしながらこのディスチミア親和型うつに対する有用な診断ガイドラインやエビデンスに基づく治療法は現在のところ存在していません。

　そこで、従来型うつ（メランコリー親和型うつ）と現代抑うつ症候群（ディスチミア親和型うつ）との対比（表A）を行ったうえで、臨床上有効と考えられるアプローチ法などをもとに、症例に応じて治療を検討していくことが必要となります。

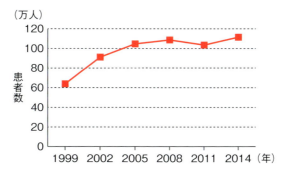

図A　気分障害の患者数
厚生労働省：平成26年（2014）患者調査の概況，p21より引用

表A 日本における従来型うつと現代抑うつ症候群との対比

	従来型うつ（メランコリー親和型うつ）	現代抑うつ症候群（ディスチミア親和型うつ）
好発年齢層	・中高年層	・青年層（特に、20歳代・30歳代）
症候学的特徴	・焦燥と抑制 ・疲弊と罪悪感（申し訳なさの表明） ・完遂しかねない"熟慮した"自殺企図 ・状況依存的ではない持続的な抑うつ症状	・不全感と倦怠 ・回避行動 ・他罰的感情（他者への非難） ・衝動的な自傷、一方で"軽やかな"自殺企図 ・職場・学校といった場面状況に依存した抑うつ症状の出現と消失
抑うつ重症度	・中等度〜重度	・軽症〜中等度
気質・症前性格・行動傾向（行動特性・対人交流パターン）	・強迫的 ・配慮的で几帳面 ・社会的役割をもっている自分自身への愛着 ・規範・秩序を愛している ・基本的に仕事熱心 ・上下関係の社会への愛着	・漠然とした万能感 ・回避傾向 ・社会的役割を離れた自分自身への愛着 ・規範に対して「ストレス」であると抵抗する ・もともと仕事熱心でない ・上下関係の社会への嫌悪感と回避
臨床場面での認知・行動特性	・初期には「うつ病」の診断に抵抗する ・その後は、「うつ病」の経験から新たな認知「無理をしない生き方」を身につけ、新たな役割意識となりうる	・初期から「うつ病」の診断に協力的 ・自分自身でうつ症状をチェックする ・「自分はうつ病である」という強い確信 ・その後も「うつ症状」の存在確認に終始しがちであり、「うつ病」であることから離れることが困難で、慢性化しがち
治療的介入	・概して、抗うつ薬への反応は良好 ・病み終える	・抗うつ薬のみでは部分的効果にとどまる ・安易な抗うつ薬使用が慢性化を誘発することがある ・パーソナリティ成熟を目的とし、対人関係上での葛藤を扱いうる精神力動的精神療法、特に、集団精神療法が有効
予後	・休養と服薬で全般に軽快しやすい ・場・環境の変化は両価的である（時に自責的となる）	・休養と服薬のみではしばしば慢性化する ・表面的ではあるが、置かれた場・環境の変化で急速に改善することがある
類似した疾患概念	・執着気質（下田，1932） ・メランコリー性格（Tellenbach，1961）	・スチューデント・アパシー（Walters，1961） ・退却神経症（笠原・木村，1975） ・回避性うつ病（広瀬，1977） ・現代型うつ病（松浪・山下，1991） ・未熟型うつ病（阿部，1995）

以下の文献を参考に作成
Kato TA, et al：J Affect Disord, 135：66-76, 2011
Kato TA, et al：Lancet, 378：1070, 2011
Kato TA, et al：Psychiatry Clin Neurosci, 70：7-23, 2016
樽味 伸：臨床精神医学, 34：687-694, 2005
樽味 伸, 他：日本社会精神医学会雑誌, 13：129-136, 2005

タイトル

　うつ病は個人因子、環境因子が背景因子として発症に大きくかかわる疾患です。この特徴を踏まえ、どのような問題を抱えたうつ病か、その問題点に対してどうアプローチしたかについて触れたタイトルにすると、ケースとアプローチをイメージしやすくなります。

【タイトル】
　うつ病により倦怠感を呈している症例❶

赤ペン添削
完成Report
→p.203 参照

❶この症例報告を通してあなたが特に何を伝えたいのか、という点も１つのポイントです。

はじめに（報告の目的）

　対象者がどのようにして発症、入院に至り、作業療法学生はどのような目的でかかわる機会を得たのかについて、簡潔にまとめて記載しましょう。

【はじめに】
　今回、うつ病により入院に至った症例❶に対し、作業療法立案❷の機会を得たので、ここに報告する。

赤ペン添削
完成Report
→p.203 参照

❶どのような症例なのか、もう少し具体的に記載しましょう。
❷どのようなプログラムを立案したのか、目標などを含めてもう少し具体的にしましょう。

一般情報（基本情報）

　うつ病は、背景因子である個人因子と精神症状の相互影響性が特徴的です。アプローチする際に有益な情報となることが多いため、性格や趣味などは具体的に記載しましょう。

Ⅰ 一般情報
【氏名】Aさん

【年齢／性別】25歳❶／男性
【性格】漠然とした万能感、自己愛的、回避・逃避傾向、仕事熱心ではない❷
【趣味】ゲーム（課金制のゲームでは月に約10万円を注ぎ込むこともある❸）、パソコン
【嗜好】飲酒・喫煙はしない
【主訴】「常にだるい❹」「会社の直属の上司が病気にさせた❺」
【ホープ】「復職（現在の上司のもとではない部署への）❻」

赤ペン添削
完成Report
→p.203 参照

❶ 年齢は「〇歳代」などのように記載しましょう。
❷ より具体的なエピソードを生育・生活歴として記載するとさらに人物像が伝わりやすいです。
❸ いつからなのか、今も続けているのかなどを捉えると、嗜癖行動にかかわる要素として具体的な情報になります。
❹ どの場面でどう集中できず、疲れるのでしょうか？
❺ 当事者からの情報だけで進めると、対象者と治療者とで治療の方向性などがずれてしまう可能性があります。
❻ 復職をどの程度のレベルで望んでいるのでしょうか。目標設定にもかかわるのでホープは具体的に書きましょう。

医学的情報

うつ病の場合、どのようなエピソードで入院したか、生活リズムの状況、生活スタイルのあり方などは、入院中のアプローチだけでなく退院後に向けたアプローチにも欠かせない情報です。具体的に記載しましょう。

Ⅱ 医学的情報
【診断名】うつ病
【合併症】なし
【現病歴】
　IT系の仕事で、クライアントと自分の会社の間で板挟みになり、ストレスが高まり体調不良❶を呈するようになった。メンタルクリニックを受診しうつ病の診断が出たため、今回入院❷となった。
【入院形態】任意入院
【服薬情報】
［RP01］
　ロゼレム®錠8 mg：1T、サイレース®錠1 mg：2T、ジプレキサ®錠5 mg：1T
［RP02］
　バルプロ酸Na徐放B錠200 mg「トーワ」：2T ❸

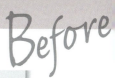

> **赤ペン添削**
> 完成Report
> →p.204 参照
>
> ❶ どのような体調不良を呈したのでしょうか？
> ❷ 通院治療の選択肢はなかったのでしょうか？
> ❸ 服薬は薬の名前だけでなく、それぞれいつ内服するのかも記載しましょう。

社会的情報

　復職を考えるケースの場合、職業歴からはどのような職業人生を送ってきたのか、教育歴からはどのような学生時代を送ってきたのかがうかがえ、人物像が具体化できます。対象者を理解するためにも丁寧に記述しましょう。

> **Ⅲ 社会的情報**
> 【家族構成】❶ 単身独居
> 【職歴】新興のIT企業❷
> 【教育歴】大学卒業❸
> 【経済状況】ゲームの課金により散財することもあるが、現在のところ借金はない❹
> 【保険区分】社会保険

> **赤ペン添削**
> 完成Report
> →p.204 参照
>
> ❶ 家族構成を記載しましょう。また、キーパーソンは誰でしょうか？
> ❷ IT企業の特徴を記載すると、背景因子の具体的なイメージが浮かびます。また、勤続年数も記載しましょう。
> ❸ ただ大学卒業と記載するのではなく、個人情報に配慮したうえでどのような大学を卒業したのかを記載すると、より人物像が具体的になります。高校も同じく具体的情報があれば記載しましょう。
> ❹ 散財のタイミングとストレスの関連があるのかどうかがわかれば、ストレス対処法の構築に役立ちます。

他部門情報

　うつ病においてチーム医療は治療の成否を分けるものです。医師による適切な指示と薬物療法のもと、看護師からは病棟生活上の情報を、臨床心理士からは心理検査とカウンセリング結果を、薬剤師からは服薬指導の情報を、精神保健福祉士からは家族、職場との調整について情報収集することにより、漏れのない評価が成立し、統一的で患者中心の医療となります。

Ⅳ 他部門情報

【医師】十分な休息と栄養をとり、薬物の調整も行い、復職準備性を高める❶。
【看護師】ADLは自立しているが、生活のリズムは整っていない❷。過眠過食傾向。
【薬剤師】「体調がよくならないのは今の薬が合っていないからだ❸」との訴えが続いている。
【臨床心理士】
　［検査結果］
　　・SDS（うつ病自己評価尺度）：55点❹
　　・HAM-D（ハミルトンうつ病評価尺度）：14点❹
【精神保健福祉士】
　ゲームによる散財のため貯蓄はほとんどない状態。「会社にうつにさせられたので、治療費は会社に出してもらいたい❸」との発言。

赤ペン添削
完成Report
→ p.204参照

❶ どのように高めるのか、もう少し詳しく把握しておきましょう。栄養状態について、管理栄養士による評価を行ってもよいでしょう。
❷ どのように整っていないのか、睡眠と覚醒、活動と休息の関連を確認しましょう。
❸ 具体的なやりとりがあれば記載するとよいでしょう。
❹ この点数はどのような状態なのか確認しましょう。 ➡ +α知識 ①②

①うつ病自己評価尺度（Self-rating Depression Scale：SDS）
　抑うつ性の自己評価尺度であり、日常的なストレスがどの程度ストレス（疲労）を生むかを表す。20項目、4段階、80点満点（最低20点）で、点数が高いほど抑うつ性が強く、39点以下は「うつ傾向はみられない」、40〜49点は「軽度のうつ傾向」、50点以上は「中程度のうつ傾向」となる。重要なのは点数よりも変動（幅、期間）である。

②ハミルトンうつ病評価尺度（Hamilton Rating Scale for Depression：HAM-D）
　うつ病専用の評価尺度であり、抑うつ気分、罪業感、睡眠障害、仕事と興味、精神運動抑制、身体症状、病識などの項目（症状の重症度）からなり、17項目、0〜2の3段階および0〜4の5段階、53点満点（最低0点）。追加項目に日内変動、妄想症状などの4項目（臨床像の特徴）もある。7点以下は「正常」、8〜13点は「軽症」、14〜18点は「中等度」、19〜22点は「重度」、23点以上は「最重度」とみなす。なお、改変版として、21項目版、25項版などがある。

作業療法評価（初期評価）

　各項目を具体的に記載するのは当然ですが、うつ病は身体機能面を通してアプローチすることも必要となるため、回復指標のためにも身体機能面は具体的に記載しましょう。また、コミュニケーション面は回復が進むにつれて問題点が表出される傾向にあります。場面ごとの丁寧な記載をしておきましょう。

Ⅴ 作業療法評価

1. 第一印象①
   長髪で小太りの体型。擦り切れたトレーナーにだぶついたチノパンを着用。
2. ADL②
   自立しているが整容の乱れが目立つ。
3. 身体的側面③
   体重増加。
4. 精神的側面
   日中の眠気と倦怠感の訴え。継続した抑うつ感④。
5. 心理的側面
   プログラムへの参加は回避的⑤。
6. 認知機能面
   疎通は問題ない⑥。
7. 対人・コミュニケーション面
   コミュニケーションが希薄⑦⑧

赤ペン添削

完成Report
→p.205 参照

❶ 表情や動作はどうでしたか？ 社会的な役割との間のギャップはありませんでしたか？

❷ 自室の様子はどうですか？ 看護師からの病棟生活の情報を盛り込んでいますか？

❸ 粗大動作や巧緻動作はどうですか？ 身体耐久性について得られた情報はありますか？

❹ 心理検査の結果の状態を記載しましょう。

❺ 興味や関心のあるものについてはどうですか？ 思考や感情表出法に特徴はありますか？

❻ 思考の特徴ゆえに、認知の歪みはありませんでしたか？

❼ 何か問題が起こった際の解決法に特徴はありませんでしたか？

❽ 他患とのコミュニケーションスタイルはどのようなものですか？

初期評価のまとめ（問題点と利点）

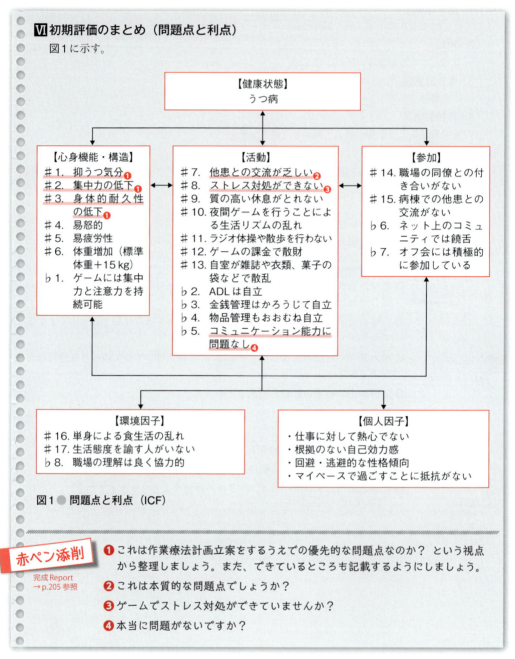

Ⅵ 初期評価のまとめ（問題点と利点）
図1に示す。

【健康状態】
うつ病

【心身機能・構造】
♯1. 抑うつ気分 ❶
♯2. 集中力の低下 ❶
♯3. 身体的耐久性の低下 ❶
♯4. 易怒的
♯5. 易疲労性
♯6. 体重増加（標準体重＋15 kg）
♭1. ゲームには集中力と注意力を持続可能

【活動】
♯7. 他患との交流が乏しい ❷
♯8. ストレス対処ができない ❸
♯9. 質の高い休息がとれない
♯10. 夜間ゲームを行うことによる生活リズムの乱れ
♯11. ラジオ体操や散歩を行わない
♯12. ゲームの課金で散財
♯13. 自室が雑誌や衣類、菓子の袋などで散乱
♭2. ADLは自立
♭3. 金銭管理はかろうじて自立
♭4. 物品管理もおおむね自立
♭5. コミュニケーション能力に問題なし ❹

【参加】
♯14. 職場の同僚との付き合いがない
♯15. 病棟での他患との交流がない
♭6. ネット上のコミュニティでは饒舌
♭7. オフ会には積極的に参加している

【環境因子】
♯16. 単身による食生活の乱れ
♯17. 生活態度を諭す人がいない
♭8. 職場の理解は良く協力的

【個人因子】
・仕事に対して熱心でない
・根拠のない自己効力感
・回避・逃避的な性格傾向
・マイペースで過ごすことに抵抗がない

図1 ● 問題点と利点（ICF）

赤ペン添削

完成Report
→p.205 参照

❶ これは作業療法計画立案をするうえでの優先的な問題点なのか？ という視点から整理しましょう。また、できているところも記載するようにしましょう。

❷ これは本質的な問題点でしょうか？

❸ ゲームでストレス対処ができていませんか？

❹ 本当に問題がないですか？

治療目標（目標設定）

うつ病の治療においては生活管理、疾病管理が必要になることが多いです。退院後をどう見据えるか、退院後に向けて達成すべきゴールは何かを明確にし、具体的に、可能な限り定量化して設定しましょう。

Ⅷ 治療目標
【リハゴール】
- スムースな退院❶
- 職場復帰❷

【長期目標（LTG）：2カ月】
- デイケアへの試験参加❸
- 生活リズムの再構築と体力づくり

【短期目標（STG）：6週間】
①作業療法プログラムに参加するようになる❹
②対処法を獲得する
③生活リズムを修正する❺

赤ペン添削
完成Report
→ p.205 参照

❶ どこに、どのように退院するのですか？
❷ 何か復職に向けてのトレーニングは行いますか？
❸ どのようなデイケアですか？
❹ どのような種目に何の目標でどれぐらい行いますか？
❺ どのように評価して修正しますか？

治療プログラム（治療計画立案）

立てた目標を達成するために必要なプログラムについて、具体的に記載しましょう。特に、目標達成に対応した目的かどうか、方法、時間・頻度は目的に適しているかに注意して記述しましょう。

Ⅷ 治療プログラム
①Re・楽っくす（リラクセイションプログラム）❶
- 目的：生活リズムの改善、ストレス対処技能の獲得。
- 方法：リラクセイション法を用いてリラックスする体験を提供❷。
- 時間・頻度：3回/W、AM、2時間

②ぶらりの達人❶
- 目的：日中の身体活動を増やす❸。
- 方法：1週目の行き先や行程の決定、2週目のポスター作り、3週目の実施、の3週1

　　　　クールを2クール行う。
- 時間・頻度：1回/W、PM、2時間

③アートカフェ（絵画）❶❹
- 目的：自己表出、他患とのコミュニケーションを図る機会を提供する、人によっていろいろな考え方があることを知る、考え方の視野を広げる、共感し共感される体験をする。
- 方法：グループ活動の終盤には講評の時間を設け、自身の作品を他患の前で解説し発表する。
- 時間・頻度：1回/W、PM、2時間

④週間生活記録表の実施とチェック❶
- 目的：生活リズムの確認と振り返り。
- 方法：本人が1週間ごとに記録した活動記録表をもとにともに振り返る❺。
- 時間・頻度：1回/W、PM、0.5時間

赤ペン添削
完成Report
→p.206参照

❶ 各プログラムがどの短期目標に対応しているか、加筆しましょう。
❷ どのようにその手段を用いるのかイメージできるように、もう少し具体的に記載しましょう。
❸ 目的はそれだけですか。
❹ これは絵画を描くだけのプログラムなのでしょうか？ 絵画を媒介として、どのようなことを目指しているか、もう少し具体的に記載しましょう。
❺ 振り返りも本人が行うのでしょうか？ どう確認するのですか？

考察

　ここまでの各情報をまとめ、どのような人物像で、どのような特徴をもつ病態で、症状の背景には何があり、退院後はどうなることが予測されるか、作業療法は問題点に対してどういったアプローチをし、どう回復すると考えるかなどを明確に記載しましょう。特にうつ病は、退院後の見立てに対する評価と治療が必要不可欠です。その点についてはなるべく具体的に記述しましょう。

Ⅸ 考察

　本症例はうつ病❶の20歳代の男性である。発症のトリガーとしては、顧客と自社との板挟みによるストレスと、そのような状況下における上司の無配慮と本人は主張している❷。
　主な症状は抑うつ気分と焦燥感・不安感であり、生活リズムが乱れ日中の活動に影響が出るといった悪循環に陥った❸。
　本症例は現代抑うつ症候群（ディスチミア親和型うつ）❹である。このタイプは休養と服薬のみではしばしば慢性化するといわれている。
　現代抑うつ症候群（ディスチミア親和型うつ）は正式な医学的用語とはなっておらず、また、具体的な治療方法も明確にはなっていないが、臨床的に、パーソナリティの成熟を目的とし、対人関係上での葛藤を扱いうる精神力動的精神療法、特に、集団精神療法が有効で

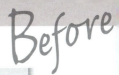

あるとされており、集団を扱う作業療法による効果も期待できる❺。

治療の段階的に生活リズムの改善とリラクセイション（Re・楽っくす）から導入し、睡眠相の修正を図るとともに、身体活動を媒介としたネガティブ感情への対処法を会得する❻。

散策プログラム（ぶらりの達人）では、街歩きを通しながら身体活動を行い、活動と休息の適切なバランスをつかむ体験を行う❼。

絵画プログラム❽（アートカフェ）では、パソコンを離れた現実的な体験を通して自己表出する機会を得る。

1週間の活動を振り返る週間生活記録表のチェックでは、できたこととできなかったことを明確にし、特にできなかったことについてその原因を明らかにし、改善策を自ら作成するようにアプローチする❾。

これらの4つのプログラムを通して生活リズムを整え、集団プログラムの参加を通して活動と休息のメリハリをつけ、考え方の多様性を認めながらいかに集団へ属していくかを学習し、リワークデイケアにつなげる❿。

赤ペン添削
完成Report
→ p.207 参照

❶ 分類や重症度、症状について、もう少し詳しく記載しましょう。
❷ 関係者の聴取結果も反映させるようにしましょう。
❸ 発症の背景は目標設定と今後の展望に必要な視点です。可能な範囲で推察しましょう。
❹ どのような特徴があるのでしょうか？
❺ どのように導入しますか？ このタイプの特性上、留意点はないでしょうか？
❻ 会得する以外のアプローチ法はないでしょうか？
❼ このプログラムの目的は活動と休息のバランスを整えるだけでしょうか？
❽ 単に絵画を描くだけのプログラムでしょうか？
❾ このタイプの特性上、このようなアプローチが有効ですか？
❿ 今後の展望についてももう少し触れたほうがよい項目はありませんか？

おすすめ文献

Ⅰ）水田一郎：新型うつの精神病理とその対応．産業ストレス研究，22：299-302，2015
　→ 従来型うつと対照的な特徴をもっている現代抑うつ症候群は産業精神保健の領域において混乱を招いており、その実体と対応について具体的に記されている。

Ⅱ）『青年期―精神病理学から』（笠原 嘉／著），中央公論新社，1977
　→ 現代抑うつ症候群は若者に多く、その意味ではスチューデントアパシーなど、青年期における課題が未解決のまま延長されていると考えられる。その青年期の精神病理がわかりやすく記されている。

Ⅲ）『退却神経症』（笠原 嘉／著），講談社，1988
　→ 社会人であれば仕事、学生であれば勉強といった「本業」の部分だけを選択的・部分的に退却し、そのことだけに無気力・無関心になることを、「退却神経症」と称して説明しており、現代抑うつ症候群と極めて類似している。

Ⅳ）『気まぐれ「うつ」病―誤解される非定型うつ病』（貝谷久宣／著），筑摩書房，2007
　→ 現代抑うつ症候群と類似している疾患概念に「非定型うつ症」があり、その特徴が出来事や人間関係への過敏性、過食、過眠、激しい疲労感など、従来型うつと異なることを事例を示しながら解説している。

Ⅴ）『「現代型うつ」はサボりなのか』（吉野 聡／著），平凡社，2013
　→ 自己主張の強い現代抑うつ症候群の若い社員を「未熟」の一言で切り捨てる上司が多いことに精神科産業医が警鐘を鳴らし、医学的な視点から職場における対処法を提唱している。

Ⅵ）『生活習慣病としてのうつ病』（井原 裕／著），弘文堂，2013
→ 現代社会は睡眠不足、不規則な生活、多量の飲酒などの生活習慣の影響によりうつ病を呈している人が多く、そのような人は投薬治療だけでは治らない。薬に頼らないうつ病治療の実践が記されている。

Ⅶ）『「脳疲労」社会―ストレスケア病棟から見える現代日本』（徳永雄一郎／著），講談社，2016
→ 日本の産業構造の変化に伴い、疲労は「肉体疲労」から「脳疲労」に変化している。この「脳疲労」とうつ病との関連を示し、現代日本の病理を述べている。

Ⅷ）特集 これでいいのか うつ病治療―どうしたらいい よくならない抑うつ症状Ⅰ エキスパートが実践する慢性・難治うつ病の攻略法．精神科臨床サービス，第16巻1号，2016
→ 従来型のうつ病に比べ、現代うつ症候群はなかなかよくならないことが多く、それに対するさまざまな攻略法の取り組みが述べられている。

Ⅸ）特集 これでいいのか うつ病治療―どうしたらいい よくならない抑うつ症状Ⅱ 長引くうつ病―支援のポイント．精神科臨床サービス，第16巻2号，2016
→ なかなか治らない現代抑うつ症候群への介入法や支援のポイントについての実践が述べられている。

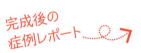

睡眠相の修正と現実的な体験を通して改善を目指した現代型うつ病患者の症例

○○専門学校作業療法学科3年　実習太郎
実習指導者：横田　維

今回、治療的動機づけが乏しく他責的な、いわゆる現代抑うつ症候群（ディスチミア親和型うつ）の症例に対し、睡眠相の修正を図り、現実的なコミュニティに参加することで考え方の多様性を認め、集団への属し方を学ぶアプローチをする作業療法プログラム立案をする機会をいただいたため、報告する。

I 一般情報

【氏名】Aさん

【年齢／性別】20歳代／男性

【生育・生活歴】
　会社員の父と専業主婦の母親の間に、第1子の長男として出生。出生時は正常分娩で特に異常なし。首都圏の都心から電車で1時間ほどのベッドタウンで育つ。
　いわゆる「ゆとり世代」であり、競争よりも個性を重視する世相のなかで育っており、その環境下で特に問題もなく過ごす。家族は両親のほかに3歳年下の弟がおり、家族仲は良くも悪くもない。
　小学校では友人ともっぱらゲームをしながら遊んでおり、屋外での体を使った遊びはほとんどしていなかった。中学でも同様で学業は可もなく不可もなくといった状態であり、クラスの中では特に目立ったり注目されることもなく過ごす。
　高校は中堅の公立の普通科に進学。パソコンサークルに所属。自分と同じ趣味をもっている特定の人とのかかわりが深くなり、ネット上で複数の人が協力して対戦するゲームでは他のユーザーから腕前を評価され、そのことによって自己評価が上がっていった。その一方、自分のプレイの内容を非難する声に対しては逆上し、ネット上で口汚く攻撃的に罵ることもたびたびあった。自宅では夜間もオンラインゲームやスマートフォンに没頭し、生活リズムは乱れ気味であったが、母親が毎朝起床を促すことでなんとか学校へは出席することができた。
　パソコンのプログラマーになれば、煩わしい対人コミュニケーションはなく、好きなゲームを作れるといった漠然とした希望から、私立大学の情報処理学科に進学。コンピューターの専門的な内容を勉強するも、課題の提出期限が迫ってくるとストレスが高じ、オンラインゲームに逃避。そのような状況下で行うゲームでは躊躇することなく課金を重ねることがたびたびあった。提出期限に課題が出せなかった場合は、そもそも設定期間が短すぎるのが問題だと教員に直訴することもあった。
　就職を機にアパートで単身独居生活。就職活動では希望したゲームソフト開発会社には採用されず、不本意ながら契約先企業の情報システムを構築する新興のIT企業に就職。「こんな会社で働くよりも、ゲームを作ったほうが絶対に能力が発揮できる」と思いながら配属されたシステムエンジニアの仕事を不承不承始める。対人関係の煩わしさが嫌で選んだIT業界であったが、システムエンジニアは顧客のニーズと自社のプログラマーをつなぐ、極めてコミュニケーション能力の必要とされる仕事であることを入社後に知り、そのミスマッチに配属当初から「騙された」と憤りを感じていた。職場での忘年会や新年会などの行事には「これは業務ではないので」と参加することはなく、自身の入社時の歓迎会も「大丈夫です」と返答し断ったというエピソードあり。その一方で趣味のネットゲームに関するオフ会には積極的に参加している。

【性格】漠然とした万能感、回避・逃避傾向

【趣味】
　オンラインゲーム（パソコン、スマートフォン）

【嗜好】
　買い物（有料ゲームへの課金）、飲酒・喫煙はしない

【主訴】「集中できない」「疲労感がとれない」

【ホープ】「復職したいが、今の上司は嫌だ」

II 医学的情報

【診断名】うつ病
【合併症】なし
【現病歴】
　顧客と自社のプログラマーの間で板挟みになってしまい、本人曰く、顧客に対しては無理難題を要求することに腹が立ち、また、その要求どおりの仕様のプログラムを作ることのできない自社のプログラマーの無能さにも腹を立てていた。直属の上司に業務改善を要求するも、逆にコミュニケーションのとり方を指摘され、その途端に「プツッ」と仕事に対する気力が「シャットダウン」し、体が鉛のように重くなり、体調不良につき早退した。その後2週間抑うつ気分が継続、インターネットで見たうつ病自己評価尺度と自身の症状を照らし合わせると「うつ病」に該当したため自宅近くのメンタルクリニックを受診。診断の結果うつ病の診断がくだるとやっぱりそうだったのかとホッとした。SSRIを中心とした抗うつ薬が処方され、服薬しながら仕事に戻ったものの一向に症状は改善されず、職場に対するイライラや仕事が進まないことへの焦燥感が増幅。外来受診時の本人の希望もあり、十分な休息が必要であるとし、3カ月の休職中は独居生活で生活リズムや栄養状態の管理も不安的なため、関連病院への入院に至った。

【入院形態】任意入院
【服薬情報】
[RPO1]
　　ロゼレム®錠8 mg：1T
　　サイレース®錠1 mg：2T
　　ジプレキサ®錠5 mg：1T
　　内服、就寝時
[RPO2]
　　バルプロ酸Na徐放B錠200 mg「トーワ」：2T
　　内服、朝・夕食後

III 社会的情報

【家族構成】
　両親と弟、自身は就職を機にアパートで独居、キーパーソンは母親
【職歴】
　新興のIT企業（大卒後勤続3年）
【教育歴】
　公立高校普通科卒業
　中堅の私立大学卒業（情報処理学科）
【経済状況】
　自身の収入で生計を立てているが、ネットオークションや課金制のゲームで散財することが多く、無計画で貯蓄はない。
【保険区分】
　社会保険

IV 他部門情報

【医師】
　クリニックからの診療情報提供書によるとSSRIの効果が薄かったとあり、気分安定薬と抗精神病薬に処方を変更し経過観察中。イライラや焦燥感は収まりつつあるが、投薬治療には限界があり、生活リズムを整え身体活動を段階的に増やし、復職に向けての基礎体力の向上を図る。また、コミュニケーション能力の脆弱性や、社会人としての意識や責任感に乏しいため、勤務先の産業医と連携のうえ、可能であれば職場復帰の前にリワークデイケアへの通所も目指したい。

【看護師】
　生活リズムが乱れているのは、夜間もスマートフォンを操作しているためであり、消灯後のゲームは行わないようにと指導するも止められない。よって睡眠覚醒リズムが整わず、日中に眠気が残り、倦怠感を訴える。日中の活動量が少なく、担当看護師が毎朝8時半に病棟で行うラジオ体操や散歩などの軽い身体活動を勧めるも、休息のために入院したのでゆっくりさせてほしいと断る。入院以来過眠過食で経過し、体重は3 kg増加。現在標準体重＋15 kg。

【薬剤師】
　薬剤のことで面談した際、「うつ病は薬で治るとインターネットに書いてあったが、いまいちすっきりしない。本当に主治医の処方でいいのか？セカンドオピニオンとしてほかの先生にも診察してほしい」と要求。

【臨床心理士】
[心理検査結果]
　・SDS（うつ病自己評価尺度）：55点
　・HAM-D（ハミルトンうつ病評価尺度）：14点
　抑うつ気分、熟眠障害、焦燥や不安が前景に立ち、ジリジリとした状態が続く。仕事や職場のことを考えると貧乏ゆすりが止まらない。回避・逃

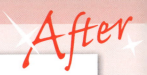

避的コーピングとしてゲームに没入。

【精神保健福祉士】

入院時インテークの際、「直属の上司が適切な配慮をしてくれなかったのでうつ病になった。そもそも今のプロジェクトの顧客はきつい人で、なんで自分がその担当になったのか。同期入社の同僚はみんなよい顧客に恵まれており不公平だ」と職場に対する不満を述べている。後日、職場復帰調整のため上司と産業医が来院した際の話によると、本人が担当している会社はとてもやりやすい顧客先であり、同期入職のなかでは一番難易度の低い仕事を与えており、また、本人の訴えには耳を傾け、同僚によるサポート体制も磐石に整えながらフォローしていた事実がわかった。

【管理栄養士】

入院前の食事について聴取。朝は眠気を訴え、食事を摂らずに長く眠り、朝食抜きで出勤。職場でコーヒーやエナジードリンクを飲んで仕事をしていた。昼食は職場近くの店でカツ丼やラーメンなどを食べ、夕食はたいていコンビニ弁当。休日はインスタント物やレトルト物で済ますことが多い。

Ⅴ 作業療法評価

1. 第一印象

長髪で小太りの体型。擦り切れたトレーナーにだぶついたチノパンを着用。頭髪は寝ぐせがあり無精髭をはやしている。表情や声には精彩なく、動作は緩慢。常に眠そうな様子であり、社会人として働いていた姿が想像できない。

2. ADL

自立しているも整容の乱れが目立ち、自室には趣味のゲームに関する雑誌や衣類、コンビニで買ってきた食べかけのスナック菓子の袋、エナジードリンクの空き缶などが散乱している状態。昼夜問わず自室のベッド上に寝転びながらスマートフォンや携帯ゲーム機でゲームに没頭しており、睡眠覚醒リズムが乱れている。入院前の食生活は健康的な要素が皆無であった。

3. 身体的側面

粗大動作や巧緻動作については問題ないが耐久性に乏しく、座位で約30分行う「新聞コラム書き写し作業」で倦怠感を訴えて自室に戻る。過眠過食傾向で体重は3kg増加した。

4. 精神的側面

- SDS：55点、中程度のうつ傾向
- HAM-D：14点、中等症のうつ状態

5. 心理的側面

- 参加意欲：病棟プログラムへの意欲はない。
- 興味関心：オンラインゲーム
- ストレスへの対処：回避・逃避的
- 思考の特徴：他責的、他罰的
- 感情表出：不満や不安を攻撃的に表出

6. 認知的機能

- 集中・持続：病棟の活動は倦怠感から拒否的であるが、自室で行っているゲームは集中しており、長時間にわたって休憩をとることもなく行うことが可能である。
- 指示理解：疎通は問題ない。
- 認知の歪み：会社に病気にさせられたといった、被害者意識をもっている。

7. 対人・コミュニケーション面

病棟スタッフへのコミュニケーションは、入浴時間や外出時の手続きなどの確認が多く、何か齟齬や問題が起こった際にはスタッフの不手際と決めつけ高圧的に指摘し責め立てる。他患との積極的なコミュニケーション場面はほとんどなく、挨拶の声をかけられても小さな声で返答し、表情も変えることなくわずかに会釈する程度。

Ⅵ 初期評価のまとめ（問題点と利点）

図1に示す。

Ⅶ 治療目標

【リハゴール】
- 実家への退院
- リワークデイケアの利用を経た職場復帰

【長期目標（LTG）：2カ月】
- リワークデイケアへの試験参加
- 生活リズムの再構築と体力づくり

【短期目標（STG）：6週間】
① 活動と休息のバランスを整え生活リズムを改善する
② 再発再燃予防のための対処法を獲得する
③ ネットを離れ現実的な体験を積み重ねる
④ 週間生活記録表を用いて生活パターンを把握し修正する

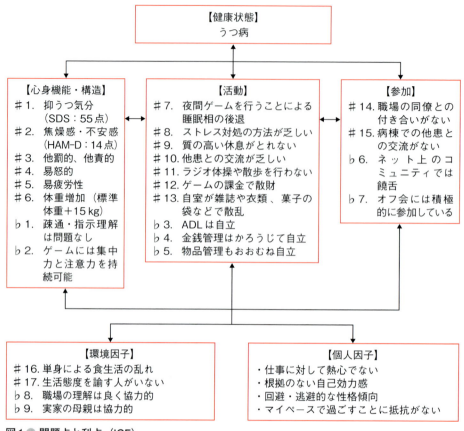

図1 ● 問題点と利点（ICF）

Ⅷ 治療プログラム

①Re・楽っくす（リラクセイションプログラム）（STG①、②）
- 目的：生活リズムの改善、ストレス対処技能の獲得。
- 方法：腹式呼吸法、漸進的筋弛緩法、自律訓練法などのリラクセイション法や、肩こり解消ストレッチ、腰痛解消ストレッチ、安眠ストレッチなどを紹介し、スタッフのインストラクションに従って実践する。単なるやり方の説明だけでなく、サーカディアンリズムの整え方、夜間の光刺激が良質な睡眠を妨げること、入浴と睡眠の関連など、主体的に生活を改善するためのヒントや方法もあわせて解説する。病棟で朝に行うラジオ体操や朝のウォーキングの意味合いも説明し、主体的な行動を促す。
- 時間・頻度：3回/W、AM、2時間

②ぶらりの達人（STG①、②、③）
- 目的：日中の身体活動を増やす、季節を感じながら風景を味わう、自然で良好な他者との交流の体験。
- 方法：1週目の行き先や行程の決定、2週目のポスター作り、3週目の実施、の3週1クールを2クール行う。公園など緑が多い場所のリラックス効果を説明し、海外ではビジネスパーソンに向けた、仕事のパフォーマンスを向上させるための休息の施設（リトリート施設）があることを説明する。
- 時間・頻度：1回/W、PM、2時間

③アートカフェ（テーマミーティング）（STG③）
- 目的：自分の考えを整理して表現する体験を通じて、人によっていろいろな考え方があることを知る、考え方の視野を広げる、共感し共感される体験をする。
- 方法：「退院後の自分」や「働くということ」などのテーマを絵で表現。色だけで表すことや、

漢字一文字で表すなど、表現の方法は自由。グループ活動の終盤には講評の時間を設け、自身の作品を他患の前で解説し発表する。
- 時間・頻度：1回/W、PM、2時間

④週間生活記録表の実施とチェック（STG④）
- 目的：生活リズムの確認と振り返り。
- 方法：本人が1週間ごとに記録した活動記録表をもとに、OTSと振り返る。特に睡眠覚醒リズムや気分の変化に注目し、うまくいった際の理由や、さらに改善できる点について話し合い、その改善点を次週の計画に盛り込む。
- 時間・頻度：1回/W、PM、0.5時間

Ⅸ 考察

本症例は現代型うつ病の20歳代の男性である。操作的診断基準に照らすとうつ病の基準を満たし、SDSやHAM-Dの結果も中等度の抑うつ状態であることが明らかとなった。発症のトリガーとしては、顧客と自社との板挟みによるストレスと、そのような状況下における上司の無配慮と本人は主張しているが、会社側の話によると十分に手厚いサポートがあったとのこと、本人の仕事上の問題点を注意すると過剰なまでの拒否反応を示し、扱いに苦慮していたとのことであった。

主な症状は抑うつ気分と焦燥感・不安感であり、その不快な感情や状況を紛らわすかのように、回避・逃避的なコーピングとしてオンラインゲームに没頭し、結果生活リズムが乱れ日中の活動に影響が出るといった悪循環に陥った。

本症例はうつ病のスタンダードとされてきたメランコリー親和型の状態とは異なり、不全感と倦怠、回避行動、他罰的感情、上下関係の社会への嫌悪感、職場や学校といった場面状況に依存した抑うつ症状の出現と消失が症候学的特徴となっている、現代抑うつ症候群（ディスチミア親和型うつ）である。このタイプは一般に抗うつ薬への反応は悪く、気分安定薬や抗精神病薬を処方する場合があるが、それでもその効果は部分的にとどまることが多く、休養と服薬のみではしばしば慢性化するといわれている[1,2]。

現代抑うつ症候群（ディスチミア親和型うつ）は正式な医学的用語とはなっておらず、また、具体的な治療方法も明確にはなっていないが、臨床的に、パーソナリティの成熟を目的とし、対人関係上での葛藤を扱いうる精神力動的精神療法、特に、集団精神療法が有効であるとされている[3]。

そこで集団を扱う作業療法による効果が期待できるが、他責的で回避傾向が強く、治療的動機も弱いなかでいきなり作業療法を導入しても治療に結びつかない可能性が高い。したがって、主訴である復職したいというホープを共通の話題とし、そのホープを実現させるために、私たち（医療スタッフ）に何かお手伝いできることはありますか？ と本人に尋ねることによって、治療の主体性を本人にもたせる手続き（治療契約）を踏むことがとても重要であると考える。

治療プログラムの選定は本人が主体的に選択する体裁をとりながらも、生活リズムの改善とリラクセイション（Re・楽っくす）から導入し、睡眠相の修正を図るとともに、腹式呼吸法や漸進的筋弛緩法、自律訓練法、ストレッチなど、身体活動を媒介としネガティブ感情への対処法を習得する。この際、ただ紹介して終わるのではなく、実際の現在の入院生活においてネガティブ感情が起こった際に「実証実験」することを勧め、その効果を体感することで退院後の般化を促す。

散策プログラム（ぶらりの達人）では、街歩きを通しながら身体活動を行い、あわせて季節感や街中の風景を楽しみ、心地よく、かつ現実的な五感の入力を促す。また、予定決めでの候補地の選定をめぐる話し合いでは、さまざまな意見や希望が出されるなかで決定していくプロセスを他患の言動を通しながら学び、自分の意見が通らなかったときの自身の感情や行動の変化にも注目し、OTSと週間生活記録表で振り返る。

テーマミーティング（アートカフェ）では、言語的な表出が難しいテーマでも、絵や色彩、模様で表現できるものである。講評の際は絵（視覚）と言葉（聴覚）の2チャンネルが使えるため、自分の気分や思考を伝えやすく、また他患の発表も伝わりやすい。この環境を利用しながら、人にはいろいろな考え方があることを知り、自分の考えや意見がすべてではないことに気づく体験をする。

1週間の活動を振り返る週間生活記録表のチェックでは、できたことを評価しつつ、さらによくする工夫をともに考える。その際、記録表を挟んで対面に座るといった、上下や主従のスタンスではなく（物理的にも心理的にも）、ともに課題に対して考え

やアイデアを出し合うチームメイトのようなかかわりを心がける。

　これらの4つのプログラムを通して生活リズムを整え、集団プログラムの参加を通して活動と休息のメリハリをつけ、考え方の多様性を認めながらいかに集団へ属していくかを学習する。この経験は退院後に通所することになっているリワークデイケアへのスムースな導入にも結びつくことが期待される。

　プログラムのなかでは触れてはいないが、ゲームや買い物（課金）、エナジードリンクの飲用は、刺激強度の高いコーピング法であるが、それゆえに依存を形成しやすいため、その危険性と適切な頻度や時間設定などのアドバイスも必要である。また、単身での栄養管理に不安があるため母親のいる実家への退院となるが、今後1人暮らしを再開する場合に備え、栄養面でのアドバイスも必要と考える。

　個性が大切と言われ続けて育ってきたいわゆるゆとり世代は、社会に出て初めて社会の現実に否応なしに直面して不適応を起こし、抑うつ状態になる症例が増えているものの、そのような症例に対する具体的なアプローチ法はいまだ確立されていない。今後の数多くの症例報告の積み重ねを通し、新たな道筋が見出されていくことを期待したい。

引用文献

1）中村 敬，他：これでいいのか うつ病治療―どうしたらいいよくならない抑うつ症状．精神科臨床サービス，16：4-15，2016
2）『気まぐれ「うつ」病―誤解される非定型うつ病』（貝谷久宣／著），筑摩書房，2007
3）加藤隆弘，他：現代抑うつ症候群（現代うつ・新型うつ）に対する多軸的評価システムの構築―大学病院気分障害外来での取り組み紹介．精神科臨床サービス，16：183-191，2016

第 3 章

高齢期障害領域の症例レポート

第3章 高齢期障害領域の症例レポート

1 認知症

長井陽海

はじめに

　厚生労働省（2015年）の発表によると、日本の認知症患者数は2012年時点で462万人で、65歳以上の高齢者の7人に1人（有病率15.0％）は認知症と推計されており、2025年には約700万人、5人に1人（有病率20.6％）が認知症になると推計されています。

　2015年1月に提示された「認知症施策推進総合戦略（新オレンジプラン）」では、「認知症の人の意思が尊重され、できる限り住み慣れた地域のよい環境で自分らしく暮らし続けることができる社会を実現する」を基本方針として、7つの柱が示されました。7つの柱には、「認知症への理解を深めるための普及・啓発の推進」「若年性認知症施策の強化」「認知症の人の介護者への支援」「認知症を含む高齢者にやさしい地域づくりの推進」「認知症の人やその家族の視点の重視」のほか、「認知症の容態に応じた適時・適切な医療・介護等の提供」や「認知症の予防法、診断法、治療法、リハビリテーションモデル、介護モデル等の研究開発及びその成果の普及の推進」が含まれており、作業療法士の役割に対する期待や社会的ニーズも高まっています。

　認知症に対する作業療法は、対象者や対象者の生活環境などについてのアセスメント・評価をもとに、対象者のおかれている状況や日常生活上の問題（生活行為遂行の困難さ）を構造的に捉え、問題解決に向けて、対象者本人への適切なアプローチや環境設定を実施します。治療プログラムの立案には、対象者の「その人らしさ」を支えている人格や価値観、役割に加え、生活歴や職業歴などの情報が不可欠であり、その人が生きてきた時代、大切にしてきたことを知るために、丁寧に根気強く対象者と向き合うことが重要です。

タイトル

　認知症は多様な症状、生活障害を呈する疾患です。どのような問題点に対して、どのようなアプローチをしたかについて触れたタイトルにすると、症例とアプローチをイメージしやすくなります。

【タイトル】
　認知症により活動性が低下した症例❶

赤ペン添削
❶レポートの内容を具体的に把握できるようなタイトルにしましょう。

完成Report
→p.220参照

はじめに（報告の目的）

　対象者がどのようにして発症し、どのような経過をたどり、どのような目標設定の作業療法プログラム立案にかかわる機会を得たのかについて、簡潔にまとめて記載しましょう。

【はじめに】
　今回、認知症症状を呈する症例❶に対し、作業療法プログラム立案❷の機会を得たので、ここに報告する。

赤ペン添削
❶どのような状態の症例なのか、もう少し具体的に記載しましょう。
❷どのようなプログラムを立案したのか、目標などを含めてもう少し具体的に書きましょう。

完成Report
→p.220参照

一般情報（基本情報）

　認知症は背景因子である個人因子が症状にも大きく影響します。アプローチする際にも有益な情報となるため、性格や趣味などは読み手に伝わるようなるべく詳細に記載しましょう。

I 一般情報
【氏名】Aさん
【年齢／性別】80歳代／女性

【性格】温和で社交的だが、繊細な一面もある❶
【趣味】カラオケ、料理❷
【嗜好】飲酒、喫煙はしない
【主訴】「何もできなくなった❸」
【ホープ】「起きると腰が痛いので、寝て過ごしたい」

赤ペン添削
完成Report
→ p.220 参照

❶ 繊細な一面とは具体的にどのようなことなのかを記載しましょう。
❷ 趣味は治療プログラムを選定する際の重要な情報となります。どの程度熱心であったのか、いつまで続けていたのか、などについても記載しましょう。
❸ 実際にどんなことができなくなったのかを記載しましょう。

医学的情報

医学的情報では、カルテからの情報をもとに診断名や障害名、既往歴や合併症、服薬情報など対象者の現在に至るまでを簡潔にまとめましょう。

Ⅱ 医学的情報
【診断名】認知症❶
【合併症】なし
【現病歴】
　7年前の腸閉塞による入院を機に経営している店舗に出なくなり、この頃から物忘れがみられるようになった。3年前に腰椎圧迫骨折受傷。退院後、ベッド上で過ごすことが多くなり、見当識障害や短期記憶障害が顕著にみられるようになった。
【既往歴】腸閉塞、腰椎圧迫骨折❷
【服薬情報】マグミット®錠、ボナロン®錠、メマリー®錠❸

赤ペン添削
完成Report
→ p.220 参照

❶ 具体的にどの種別の認知症か記載しましょう。
❷ いつ発症、受傷したのでしょうか。記載しましょう。
❸ 服薬情報は薬の名前だけでなく、用量や服用のタイミングも記載しましょう。

社会的情報

認知症の治療プログラムでは、対象者になじみのある活動を用いることも多く、生活歴や職業歴などの情報が大きく役立ちます。また、生活の背景にある居住環境や家族構成、社会資源などの情報も、支援のあり方を検討するうえで重要な項目です。これらの具体的な記載により、生活

像をイメージしやすくなります。

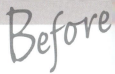

Ⅲ 社会的情報
【家族構成】
次女（50歳代前半）と2人暮らし。夫は1年前に他界。長女（50歳代後半）は結婚し、家族（夫・子）と近隣に在住❶。
【生活歴】夫と雑貨店を経営。その傍ら家事・育児にも積極的に取り組んでいた。
【教育歴】高校卒業
【家屋状況】
持ち家一戸建て、1階は雑貨店店舗、2階に居住。介護保険による住宅改修施行済み❷。
【経済状況】年金、店舗収入あり、経済的な問題はない。
【介護保険】要介護2

赤ペン添削
完成Report
→p.220参照

❶ キーパーソン、主介護者、介護者の健康状況、別居家族の介護協力可否などについても記載しましょう。
❷ 生活環境の特徴（バリアーの有無）、住宅改修の内容についても具体的に記載しましょう。

他部門情報

医師による的確な指示と薬物療法のもと、看護師や介護福祉士からは生活上の情報を、介護支援専門員からは生活上の課題について情報収集することにより、対象者の全体像や生活課題を共有することができ、ケアチームのスムースな連携が促進され、適宜必要な支援の提供が可能となります。情報収集の際には、事前にどんなことを聞きたいのか、まとめてから聞くことが重要です。

Ⅳ 他部門情報
【医師】認知症は中等度❶。離床を促進し、生活の活性化を図っていく。
【看護師】
全身状態は安定している。食欲あり、栄養状態良好。排泄トラブルなし。ADLは比較的できている❷が、入浴は一部介助を要す。活動性は乏しく、臥床傾向があり、生活リズムの乱れが生じている。
【介護支援専門員】
キーパーソンであり主介護者である次女と同居。日中独居であるが、トラブルなく過ごしている❸。

赤ペン添削
完成Report
→p.220参照

❶ 認知症症状の状態を確認して記載しましょう。
❷ 比較的できているということは、できていない部分もあるということ。確認して記載しましょう。
❸ チーム全体としての援助方針や解決すべき課題を確認して記載しましょう。

作業療法評価（初期評価）

認知症の評価は、評価スケールの使用のみに頼らず、観察や面接による評価の視点をもつことも重要です。認知機能の評価だけでなく、生活環境への影響も踏まえて、どのような活動・参加を含めた生活上の問題点が生じているのか、何ができて何ができないのか、明確に記載しましょう。

Ⅴ 作業療法評価

1. **第一印象**
   髪、肌、爪、衣服の清潔感はあるが、身だしなみの乱れあり❶。

2. **身体機能面**
   体力低下、筋力低下あり（上下肢体幹MMT 4）。四肢ROM制限なし。体幹屈曲・回旋運動時に腰背部痛あり。

3. **精神・心理機能面**
   全般的な意欲低下、うつ傾向を呈している❷。現在の自己に対する無力感と自信のなさ、役割や居場所の喪失を認識している❸。趣味については「元気だったらまたしたい」との発言があり、興味・関心は保持している。

4. **認知機能面**
   - 障害高齢者の日常生活自立度❹（寝たきり度）：A2
   - 認知症高齢者の日常生活自立度❹（認知症度）：ⅡA
   - HDS-R（改訂長谷川式簡易知能評価スケール）：16/30❺
   - 見当識障害：日時、場所、人物名は強く障害されているが、人物の顔貌や様相は保持されやすい。
   - 記銘力・短期記憶は著明に低下（数分前の出来事も想起できない）。
   - 長期記憶・手続き記憶は保持されている。
   - 理解・判断・思考は現実妥当性に欠けることが多い。

5. **遂行機能面**
   - 集団への従属、集団活動への受動的な参加は可能。
   - 作業活動への参加は拒否を示すこともある❻。
   - 立位作業は疲労、腰背部痛増強により作業継続困難。

6. **ADL・IADL**
   FIM 92点。自宅では介護ベッド使用。起居動作はベッド柵や手すり使用にて自立しているが、腰背部痛があり、やや緩慢。歩行はつたい歩きが可能だが、手すりを持たず、ふらつくことがあり、夜間は次女が付き添っている。食事動作、更衣動作は自立しているが、更衣後身だしなみの確認が必要。食事の準備や衣服の選択はすべて介助されている。排泄は手すり使用にて一連の動作は自立している。整容動作は自立しているが、自発的には行わず、促しや指示が必要である。入浴動作は見守り、一部介助を要する❼。洗身・洗髪は洗わない箇所があり、促しや口頭指示を要す。家事・生活管理などIADLはすべて介助されているが、促しや指示があれば部分的に遂行可能。ADL全般に対し、意欲の低下、自発性の低下、活動性の低下がみられており、生活リズムは乱れている❽。

7. **対人・コミュニケーション面**
   会話は可能で、即時的な受け答えが成立する❾。意見を要求される場面では、表情が曇り、取り繕う、「わからない」「疲れた」と俯いて会話を中断する。顔貌を認識している相手との会話であれば、表情や態度に落ち着きがみられ、自発的な発言も増える。

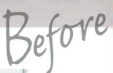

赤ペン添削
完成Report
→p.221 参照

❶ 具体的にどのように乱れていましたか？
❷ 意欲低下、うつ傾向を評価する検査はありませんか？ 確認しましょう。
　➡ +α知識 ①②
❸ どのような評価方法、どのような評価結果から、このように解釈したのか、具体的に記載しましょう。
❹ ➡ +α知識 ③④
❺ 減点項目とその項目の解釈も記載しましょう。
❻ 作業活動の種類や作業環境の影響も考慮して場面評価を行い、具体的な結果を記載しましょう。
❼ 入浴場面では複数の動作が要求されます。どの動作に見守りを要し、どの動作に介助を要するのか記載しましょう。
❽ どのように乱れているのか、日中をどう過ごしているのかも記載しましょう。
❾ 会話中の態度や表情についても記載するとよいでしょう。

①**意欲の指標（Vitality Index）**
　虚弱高齢者を対象とした、日常生活での行動について「意欲」を客観的に測定する検査である。項目は起床・意思疎通・食事・排泄・活動の5項目。各項目は0〜2点が配点された3つの選択肢で構成されており、満点は10点。カットオフ値は7点で、0〜7点は「意欲が減退している」と評価される。

②**老年期うつ病評価尺度（GDS15）**
　主に高齢者を対象としたうつのスクリーニング検査である。項目は15項目で、各項目に「はい」「いいえ」で回答する。0〜5点以上がうつ症状なし、5〜10点はうつ傾向、10〜15点はうつ状態と評価される。

③**障害高齢者の日常生活自立度（寝たきり度）**
　「寝たきり度」ともいわれ、何らかの障害を有する高齢者の日常生活自立度を判定する指標である。4段階の判定基準が設けられている。

④**認知症高齢者の日常生活自立度**
　高齢者の認知症の程度を踏まえた日常生活自立度を判定する指標である。9段階の判定基準が設けられている。

初期評価のまとめ（問題点と利点）

Ⅵ 問題点と利点

ICF分類を用いて示す（図1）。

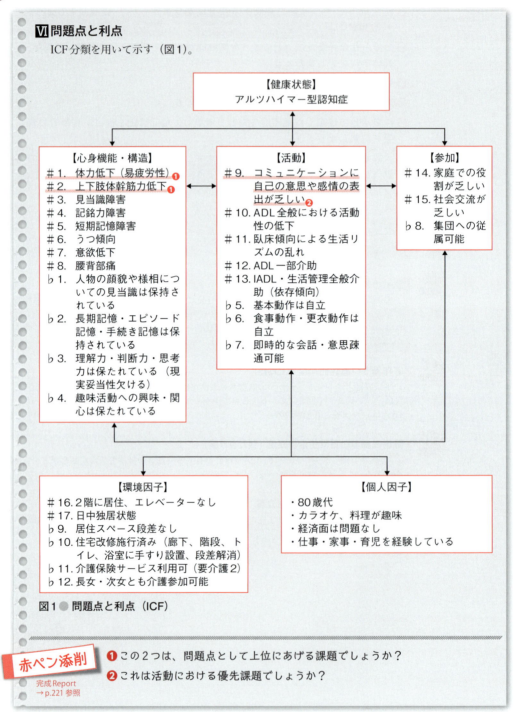

図1 ● 問題点と利点（ICF）

赤ペン添削

❶ この2つは、問題点として上位にあげる課題でしょうか？
❷ これは活動における優先課題でしょうか？

完成Report
→ p.221 参照

治療目標（目標設定）

認知症は、保持されている認知機能や遂行能力を維持し、心理的安定を図りながら、生じている生活上の問題点を解消することが大きな目標です。生活環境や場面を想定して、実生活に反映できる実現可能な目標を定め、具体的に記載しましょう。

Ⅷ 治療目標
【リハゴール】
・健康的・活動的な在宅生活の継続
【長期目標（LTG）❶】
・通所リハビリの利用を継続しながら活動的で意欲的な生活を送る
【短期目標（STG）❶】
①自信（自己効力感）を獲得する（うつ状態の改善）
②活動に意欲をもち、自発的に取り組む
③活動を通して円滑に対人交流ができる
④生活リズムの乱れを整える❷
⑤体を動かす習慣をつける❸
⑥現実見当識を高める

赤ペン添削
完成Report
→p.221参照

❶目標達成までの具体的な期間を設定しましょう。
❷漠然としています。具体化しましょう。
❸習慣づけは方法です。目標を記載しましょう。

治療プログラム（治療計画立案）

認知症の治療は心理的安定が図れるよう配慮し、場面や環境を設定する必要があります。目標を達成するために必要な治療プログラムについて、どのような配慮や場面・環境の設定をしたのか、また、その方法や頻度を丁寧に記載しましょう。

Ⅷ 治療プログラム
①カラオケレクリエーション❶
・目的：居場所の獲得、うつ傾向の改善、意欲の向上、活動性の向上、対人交流の活性化。
・方法：大集団でのカラオケレクリエーションに参加する❷。
・頻度：1回/W、PM、60分
②調理活動（おやつ作り）❶
・目的：自信（自己効力感）の獲得、意欲の向上、活動性の向上、対人交流の活性化。
・方法：小集団での調理活動（おやつ作り）に参加する。集中しやすい環境❸を設定し、作業の一工程をできるだけ独力遂行する。調理後は、完成した料理を参加者全員で食

　　　　べ、味の感想や作業の振り返りなどを述べ合う。
　・頻度：1回/W、PM、40分
③運動トレーニング・体操❶
　・目的：活動性の向上、体力向上、日中活動量の増加、生活リズムの構築。
　・方法：ストレッチや四肢運動、棒体操などを個別対応で実施する。活動前にバイタルサインを測定、運動可否を判断し❹、適当な運動強度および目標心拍数を設定する❺。痛みや苦痛を誘発する運動は行わない。
　・頻度：2回/W、AM、20分
④現実見当識訓練（Reality Orientation：以下RO法）❶
　・目的：現実見当識の改善、生活リズムの構築。
　・方法：上記①〜③活動開始時に現在日時、季節の話題などを提示する。
　・頻度：上記①〜③活動時ごと

赤ペン添削
完成Report
→p.222参照

❶ 各プログラムがどの短期目標に対応しているか、記載しましょう。
❷ 参加の方法と促し方についても記載しましょう。
❸ どのような作業環境を設定するのか記載しましょう。
❹ どのように判断するか記載しましょう。 ➡ +α知識 ⑤
❺ どのように設定するか記載しましょう。 ➡ +α知識 ⑥

+α知識 ⑤ **Anderson（アンダーソン）の基準の土肥変法**
　高齢者や心疾患を合併する対象者の運動療法を実施する際に用いられているリスク管理の基準（運動の開始基準と中止基準）。1章1 p.36を参照。

+α知識 ⑥ **Karvonen Formula（カルボーネン法）**
　1分間の安静時心拍数から自分の目標とする心拍数を割り出し、運動強度の目安とする表示法の1つ。
　　年齢から推測する最大心拍数＝220－年齢
　　予備心拍数＝最大心拍数－安静時心拍数
　　目標心拍数＝〔予備心拍数×運動強度（%）〕＋安静時心拍数
　運動習慣のない高齢者の場合、運動強度は35〜40％に設定することが多い。

考　察

　各情報をまとめ、対象者がどのような人物像か、どのような生活上の問題点があり、問題点を生じている背景や症状とのつながりがどうであるか、今後についての予測まで含めて考察し、問題点を解消するためにどのようなアプローチをすべきか、どのような支援方法、環境設定が適切かを明確に記載しましょう。

❌ 考察

　本症例は80歳代女性、活動性の低下と生活リズムの乱れを呈するアルツハイマー型認知症の症例❶である。
　生活基本動作・ADLはおおむね自立しているが、部分的に声かけ、一部介助を要し、IADL

は全介助を要している。会話は成立するが、自発的な意思・感情の表出は少ない。自宅では昼夜問わず2階居室ベッドで臥床していることが多く、他者との交流の機会は乏しい。これらの評価、問題点から下記作業療法プログラム活動を設定した。

　カラオケは動機づけ・導入がしやすい❷と考える。また、参加の方法をAさん自身で選択することができ、受動的な態度のAさんには適していると考える。さらに、楽しみの要素が強く、気晴らしとなることや、集団への従属感から自然な形で社会的交流を図ることができると考える。

　調理活動も動機づけ・導入がしやすい❷と考える。Aさんに課す作業は一工程に限る❸。Aさんが作業に集中して取り組むためには、極力落ち着いた環境を設定する必要があると考える。また、OTSのかかわりは、独力遂行による達成感や自信を得られるよう、作業の停滞や混乱または危険が予測される場合に口頭で助言する程度とする。調理後は完成した料理を味わいながら、作業を称賛し、参加者間の自然な会話を促す。

　運動トレーニング・体操は、日中の適度な身体運動と疲労により夜間の良眠を促し、生活不活発の悪循環を良循環に転換することをねらいとして、個別対応で実施する❹。運動の可否はAndersonの基準の土肥変法に則って判断し、Karvonen法に則り、運動強度を35～40％、目標心拍数を80～85拍/分に設定する。苦痛を誘発する運動は避ける。運動メニューは固定し、通所時の日課として定着（習慣づけ）を促す。

　また、上記各プログラム冒頭において、RO法を行い、現実認識を促す。また、各プログラムの実施時間を固定することにより、通所時の日課として定着（習慣づけ）を促す。

　Aさんは、人物の顔貌や様相の見当識は保持されやすく、そこから馴染みの関係を築くことができる。OTSは介入場面において、Aさんへの接し方・態度にも留意する必要がある❺と考える。

　今回設定した目標の達成度によるが、目標・治療プログラムを再設定する際には、日常の在宅生活においても活動的に過ごせるよう、Aさんの興味・関心を引き出し、在宅でも安全に実施できる活動に展開させていくことが望まれる。

赤ペン添削

完成Report
→ p.223 参照

❶ 発症の背景と現状に至る機序は、症例の理解、目標設定、治療プログラム立案に必要な視点です。可能な範囲で推察しましょう。
❷ なぜそう考えるのか、根拠を記載しましょう。
❸ なぜ一工程に限る必要があるのでしょうか。理由を記載しましょう。
❹ なぜ個別対応で実施する必要があるのでしょうか。理由を記載しましょう。
❺ どのような接し方・態度を留意すべきでしょうか。記載しましょう。

おすすめ書籍

I）『認知症の作業療法 第2版―ソーシャルインクルージョンをめざして』（小川敬之，竹田徳則／編），医歯薬出版，2016
　→ 認知症の人を取り巻く政策動向・制度やサービスについての解説、薬物療法や作業療法介入の手技、その研究報告などについての知見が掲載されているほか、現場で役立つ典型的な10事例を掲載している。

II）『認知症をもつ人への作業療法アプローチ―視点・プロセス・理論』（宮口英樹／監修，小川真寛，他／編），メジカルビュー社，2014
　→ 認知症の人への作業療法を具体的にどのように進めればよいかを解説した実践書で、対象者の評価から実際の介入、その効果の検討まで、作業療法理論に基づいた一貫性のある流れをわかりやすく紹介している。

III）『認知症のある人への作業療法』（浅井憲義，大熊 明／編），中央法規出版，2013
　→ コミュニケーションのとり方、アセスメントのポイント、プログラム立案の手順などを整理し、効果的な作業療法プログラムを実践するのに必要な視点がまとめられており、具体的な作業活動の流れ・実施方法も紹介されている。

趣味活動や運動を通して活動性の向上と生活リズムの改善を目指した認知症の症例

○△専門学校作業療法学科3年　実習花子
実習指導者：長井陽海

今回、生活不活発状態にある認知症の症例に対し、活動性向上と生活リズムの改善を目標とした作業療法プログラム立案にかかわる機会をいただいたので以下に報告する。

I 一般情報

【氏名】Aさん
【年齢／性別】80歳代／女性
【性格】
温和で社交的だが、他者からの評価に過敏であるなど繊細な一面もある
【趣味】
体調を崩すまでは、料理サークルやカラオケサークルに毎週参加していた
【嗜好】飲酒、喫煙はしない
【主訴】「お店の手伝いも家事も何もできなくなった」
【ホープ】「起きると腰が痛いので、寝て過ごしたい」

II 医学的情報

【診断名】アルツハイマー型認知症
【合併症】なし
【現病歴】
7年前の腸閉塞による入院を機に経営している店舗に出なくなり、この頃から物忘れがみられるようになった。3年前に腰椎圧迫骨折受傷。退院後、ベッド上で過ごすことが多くなり、見当識障害や短期記憶障害が顕著にみられるようになった。
【既往歴】腸閉塞（7年前）、腰椎圧迫骨折（3年前）
【服薬情報】
マグミット®錠330mg：2T（朝・夕食後）、ボナロン®錠35mg：1T（週1回）、メマリー®錠20mg：1T（朝食後）

III 社会的情報

【家族構成】
次女（50歳代前半）と2人暮らし。夫は1年前に他界。長女（50歳代後半）は結婚し、家族（夫・子）と近隣に在住。キーパーソン・主介護者は次女で、日中（10〜19時）は1階店舗におり、常時介護は困難。長女にも介護協力の意思あり。長女、次女とも健康状態は良好。家族仲は良好。
【生活歴】
夫と雑貨店を経営。その傍ら家事・育児にも積極的に取り組んでいた。
【教育歴】高校卒業
【家屋状況】
持ち家一戸建て、1階は雑貨店店舗、2階に居住、階段あり、エレベーターなし、居住スペース段差なし。介護保険による住宅改修施行済み（廊下・階段・トイレ・浴室に手すり設置、段差解消）。
【経済状況】
年金、店舗収入あり、経済的な問題はない。
【介護保険】要介護2

IV 他部門情報

【医師】
認知症は中等度で、中核症状全般の進行がみられるが、目立った周辺症状はほとんどなし。離床を促進し、生活の活性化を図っていく。
【看護師】
全身状態は安定している。食欲あり、栄養状態良好。排泄トラブルなし。ADLはおおむね自立しているが、整容の促しや身だしなみの確認を要し、入浴は一部介助を要す。活動性は乏しく、臥床傾向があり、生活リズムの乱れが生じている。
【介護支援専門員】
キーパーソンであり主介護者である次女と同居。日中独居であるが、トラブルなく過ごしている。「安心・安全な在宅生活の継続」を総合的な援助方針、「安全な生活環境の整備」「生活の活性化」「清潔保持」を生活全般の解決すべき課題としてケアプランを策定した。通所リハビリは週2回利用している。

V 作業療法評価

1. 第一印象
髪、肌、爪、衣服の清潔感はあるが、ボタンの掛け違えやシャツの裾のはみ出しなど身だしなみの乱れあり。

2. 身体機能面
体力低下、筋力低下あり（上下肢体幹MMT 4）。四肢ROM制限なし。体幹屈曲・回旋運動時に腰背部痛あり。

3. 精神・心理機能面
【意欲の指標（Vitality Index）】6/10
【老年期うつ病評価尺度（GDS15）】7/15
全般的な意欲低下、うつ傾向を呈している。面接場面にて「腰が痛いし、何もできないので家で寝ていたい」「昔は仕事も家事も頑張っていたが、今は迷惑になるので何もしない」との発言あり。現在の自己に対する無力感と自信のなさ、役割や居場所の喪失を認識している。趣味については「元気だったらまたしたい」との発言があり、興味・関心は保持している。

4. 認知機能面
- 障害高齢者の日常生活自立度（寝たきり度）：A2
- 認知症高齢者の日常生活自立度（認知症度）：ⅡA
- HDS-R（改訂長谷川式簡易知能評価スケール）：16/30
 〔見当識−3、数字逆唱−2、遅延再生−6、視覚性作業記憶−3〕
- 見当識障害：日時、場所、人物名は強く障害されているが、人物の顔貌や様相は保持されやすい。
- 記銘力・短期記憶は著明に低下（数分前の出来事も想起できない）。
- 長期記憶・手続き記憶は保持されている。
- 理解・判断・思考は現実妥当性に欠けることが多い。

5. 遂行機能面
- 集団への従属、集団活動への受動的な参加は可能。
- 馴染みのある作業活動は促しがあれば拒否なく取り組むが、未経験の作業活動には拒否を示す。また、衆人環境や話し声、雑音がある環境では個別作業活動に集中できず、拒否を示すか、途中で放棄する。
- 立位作業は疲労、腰背部痛増強により作業継続困難。

6. ADL・IADL
FIM 92点。自宅では介護ベッド使用。起居動作はベッド柵や手すり使用にて自立しているが、腰背部痛があり、やや緩慢。歩行はつたい歩きが可能だが、手すりを持たず、ふらつくことがあり、夜間は次女が付き添っている。食事動作、更衣動作は自立しているが、更衣後身だしなみの確認が必要。食事の準備や衣服の選択はすべて介助されている。排泄は手すり使用にて一連の動作は自立している。整容動作は自立しているが、自発的には行わず、促しや指示が必要である。入浴動作は転倒リスクがあり、浴室内歩行（手すりつたい）は見守り、浴槽またぎ動作や浴槽内の立ち座りは一部介助を要する。洗身・洗髪は洗わない箇所があり、促しや口頭指示を要す。家事・生活管理などIADLはすべて介助されているが、促しや指示があれば部分的に遂行可能。ADL全般に対し、意欲の低下、自発性の低下、活動性の低下がみられており、昼夜問わずベッドで臥床していることが多い。見当識の低下により日課の定時遂行も困難であり、生活リズムは乱れている。

7. 対人・コミュニケーション面
会話は可能で、即時的な受け答えが成立するが、受動的で表情や態度に自らの意思や感情を表出することは少ない。意見を要求される場面では、表情が曇り、取り繕う、「わからない」「疲れた」と俯いて会話を中断する。顔貌を認識している相手との会話であれば、表情や態度に落ち着きがみられ、自発的な発言も増える。

Ⅵ 問題点と利点
ICF分類を用いて示す（図1）。

Ⅶ 治療目標
【リハゴール】
- 健康的・活動的な在宅生活の継続

【長期目標（LTG）：2カ月】
- 通所リハビリの利用を継続しながら活動的で意欲的な生活を送る

【短期目標（STG）：6週間】
①自信（自己効力感）を獲得する（うつ状態の改善）

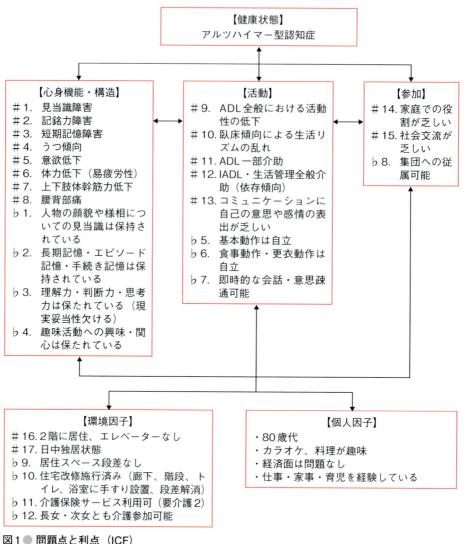

図1 ● 問題点と利点（ICF）

②活動に意欲をもち、自発的に取り組む
③活動を通して円滑に対人交流ができる
④日中活動量を増やし、生活リズムの乱れを整える
⑤体を動かす習慣をつけ、体力を向上させる
⑥現実見当識を高める

Ⅷ 治療プログラム

①カラオケレクリエーション（STG ②、③）
- 目的：居場所の獲得、うつ傾向の改善、意欲の向上、活動性の向上、対人交流の活性化。
- 方法：大集団での活動に参加する。参加の方法（マイクで歌う、他者の歌を聴く、場にいる）や席の位置はOTSが提示し、本人が選択する。
- 頻度：1回/W、PM、60分

②調理活動（おやつ作り）（STG ①、②、③）
- 目的：自信（自己効力感）の獲得、意欲の向上、活動性の向上、対人交流の活性化。
- 方法：小集団での調理活動（おやつ作り）に参加する。個人作業に集中しやすい落ち着いた環境を設定し、作業の一工程をできるだけ独力遂行する。調理後は、完成した料理を参加者全員で食べ、味の感想や作業の振り返りなどを述べ合う。
- 頻度：1回/W、PM、40分

③運動トレーニング・体操（STG ④、⑤）
- 目的：活動性の向上、体力向上、日中活動量の増加、生活リズムの構築。
- 方法：ストレッチや四肢運動、棒体操などを個別対応で実施する。活動前にバイタルサインを測定、Andersonの基準の土肥変法に則って運動可否を判断し、Karvonen法に則り適当な運動強度および目標心拍数を設定する。痛みや苦痛を誘発する運動は行わない。
- 頻度：2回/W、AM、20分

④現実見当識訓練（Reality Orientation：以下RO法）（STG ⑥）
- 目的：現実見当識の改善、生活リズムの構築。
- 方法：上記①～③活動開始時に現在日時、季節の話題などを提示する。
- 頻度：上記①～③活動時ごと

Ⅸ 考察

本症例は80歳代女性、活動性の低下と生活リズムの乱れを呈するアルツハイマー型認知症の症例である。発症前は、苦労しつつ仕事・家事・育児をこなしてきたが、健康上の問題によりそれらの役割が遂行できなくなった。その結果、自信（自己効力感）や居場所を喪失し、見当識低下、記銘力低下などの認知症中核症状、生活意欲の減退、生活全般の活動性低下といった周辺症状を生じ、生活不活発状態となり、生活リズムの乱れを誘引したと考えられる。

生活基本動作・ADLはおおむね自立しているが、部分的に声かけや一部介助を要し、IADLは全介助を要している。会話は成立するが、自発的な意思・感情の表出は少ない。自宅では昼夜問わず2階居室ベッドで臥床していることが多く、他者との交流の機会は乏しい。これらの評価、問題点から作業療法プログラム活動を設定した。

カラオケはAさんの趣味であり、動機づけ・導入がしやすく、受動的な態度のAさんには参加の方法を自身で選択することができるため適していると考える。さらに、楽しみの要素が強く、気晴らしとなることや、集団への従属感から自然な形で社会的交流を図ることができると考える。

調理活動もAさんの趣味であり、動機づけ・導入がしやすいと考える。ただし、全作業工程を順序立てて遂行することは困難であり、作業は一工程に限る。Aさんが作業に集中して取り組むためには、極力落ち着いた環境を設定する必要がある。また、OTSのかかわりは、独力遂行による達成感や自信を得られるよう、作業の停滞や混乱または危険が予測される場合に口頭で助言する程度とする。調理後は完成した料理を味わいながら、作業を称賛し、参加者間の自然な会話を促す。

運動トレーニング・体操は、日中の適度な身体運動と疲労により夜間の良眠を促し、生活不活発の悪循環を良循環に転換することをねらいとして実施する。安心して取り組める環境や個別運動メニューの設定が必要なため、個別対応とする。運動の可否はAndersonの基準の土肥変法に則って判断し、Karvonen法に則り、運動強度を35～40%、目標心拍数を80～85拍/分に設定する。苦痛を誘発する運動は避ける。運動メニューは固定し、通所時の日課として定着（習慣づけ）を促す。

また、上記各プログラム冒頭において、RO法を行い、現実認識を促す。また、各プログラムの実施時間を固定することにより、通所時の日課として定着（習慣づけ）を促す。

Aさんは、人物の顔貌や様相の見当識は保持されやすく、そこからなじみの関係を築くことができる。さらに、傾聴、共感的理解、肯定的態度を示すことで、安心できる信頼関係を築き、治療をより円滑に進めることができると考える。OTSは介入場面において、接し方・態度にも留意する必要があると考える。

今回設定した目標の達成度によるが、目標・治療プログラムを再設定する際には、日常の在宅生活においても活動的に過ごせるよう、興味・関心を引き出し、在宅でも安全に実施できる活動に展開させていくことが望まれる。

第3章 高齢期障害領域の症例レポート

2 大腿骨頸部骨折

鈴木俊弘

はじめに

　大腿骨頸部骨折は、高齢者に発生しやすい骨折の1つです。骨粗鬆症が基盤にあることが多いため、とりわけ女性に発生率が高く、転倒や外力を契機に発症することが多い疾患です。

　高齢者に多い疾患であるがゆえ、受傷前の生活状況や合併症の有無・認知機能が今後のリハビリテーションの進捗や自立度に与える影響は大きいため、総合的なアセスメントとアプローチが大変重要です。受傷を起点に認知機能の低下をきたすこともあるため、急性期からリスク管理・転倒予防対策を行いながら、不必要な心身機能の低下を予防する必要があります。

　また、一度転倒すると、歩行を中心に諸動作のレベルは受傷前より低下することが多くなります。日常生活や諸動作の自立を目指すにあたり、骨折が発生した契機や環境、今後の生活状況を踏まえて自立度を判定し、転倒予防対策を講じながらも、対象者が活動的に、主体的に生活できる状況を作業療法士として構築していきましょう。

タイトル

　作業療法プログラムの立案にあたり、最も重視したポイントが明確に伝わるようなタイトルにしましょう。伝えたい内容を整理し、長くなりすぎるようなら副題をつくりましょう。

【タイトル】
　自宅での転倒❶により大腿骨頸部骨折を受傷後動作能力が低下した❷症例

赤ペン添削
完成Report
→ p.237 参照

❶ 転倒の具体的な状況を記載しましょう。
❷ 今回作業療法士が主としてアプローチする要素は何ですか？ 具体的に記載しましょう。

はじめに（報告の目的）

　対象者が抱えている生活行為・ADLなどの課題・問題に対し、何についてこれから論じようとしているのか、を簡潔にはっきり提示しましょう。

【はじめに】
　自宅での転倒により❶大腿骨頸部骨折を受傷後、人工骨頭置換術を施行された症例を担当する機会を得た❷。ADLや歩行の獲得に向けて❸評価・介入を行ったため、以下に報告する。

赤ペン添削
完成Report
→ p.237 参照

❶ 転倒の具体的な状況を記載しましょう。
❷「担当する機会を得た」という定型的な表現はよく用いられますが、どのようなことを主眼として評価・治療計画を立案したのかわかる記載にしましょう。
❸ 曖昧な要素を含むため、自立度を明記してアプローチも機能的なものか、人的・環境要素などに主眼を置いたのか内容が伝わるようにしましょう。

一般情報（基本情報）

　対象者の情報を簡潔にまとめましょう。主訴・ホープ・ニーズは関連が深い項目ですが、混同しないように整理しましょう。家族のホープも併せて聴取しましょう。

Ⅰ 一般情報
【氏名】Aさん
【年齢／性別】70歳代後半／女性
【体格】身長158 cm／体重43.5 kg／BMI 17.43 kg/m²（低体重）
【性格】明るく社交的、大雑把な性格
【主訴】「右足が痛い」
【ニーズ】日常生活の自立❶
【本人のホープ】「歩けるようになりたい❷」
【家族のホープ】「1人でトイレに行けるようになってほしい」

赤ペン添削
完成Report
→p.237 参照

❶ どのレベルまで自立する必要があるのか？ について、生活状況も踏まえて考えましょう。
❷ 歩けるようになって、どのような生活・活動がしたいのか？ を明らかにしましょう。

医学的情報

　高齢者はさまざまな既往や併存疾患をかかえていることも多いため、病名だけでなく具体的なポイントも押さえましょう。大腿骨頸部骨折の受傷機転（どこで・どんな状況で・どうなったか）を明確にしましょう。再転倒を予防するために重要な情報となります。人工骨頭置換術は、術式によって脱臼肢位が異なるため注意しましょう。

Ⅱ 医学的情報
【診断名】右大腿骨頸部骨折（Garden分類stage Ⅳ）❶
【術式】人工骨頭置換術❷
【現病歴】
　自宅にて転倒し受傷❸、救急病院受診、上記診断にて入院。3日後に人工骨頭置換術を施行された。手術翌日よりリハビリテーション開始。術後（Post Operation Days：POD）27日に当院に転院。
【併存疾患】認知症、不眠症、本態性高血圧、変形性膝関節症
【服薬情報】
　レンドルミン®D錠0.25 mg（眠剤）❹、ロゼレム®錠8 mg（睡眠導入剤）、レニベース®錠5 mg（降圧薬）

赤ペン添削
完成Report
→p.237 参照

❶ 大腿骨頸部骨折の病態やリハビリテーションで注意すべきポイントを理解していますか？ ➡+α知識 ①、➡おすすめ書籍Ⅰ
❷ 手術アプローチによって脱臼肢位が異なりますので、確認しましょう。可能であれば、脱臼角度や切離筋・縫合部位などの情報も確認しましょう。疼

痛部位や筋力低下の原因と関連します。→+α知識 ②

❸ 詳細な状況を確認しましょう。再転倒を予防するためのプラン抽出に必要です。

❹ 眠剤は夜間～朝方の転倒を誘発する可能性がありますので、夜間の動作状況と照らし合わせて対応を考えましょう。

① **大腿骨頸部骨折の作業療法**
- 急性期
 精神・認知機能の維持と病棟でのADLの改善に向け、術式や術後状況に応じて予測されるリスク（脱臼、術後せん妄、深部静脈血栓症など）に十分配慮してアプローチする。
- 回復期
 早期から活動性の高い状態で日常生活を送ることを目標に展開し、チーム連携のもとに、「できるADL」と「しているADL」の乖離を軽減するよう、実際の生活環境のなかでADL・IADLの向上を図る。
- 生活期
 受傷に伴って低下した心身機能だけでなく、作業が阻害されることに付随して起こる事柄などを十分に予測し、対象者や家族にとって意味のある、必要な作業を阻害する要因を多角的に評価しアプローチを行う。

② **人工骨頭置換術の手術アプローチによる脱臼肢位の違い**
後方アプローチでは屈曲・内転・内旋の複合運動で脱臼が生じやすい。
前方アプローチでは伸展・外旋の複合運動で脱臼が生じやすい。
いずれのアプローチにしても顕著な肢位では脱臼を生じうる可能性があるが、過剰な脱臼への恐怖心から活動性を低下させないよう、適切な指導を行うとともに環境を調整しよう。

社会的情報

退院後の生活に必要となる情報を記載します。そのためには対象者の状況に応じて、1日の生活を連続的にイメージしながら、情報収集を行いましょう。

Ⅲ 社会的情報
【家族構成】夫、長男夫婦、孫1人と5人暮らし
【キーパーソン】長男
【介護力】夫と長男の妻❶
【職業歴】専業主婦❷
【家屋状況】2階建て1軒家❸

完成Report
→p.237 参照

❶ 介護者の時間的・身体的介護力について確認しましょう。

❷ 主婦業は年齢や家族構成などにより、遂行レベルが異なります。どの程度の家事業を行っていたのか、具体的に記載しましょう。

❸ 主たる居住スペースの環境・動線・段差の有無なども本人・家族から聴取し記載しましょう。必要に応じて家屋評価について検討しましょう。

他部門情報

対象者の生活を支援するうえで必要な内容を吟味して情報収集・記載をしましょう。高齢者の骨折はほかに合併症を複数抱えている場合も多く、それらが今後の作業療法計画に影響する可能性があります。

Ⅳ 他部門情報

【医師】
　高血圧は内服管理しており特別な注意は必要ない。<u>深部静脈血栓症に注意して経過を観察</u>❶。

【看護師】<u>危険行為がありセンサーマットを利用。夜間に2回程度覚醒する</u>❷。

【理学療法士】<u>歩行練習を痛みの程度に応じて実施している。目標は歩行の獲得</u>❸。

【MSW】
　<u>自宅退院を目標とする</u>❹。介護保険を申請し利用するかどうかは回復度合いに応じて検討。

【血液・生化学検査（POD 25日）】<u>CRP 0.4 mg/dL、Alb 3.0 g/dL、TP 4.9 g/dL</u>❺

赤ペン添削
完成Report
→ p.237 参照

❶ 深部静脈血栓症について注意すべきポイントは理解していますか？
　→ +α 知識 ③

❷ 危険行為の内容・頻度、日中と比較した夜間の動作能力について聴取しましょう。

❸ 最終的な屋内外の歩行形態や自立度、歩行可能な距離などについて、設定する生活に応じて具体的に聴取しましょう。

❹ 家族が具体的に退院後どのような生活を希望・想定しているか聴取しましょう。

❺ 血液検査や生化学検査結果を確認しましょう。栄養状態を確認し、指標がどのような意味をもつのか学習しましょう。→ +α 知識 ④、→ おすすめ書籍Ⅱ

---

 ③ 深部静脈血栓症（Deep Vein Thrombosis：DVT）

　症状は下肢の発熱、熱感、疼痛、圧痛、浮腫、しびれなどがあるが、無症候の場合もある。
　生化学的な検査ではD-dimmer値を確認する。基準値は1μg/mLで、高値ほどリスクは高くなる。
　補助的な評価として、Homans（ホーマン）徴候（下腿を把握したときや膝伸展位での足関節背屈など腓腹部を伸張したときの痛み）の有無を確認する。また、足背動脈の拍動を触診する。

 ④ 血清アルブミン値（Alb）

　栄養状態の指標として簡便なためよく用いられる。3.5 g/dL以下で栄養不良と判定されるが、アルブミン＝栄養ではなく、肝機能病変、炎症反応、タンパク喪失をきたす疾患（ネフローゼ症候群など）、脱水などによっても数値が変動するため、他の基礎疾患なども考慮し総合的に判断する。
　アルブミンの半減期はおよそ14〜21日であり、直近の栄養状態を示しているわけではない（およそ3週間前）ことに気をつけよう。

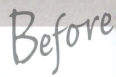

作業療法評価（初期評価）

人工骨頭置換術を実施している場合、術後の期間や脱臼を惹起する因子（麻痺、リウマチ、筋緊張低下など）、脱臼肢位を念頭に置いて評価を行いましょう。数値化できるものは客観的な指標を用い、動作観察も経過が追えるよう工夫しましょう。

Ⅴ 作業療法評価

1. **全体像**
   やせ型の女性。明るく社交的でスタッフや他患者とよく話す。身だしなみはきちんとしている。動作をする際にはせっかちな印象。

2. **バイタルサイン**
   - 血圧：132/82 mmHg、脈拍：81 回/分 ❶
   - 意識状態：清明
   - コミュニケーション：理解・表出ともに日常会話には問題なし

3. **身体機能面**
   【視診・触診】
   右術創部周囲炎症（−）、発赤（−）、腫脹（−）、軟部組織硬結（＋）、右下肢に浮腫（＋）❷
   【痛みの検査】右股関節に荷重時痛（＋）、歩行時に跛行（＋）❸

赤ペン添削

完成Report
→p.238 参照

❶ 安静時血圧ですか？ 運動時の血圧変動についても記載しましょう。

❷ 浮腫の部位を記載しましょう。浮腫が生じている場合、注意すべきことについて考えてみましょう。

❸ 痛みはVisual Analog Scale（VAS）やNumeric Rating Scale（NRS）を用いて定量的に評価し、具体的な運動も記載しましょう。 ➡ +α知識 ⑤

+α知識 ⑤ **大腿骨頸部骨折（人工骨頭置換術）後の痛み**

術直後であれば組織侵襲による器質的な痛み・炎症が主体であるが、その後は筋の柔軟性・滑走性の問題やスパズム、筋力低下などから派生するアライメント異常や正常から逸脱した関節運動などの多くの要因が関係しやすいため、原因に応じて適切な対応を検討しよう。

【関節可動域検査（Range of Motion Test：ROMT）】
他動運動にて評価、制限部位のみ記載

	Rt (°)	Lt (°)
股関節		
屈曲	95P	120
伸展	0	5
内転	未実施❹	5
外転	20	30
内旋	未実施❹	15
外旋	20	30

P：Pain

【徒手筋力検査（Manual Muscle Test：MMT）】

	Rt	Lt
股関節		
屈曲	3P	5
伸展	4P	5
内転	未実施❹	4
外転	3	4
内旋	未実施❹	4
外旋	3	5

P：Pain

4. 精神・認知機能❺
・Mini-Mental State Examination（MMSE）：23/30❻

赤ペン添削
完成Report
→p.238 参照

❹未実施の理由を記載しましょう。

❺定量的な評価スケールを使用し、数値化することも重要ですが、日常生活上問題となるポイントについても評価しましょう。

❻減点項目を記載しましょう。生活場面での定量的な評価スケールで使用できるものはありますか？ ➡ +α知識 ❻

❻N式老年者用精神状態尺度
　被験者の日常生活の行動を観察することで認知症の評価が可能なスケール。家事・身辺整理、関心・意欲・交流、会話、記銘・記憶、見当識の5項目からなり、1項目0〜10点を7段階で区分し評点した点数を合計する（最大50、最少0点）。点数が低いほど認知症状が重度と判定する。

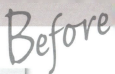

5. 基本動作⑦
   - 寝返り：左手で柵を把持して⑧可能。
   - 起き上がり：左手で柵を把持して⑧起き上がりが可能。
   - 立ち上がり：監視レベル。支持物を使用し立ち上がりが可能だが時折失敗あり、離殿時股関節痛あり⑨。
   - 立位保持：支持物を使用し監視レベル⑩。
   - 移動：普通型車いすを使用し、病棟内は自走可能。
   - 歩行：歩行器を使用し監視レベル⑪、跛行（＋）。

6. ADL⑫
   【Functional Independent Measure（FIM）】
   合計93/126点

FIM項目	点数	内容
食事	7	
整容	7	車いす上にて自立⑬。
清拭	4	殿部と下腿下方は介助する。手すりにつかまれば殿部の清拭が可能。
更衣・上半身	7	自立
更衣・下半身	4	右足ヘズボンを通す際、介助が必要⑭。
トイレ動作	5	両手でズボンを操作し、清拭は可能。ズボンが下方に落ちてしまうと、立位で取ることができない。
排尿コントロール	5	月に1回程度間に合わないことがある⑮。
排便コントロール	7	
移乗（ベッド・車いす）	4	軽く触れる程度、時折動作が性急になる⑯。
トイレ移乗	4	軽く触れる程度、着座が性急になる⑯。
浴槽移乗	1	未実施（シャワー浴）⑰
移動（車いす）	6	車いすを利用し、院内自立。
階段	4	3/4以上患者が行う。
理解	7	
表出	7	
社会的交流	7	迷惑行為などはない。
問題解決	3	必要な介助を頼まないことがある。危険管理能力低下。
記憶	4	スタッフの顔や日課は覚えているが、依頼の1/3程度は忘れる。

7. IADL
   - 金銭の所有を家族が止めており買い物は院内でしていない⑱
   - 携帯電話は病院に持ってきていない⑲

赤ペン添削

完成Report
→p.238参照

⑦単一の場面設定・動作の評価にとどまらず、今後必要となる生活を想定してさまざまな環境で評価しましょう。実際は一連の連続的な動作のなかで行われるものですから、各動作の前後に発生する関連動作を評価することも重要です。

⑧柵を用いないでも寝返る・起きることはできますか？ 体幹のMMTと併せて評価しましょう。

⑨非対称性などは観察されましたか？ 失敗とは？ 疼痛の程度も併せて確認しましょう。

⑩なぜ監視が必要なのか、理由がわかるように記載しましょう。

⓫ 歩行の耐久性も含めて評価しましょう。他の補助具での歩行状況は？
⓬ FIM（機能性自立度評価表）を用いる場合「しているADL」を評価しましょう。「できるADL」も確認し、乖離があれば原因を考えましょう。今後「必要なADL」も評価できると生活につながります。
⓭ 実際に自宅を想定した動作は車いす上での動作ですか？
⓮ 靴や靴下の着脱は評価していますか？ 人工骨頭置換術では脱臼の危険もあり重要な評価です。
⓯ 間に合わない理由もさまざまなものがあるので評価しましょう。
⓰ 性急になるからどうなりますか？ 性急になる理由は何ですか？
⓱ 自宅生活で必要になる動作は、能力をしっかり評価しましょう。
⓲ 実際はできますか？ 確認しましょう。

初期評価のまとめ（問題点と利点）

対象者の生活やニーズを把握したうえで優先度を決め、それらを改善するために必要な問題を優先的に抽出しましょう。強みは問題点を解決する糸口になりますので、ICF分類の個々の項目ごとに問題点との関連を踏まえ評価しましょう。

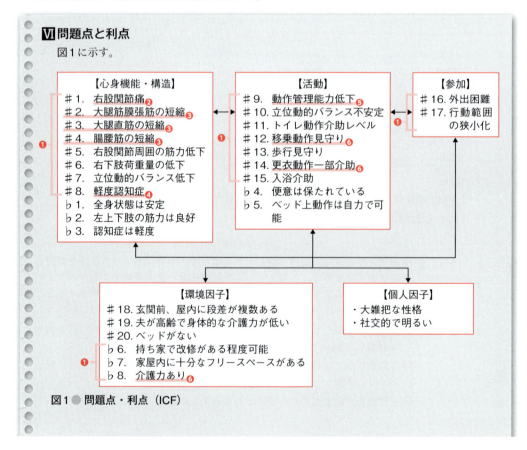

図1 ● 問題点・利点（ICF）

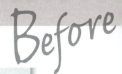

赤ペン添削	❶ 評価結果を踏まえて、目標や治療プログラムとの整合性はしっかり図られていますか？ ➡おすすめ書籍Ⅲ

完成Report
→p.238 参照

❶ 評価結果を踏まえて、目標や治療プログラムとの整合性はしっかり図られていますか？ ➡おすすめ書籍Ⅲ
❷ 疼痛の原因としては何が考えられるでしょうか？
❸ 目標やアプローチを考慮したうえで、優先度や内容は整合性がとれていますか？
❹ 認知機能のどのような要素が問題となるのか、具体的に記載しましょう。
❺ 動作管理とはどのような内容を意味しますか？
❻ 具体的に問題となる部分が焦点化できるといいですね。
❼ 対象者の自宅生活を想定したうえで具体的に記載できるといいですね。

治療目標（目標設定）

「〜の獲得」「〜の安定」などは対象者の状況が伝わりにくいので、「〜ができる」とし、明確に記載しましょう。大腿骨頸部骨折症例ではクリニカルパスが普及していますので、参考にしましょう。

Ⅷ 治療目標

【リハゴール】
・環境を調整し、自宅内ADLは入浴以外自立・自宅復帰

【長期目標】❶
・杖歩行を獲得し、入浴以外の屋内ADL自立❷
・一部家事活動が行える❸

【短期目標】❶
・疼痛の軽減❹
・股関節可動域の改善
・股関節筋力の強化❹
・トイレ動作の自立❺
・立位バランスの向上
・病棟内歩行自立❺
・危機管理能力向上❻

赤ペン添削

完成Report
→p.240 参照

❶ 目標達成までの期間を記載しましょう。
❷「獲得」では自立？ 見守り？ という線引きが曖昧なので、明確で具体的な記載をしましょう。
❸ 一部の家事活動とはどのようなものでしょう？ 対象者のホープやニードに合わせ具体的に設定しましょう。
❹ 担当理学療法士と役割分担を協議しましたか？省略できる場合は効率的にプログラムを立案しましょう。

❺病院内と自宅内では、環境の違いにより自立の難易度も異なるため、自立は自立でもどんな動作様式での自立か、具体的なイメージがもてるとよいですね。

❻必要な「危機管理能力向上」の要素を記載しましょう。これまでの流れから優先度は他と比べてどうですか？

治療プログラム（治療計画立案）

治療時間を有効に活用するため、対象者の状況に応じて可能なものはプログラムを包括できるものにするよう工夫しましょう。プログラム内容だけでなく、個々の訓練の回数・時間・強度も意識しましょう。

Ⅷ 治療プログラム
- 関節可動域練習❶
- 股関節筋力強化運動❶
- 移乗練習❷
- トイレ動作練習
- 応用歩行練習❸
- 入浴練習

赤ペン添削
完成Report
→p.240参照

❶担当理学療法士と役割分担を協議しましたか？ 省略できる場合は効率的にプログラムを立案しましょう。

❷どのような練習ですか？ 段階づけて具体的に記載しましょう。

❸応用歩行の内容は？ 問題点を考慮し生活に向けた実用的な練習を考察しましょう。

考　察

考察は、評価結果をもとに問題点・目標設定・治療アプローチの整合性を図る作業だといえます。整合性が保てない場合、各項目を見直しましょう。考察で初見の情報が記載されていないか注意しましょう。また、対象者の生活を常に意識しましょう。

Ⅸ 考察

　本症例は転倒により右大腿骨転子部骨折を受傷し、人工骨頭置換術を施行され、現在は右股関節周囲の疼痛と筋力低下を認め、歩行・動作能力が低下している。全身状態は安定しているが、やせ型であり体力・耐久性の低下❷を認める。❶

　現在、車いすでの生活が主体となっている。受傷側股関節の筋力は低下しており、これ

が立位動作能力の低下に影響している。関節可動域の制限が、立位で柔軟に姿勢を保持できず、体幹部の大小やバランスの低下に影響している。受傷側下肢に浮腫が生じており、その結果荷重感覚などを阻害しており、バランスに悪影響を及ぼしている。受傷側股関節痛は持続しており、そのため筋出力を発揮できず動作時の跛行を生じている。これらの理由により、立位を基軸とした基本動作・ADLに監視や介助を要している❸。また、軽度の認知症により危機管理能力が低下していることが、危険な動作やバランスの崩れの誘因となっており、自立を妨げていると考える。症例自身は自立に向けて意欲が高いが❹、逆に入院中の転倒リスクを高めていると考える。

本症例のニーズは自宅復帰である❺。そのためにはADLの自立が必要であり、長期目標をADLの自立とした❻。また退院後の生活を活動的に過ごすことで、機能の維持を図ることが重要と考え、家事活動の一部遂行とした。そのための短期目標として、トイレ動作の獲得❼、立位バランスの向上、歩行の獲得❼をあげた。

治療プログラムとしては、疼痛に合わせて筋力強化運動を行いながら、立位でバランスをとる練習により動作能力を向上させ、実際のトイレや更衣などのADL練習を反復して行い、動作を定着させていくこととした❽。更衣や靴・靴下の着脱に関しては、脱臼の危険性も考慮した動作を同時に検討していくこととする。練習のなかで転倒につながるような動作や行動は説明し、本症例の理解を深めていき、実際に注意できているかを確認する。

自宅復帰にあたり、転倒の再発を防止するため、家屋状況の評価や改修のアドバイスが必要である❾。また、家族が本症例の状態を理解することも転倒予防に重要であるため、説明を行いながら安全な環境を構築していく必要があると考える。不活動による体力や動作能力の低下を予防するため、介護保険を申請し通所サービスなどを用いて外出機会を維持していくことが重要である❿。

赤ペン添削
完成Report
→p.240 参照

❶ 身体機能面の情報だけでなく、認知・性格などを統合したうえで生活・行動の特徴を捉えていますか？

❷ 耐久性を評価した情報は評価内容に記述されていますか？

❸ 1つの活動には、単一の問題点のみ関係しているとは限らず、複数の問題が影響していることが多いです。そのため機能的な問題ごとに考察するのではなく、活動に対しどのような問題が影響しているか？ という視点から進めたほうが重複もなく伝わりやすいです。

❹ どこから判断したか評価に記載しましょう。

❺ 自宅復帰してどのような生活がしたいのか、を明らかにしましょう。

❻ なぜ自立が必要なのか、理由を記載しましょう。目標はニーズやホープを踏まえ、対象者の状況から実現可能なレベルを設定するものです。必要だから目標とするのではなく、達成可能な理由も含めて考察しましょう。

❼ 獲得が具体的にどういう状態を指すか、明確に記述しましょう。

❽ 反復するうえで工夫することは？ 対象者の状況を踏まえて考えてみましょう。

❾ 家屋環境は評価していますか？ そこから具体的な指導内容を検討しましょう。

❿ 本人の望む生活はどのようなものですか？ 目標にあがっていた家事活動の評価やアプローチは検討されていますか？ 通所サービスではどのような活動が必要と考えていますか？

おすすめ書籍

Ⅰ）『作業療法マニュアル61 大腿骨頚部/転子部骨折の作業療法 第2版』（泉 良太，他／著），一般社団法人日本作業療法士協会，2017
→ 大腿骨頸部骨折の疫学、診断、分類、治療が簡潔に記載され、病気ごとの作業療法をわかりやすく提示している。

Ⅱ）『早わかり検査値ノート』（岡田 淳／編），照林社，2005
→ ベッドサイドでよく出会う検査値を厳選して掲載。基準値はもちろん、異常とその原因などについて簡潔に記載。ポケットサイズで持ち運びやすい。

Ⅲ）『生活機能障害別・ケースで学ぶ理学療法臨床思考』（嶋田智明／編），文光堂，2009
→ 各種疾患の引き起こす生活機能障害別に、関連する基礎知識を確認しながら、診断・評価・治療プログラムの立案までのプロセスを学ぶことができる。

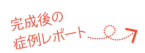

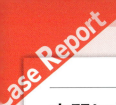
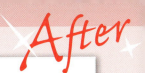

夜間に自宅の居間で転倒し、大腿骨頸部骨折を受傷した症例
～ADL自立・家事活動の獲得に向けて安全な動作方法の習得を考慮したアプローチ～

○○大学作業療法学科3年　実習太郎
実習指導者：鈴木俊弘

夜間に自宅の居間で転倒し、大腿骨頸部骨折を受傷後、立位動作の安全性が低下した症例に対し、ADLの自立に必要な評価を身体機能・環境面から実施し、再転倒を予防しながら自宅復帰できるようプログラムを立案したため、以下に報告する。

I 一般情報
【氏名】Aさん
【年齢／性別】70歳代後半／女性
【体格】
　身長158 cm／体重43.5 kg／BMI 17.43 kg/m²（低体重）
【性格】明るく社交的、大雑把な性格
【主訴】「右足が痛い」
【ニーズ】
　自宅内ADLの自立、短距離の外出ができる
【本人のホープ】
　「歩けるようになって、買い物や家事ができるようになりたい」
【家族のホープ】
　「1人でトイレに行けるようになってほしい」

II 医学的情報
【診断名】
　右大腿骨頸部骨折（Garden分類stage Ⅳ）
【術式】人工骨頭置換術（後外側アプローチ法）
【現病歴】
　夜間に居間の絨毯に引っかかり転倒し受傷、救急病院受診、上記診断にて入院。3日後に人工骨頭置換術を施行された。手術翌日よりリハビリテーション開始。術後（Post Operation Days：POD）27日に当院に転院。
【併存疾患】
　認知症、不眠症、本態性高血圧、変形性膝関節症
【服薬情報】
　レンドルミン®D錠0.25 mg（眠剤）、ロゼレム®錠8mg（睡眠導入剤）、レニベース®錠5 mg（降圧薬）

III 社会的情報
【家族構成】夫、長男夫婦、孫1人と5人暮らし
【キーパーソン】長男
【介護力】
　夫は見守りは常時可能、長男の妻は休日と平日朝、夜間は介護が可能
【職業歴】
　主婦業、70歳以降は炊事・掃除などの家事を補助的に実施
【家屋状況】
　2階建て1軒家。主たる生活スペースは1階。玄関先に12 cm×4段の階段があり、手すりはない。ベッドはなく和式布団の生活。トイレは洋式。

IV 他部門情報
【医師】
　高血圧は内服管理しており特別な注意は必要ない。深部静脈血栓症に注意が必要、脱臼リスクを考慮しながら積極的な運動を。
【看護師】
　トイレに1人で行こうとして危険なためセンサーマットを利用。夜間に2回程度覚醒し、ふらつきは日中よりやや強い印象。
【理学療法士】
　歩行器歩行の自立を早急に獲得し、その後屋内外を杖で100～200 m移動できるよう練習を進める。
【MSW】
　家族は身の回り動作が自立した状態で自宅復帰を望んでおり、家事は無理をしなくてもよいと考えている。介護保険を申請し利用するかどうかは回復度合いに応じて検討。

【血液・生化学検査（POD 25日）】
CRP 0.4 mg/dL、Alb 3.0 g/dL、TP 4.9 g/dL

V 作業療法評価

1. 全体像
やせ型の女性。明るく社交的でスタッフや他患者とよく話す。身だしなみはきちんとしている。動作の際にはせっかちな印象。

2. バイタルサイン
- 運動時：血圧　142/88 mmHg
　　　　　脈拍　92回/分
- 安静時：血圧　132/82 mmHg
　　　　　脈拍　81回/分
- 意識状態：清明
- コミュニケーション：理解・表出ともに日常会話には問題なし

3. 身体機能面
【視診・触診】
右術創部周囲炎症（-）、発赤（-）、腫脹（-）、軟部組織硬結（+）、右下肢足部〜下腿にかけて浮腫（+）

【痛みの検査（POD 26日）】
- Visual Analog Scale（VAS）：立ち上がり動作時VAS 4、荷重時VAS 4（右股関節術創部付近）、痛みは徐々に軽減してきている。

【関節可動域検査（Range of Motion Test：ROMT）】
他動運動にて評価。表1に示す。

【徒手筋力検査（Manual Muscle Test：MMT）】
表2に示す。

4. 精神・認知機能
- Mini-Mental State Examination（MMSE）：23/30（減点：日付、遅延再生、計算、口頭命令）
- 認知症高齢者の日常生活自立度：I
- N式老年者用精神状態尺度：46点
- 生活状況観察：周辺症状（Behaviorl and Psychological Symptoms：BPSD）はない。生活場面上の注意を忘れることはあるが、日中の出来事は正しく想起できる。無断行動あり、職員の手を煩わせるのが申し訳ない、という思いがある。

5. 基本動作
- 寝返り：左右ともに柵を把持して可能、柵を用いずとも可能だが努力性増加。
- 起き上がり：柵を用いて可能、柵を用いず側臥位から体側を起こすことも可能。
- 立ち上がり：監視レベル。前方へいざる動作は可能。支持物を使用し離殿が可能だが体幹は受傷側へ傾く。時折離殿後に足部支持基底面内に重心を移さず後方に戻ってしまう。股関節痛（VAS 4）あり。
- 立位保持：静的保持自立。動的保持はしゃがみこみ動作や右側方・前方リーチで動揺があり監視が必要。
- 移動：普通型車いすを使用し、病棟内は自走可能。
- 歩行：歩行器を使用し100 m程度可能、跛行（+）。杖歩行は右立脚時の疼痛と跛行が強いが、見守りで50 m可能。
- 歩行関連動作：歩行器を持って立ち上がろうとし、歩行器が動いたり浮き上がることがあり危険。着座が性急になり、斜め後ろに歩きながら座ろうとすることでバランスを後方に崩しやすい。

6. ADL
FIM：合計93/126点
表3に示す。

7. IADL
- 金銭は所有しておらず買い物はしていない。大まかな金額の計算や、財布を金庫で管理することは可能。
- 携帯電話の操作は行える。

VI 問題点と利点
図1に示す。

表1 ● 関節可動域検査（ROMT）

股関節	Rt（°）	Lt（°）
屈曲	95P	120
伸展	0	5
内転	未実施	5
外転	25	30
内旋	未実施	15
外旋	20	30

P：Pain、＊未実施：脱臼肢位をとるため未実施

表2 ● 徒手筋力検査（MMT）

股関節	Rt	Lt
屈曲	3P	5
伸展	3P	4
内転	未実施	4
外転	3	4
内旋	未実施	4
外旋	3	5

P：Pain、＊未実施：脱臼肢位をとるため未実施

表3 ● ADL評価（FIM）

FIM項目	点数	内容
食事	7	
整容	7	車いす上にて自立。洗面台に手を添えるなどして立位でも可。
清拭	4	殿部と下腿下方は介助する。手すりにつかまれば殿部の清拭が可能。
更衣・上半身	7	自立
更衣・下半身	4	右足へズボンを通す動作、右足の靴下は介助。ベッド上に足をのせることができない。靴のマジックテープを付ける際、痛みがある。
トイレ動作	5	両手でズボンを操作し、清拭は可能。ズボンが下方に落ちてしまうと、立位で取ることができない。
排尿コントロール	5	月に1回程度、ベッド上からだと時間がかかり間に合わないことがある。
排便コントロール	7	
移乗（ベッド・車いす）	4	時折ブレーキのかけ忘れがあり、動作が性急になり着座でバランスを崩したり、脱臼肢位をとることがある。ゆっくり行うよう事前に声をかければ安定して可能。
トイレ移乗	4	上記同様。立ち上がりと着座で深く屈み込み脱臼肢位をとることがある。
浴槽移乗	1	シャワー浴。座位で右足を持ち上げればまたぐことは可能。浴槽内からの立ち上がりは介助が必要。
移動（車いす）	6	車いすを利用し、院内自立。
階段	4	3/4以上患者が行う。
理解	7	
表出	7	
社会的交流	7	迷惑行為などはない。
問題解決	3	必要な介助を頼まないことがある。危険管理能力低下。
記憶	4	スタッフの顔や日課は覚えているが、依頼の1/3程度は忘れる。

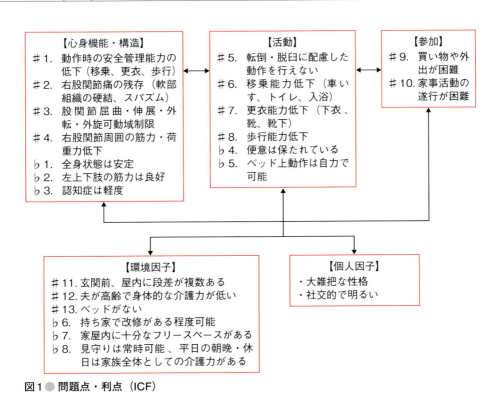

図1 ● 問題点・利点（ICF）

Ⅶ 治療目標

【リハゴール】
- 環境を調整し、自宅内ADLは入浴以外自立・自宅復帰

【長期目標（2カ月）】
- 自宅内ADLの自立（入浴以外）
- 杖を使用し、屋内外を200〜300m移動できる、シルバーカーを利用し、買い物が見守りでできる
- 炊事・洗濯が家族の見守りのもと補助的に行える

【短期目標（1カ月）】
- 立位動作を自身で安全・脱臼に配慮しながら行える
- 入浴以外の病棟内ADL自立
- 股関節可動域の改善

Ⅷ 治療プログラム

- 転倒、脱臼予防に向けた動作練習・指導（立ち座り、方向転換、着座、しゃがみ込み）
- 下衣更衣・靴・靴下着脱練習（ベッド上座位でのあぐら座位練習）
- 家事動作練習（伝い歩きでの物品搬送、掃除機がけ、物を取り出す・片づける練習）
- 屋内外での杖歩行練習（傘をさし歩く練習、緩斜面や小段差部分を移動する練習）
- トイレ動作練習
- 入浴練習

Ⅸ 考察

現在、立位関連動作のバランスが不安定な理由として、受傷部周囲の疼痛や、筋力低下、股関節の可動域制限が影響しているが、動作方法を説明した直後は1人で安全に動作が可能なことから、自立を妨げている主たる要因は動作手順や方法を自己管理できていないことが大きい。この問題は、無理な体制での座り込みやしゃがみ動作などで脱臼リスクを高める可能性もあり、生活内での対応方法を習得する必要がある。

本症例のニーズは自宅復帰し、家事活動や外出などを行い再び活動的な生活を過ごすことである。身体機能は比較的良好であり、疼痛が軽減されればさらなる能力の改善が見込まれる。また、記銘力や注意力の低下は軽度であるため、動作方法や注意点について指導方法を工夫することで、自己管理は可能と考えた。山﨑ら[1]は、認知症患者であっても行動分析学的な介入により、教示方法や練習方法、強化刺激を工夫することで動作手順や方法の獲得が可能であることを報告している。そのため、長期目標は内的・外的要因を十分に検討し、転倒リスクを軽減したうえでADLの自立、環境を調整した状況での家事活動の段階的遂行（見守り→自立へ）とした。そのための短期目標として、トイレ動作の自立、立位バランスの向上、歩行の自立をあげた。

治療プログラムとしては、作業療法では移乗・歩行・更衣動作における危険な場面を選択し、転倒・脱臼に配慮した方法について教示方法や正の行動が強化できるような働きかけを工夫しながら、反復し定着を図ることとした。更衣や靴・靴下の着脱に関しては、脱臼の危険性が少ないあぐら座位を選択し、実際の動作のなかで可動域の拡大を図りながら、同様の対応を行うこととした。家事練習は、自宅環境や歩行能力に合わせて、物品のカートを用いた搬送練習や伝い歩き練習を行い、掃除に関しては重量が軽く歩行やバランスの負担が少ないハンディモップなどを用いた練習を導入として実施することとした。

自宅復帰後に転倒の再発を防止するため、動作能力の改善に応じて玄関外〜玄関の段差の昇降方法、主たる移動手段、入浴環境などを検討する必要がある。居室はベッドを設置することが望ましいが、和室であり本人や家族の思いを聴取しながら対応を検討したい。転倒の契機となった絨毯やコンセント、荷物の整理を行いながら、夜間は足元のスイッチライトの整備やポータブルトイレの使用を検討する。

家族が症例の状態を理解し、適切な援助のもと能動的な生活が過ごすことが心身機能を維持していくために重要である。そのためには、家事能力を含めた生活上の注意点について家族に説明し、見学なども行い把握していただいた後、退院初期は見守りのもと家事などを行い、段階的に内容を検討していく必要がある。新たに生じた課題に関しては介護サービスなどで対応していくのが望ましいと考える。

引用文献

1) 『リハビリテーション効果を最大限に引き出すコツ』（山﨑裕司・山本淳一／編），三輪書店，2012

第4章

発達障害領域の症例レポート

第4章　発達障害領域の症例レポート

1　脳性麻痺

石田麻子

はじめに

　脳性麻痺（Cerebral Palsy：CP）の定義は、厚生労働省によると「受胎から新生児期（生後4週間以内）までの間に生じた、脳の非進行性病変に基づく、永続的な、しかし変化しうる運動および姿勢の異常である。その症状は満2歳までに発現する。進行性病変や一過性運動障害、または将来正常化するであろうと思われる運動発達遅延は除外する」とされています[*1]。現在の周産期医療の進歩により、CPの出生率は増えており、発達障害領域での実習で担当する頻度が高い疾患といえます。

　CPの作業療法をするうえで、いくつか大切にしたい視点があります。まず、障害の重症度にかかわらず、対象となる子どもは発達段階の途中にいます。それぞれのライフサイクルを念頭におき、これまでの発達とともに、今後のライフサイクルにおいて求められる能力や二次障害などの留意点も考慮し、連続性をもった視点で支援を考えましょう。

　次に、CPはその原因や障害像は一人ひとり異なり、運動・姿勢の障害だけでなく、食べることや呼吸、コミュニケーションなどさまざまな障害を併せもっていることが少なくありません。評価をするうえで幅広い視点をもつことが必要となります。また、子どもができないことだけでなく、できることや得意なことも大切にしましょう。この部分が子どもや家族への支援手段の重要なヒントとなります。

　そして、子どもは楽しくなければ心も身体も動いてくれません。子どもたち一人ひとりの年齢や興味・関心に見合ったプログラムを立てていきましょう。

　最後に、CPの作業療法では家族支援も重要です。子どもにとって最も身近な存在である両親や兄弟（姉妹）、その他の家族とどのような環境で暮らしているのか丁寧に聴き取り、生活の様子を想像してみましょう。作業療法の目標は子どもと家族の生活につながるように立てる必要があります。

　以上のことを踏まえて、症例レポートを作成しましょう。

[*1] 『脳性麻痺リハビリテーションガイドライン 第2版』公益社団法人 日本リハビリテーション医学会／監，診療ガイドライン委員会，脳性麻痺リハビリテーションガイドライン策定委員会／編，p15，金原出版，2014

タイトル

レポートを読む人の目に最初に入るのがタイトルです。これからどのような症例の報告が始まるのか、どのようなことにフォーカスを当ててアプローチしたのかを、読む人がイメージしやすく、興味をもってもらえるようなタイトルにしましょう。

【タイトル】
脳性麻痺を呈する4歳児の症例❶

赤ペン添削
❶ 大きくまとめずに、どのような症例であったのか、また何に対してアプローチしたのかを具体的に記載しましょう。

完成Report
→p.253参照

はじめに（報告の目的）

タイトルをさらに詳しく説明していきます。何を目標にし、どのようなプログラムを行ってきたのか、今回の報告の特徴となるポイントを記載しましょう。

【はじめに】
今回、脳性麻痺を呈する4歳女児に対し、作業療法評価およびプログラムの立案❶をさせていただく機会を得たので、以下に報告する。

赤ペン添削
❶ タイトルと同じように症例の障害像をもう少し具体的に記載し、どのようなことを目標にして介入してきたのかを簡潔にまとめましょう。

完成Report
→p.253参照

一般情報（基本情報）

ここでは目標設定の指針となる主訴やホープを記載します。可能であれば、対象者自身はどのようなことができるようになりたいのか、何をしたいのか、対象者の思いを丁寧に汲みとり、記載しましょう。また、家族が抱える日常生活での困りごとや希望などを聴き取りましょう。施設入所であれば、病棟のメイン担当などキーパーソンとなる職員に確認しましょう。

Ⅰ 一般情報
【氏名】M.K.❶ちゃん
【年齢／性別】4歳5カ月／女児
【主訴】❷「いつも介助が多くなってしまう」

【ホープ❷】「身の回りのことを自分でできるようになってほしい」

❶個人が特定されないようにイニシャルでは記載しないようにしましょう。
❷誰が発言した主訴、ホープでしょうか。発言者を記載しましょう。

完成Report
→ p.253 参照

医学的情報

　CPの場合、在胎週数や出生時の体重、分娩時の状況（仮死の有無など）、これまでの発達歴といった情報は対象者の障害像を把握するうえで大切な情報の1つになります。また、療育やリハビリテーションといった支援の経過なども確認しましょう。そして、リスク管理のうえでも重要となる呼吸障害やてんかん発作などの合併症についても確認しましょう。服薬がある場合は、副作用にも関連するので種類や量も記載しましょう。

Ⅱ 医学的情報

【診断名】脳性麻痺（痙直型両麻痺）

【生育歴】
　在胎33週、2,148g、帝王切開で出生❶。MRI所見にて両側脳室の病変を認め、脳室周囲白質軟化症を伴う痙直型両麻痺と診断された。生後6カ月、B病院にて理学療法が開始となった。1歳3カ月で当センター外来にて作業療法、理学療法を開始した。3歳0カ月から地域の通園療育開始❷。今回、下肢の関節拘縮が進行し、手術の検討、集中リハビリテーションを目的に当センターに約2カ月間の長期入所をすることになった❷。

【発達歴】定頸5カ月、寝返り10カ月、座位1歳0カ月、つかまり立ち1歳6カ月

---

❶出生時の情報をもう少し具体的に記載しましょう。
❷リハビリテーションや療育の頻度はどのようになっていますか？ また、それらが生活のなかで占める割合を確認しましょう。

完成Report
→ p.253 参照

社会的情報

　ここでは、重要となる家族の情報を記載します。一般的に母親がキーパーソンになることが多く、母親の「育児」という作業に対して、家族の協力や社会資源の利用など、育児のサポート体制が整っているかどうかを確認することも大切になります。

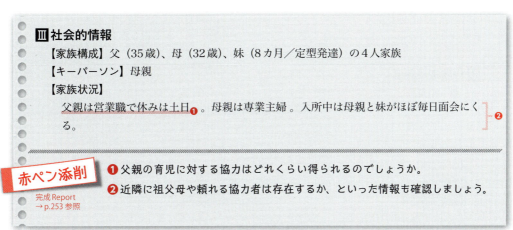

Ⅲ 社会的情報
【家族構成】父（35歳）、母（32歳）、妹（8カ月／定型発達）の4人家族
【キーパーソン】母親
【家族状況】
　父親は営業職で休みは土日❶。母親は専業主婦。入所中は母親と妹がほぼ毎日面会にくる。❷

完成Report
→p.253参照

❶ 父親の育児に対する協力はどれくらい得られるのでしょうか。
❷ 近隣に祖父母や頼れる協力者は存在するか、といった情報も確認しましょう。

他部門情報

他部門からの情報は、多角的に評価するうえで大切な情報です。医師や理学療法士など、対象者にかかわる各職種の視点や評価結果、目標などの情報を記載しましょう。また、施設入所の場合、生活をよく知る病棟の看護師や保育士からの情報も確認しましょう。

Ⅳ 他部門情報❶
【整形外科医】
　下肢の変形・拘縮が進んでいる。今回の入所で評価を行い、今後の手術を検討していく。
【理学療法士】
　体幹は低緊張で抗重力筋の発達不全がある。立ち上がり動作や立位の練習を行っている❷。
【臨床心理士】
　母親は本症例をとてもかわいがり、子育てに一生懸命であるが、やや過保護な面がある❸。

完成Report
→p.253参照

❶ 看護師や保育士から病棟の様子も確認しましょう。
❷ 理学療法士の治療目標は何でしょうか。
❸ 「やや過保護」といった表現は主観的になります。具体的な内容を確認しましょう。

作業療法評価（初期評価）

いよいよ評価が始まります。はじめに述べたように、CPの子どもたちは運動機能以外にもさまざまな障害を併せもっています。幅広い視点をもって評価していきましょう。また、問題点の焦

点化や目標へと発展させていくうえで記載が漏れている評価項目はないでしょうか。評価から考察までつながりのある内容になっているかどうか必ず確認していきましょう。

Ⅴ 作業療法評価

1. **第一印象**
   OTSが挨拶すると恥ずかしそうに目をそらすが、その後小さな声で「こんにちは」と答える❶。

2. **身体機能**
   【GMFCS】Ⅲレベル
   【関節可動域検査】ハムストリング筋・下腿三頭筋に短縮がみられる（右＞左）
   【姿勢筋緊張】
   　座位では、体幹は低緊張、僧帽筋上部線維が亢進し肩甲帯は挙上している。
   　下肢は移動や上肢操作時に過緊張となる。
   【姿勢評価】
   ・座位：日常生活では割り座でいることが多い。頭部後屈、上部体幹屈曲・右側屈、肩甲帯挙上、右肩甲骨後退、骨盤後傾・右回旋位で左右非対称。割り座および端座位で保持可能❷。
   ・立位（前方テーブル支持あり）：頭部後屈、肩甲帯挙上、腰椎前彎、股関節屈曲・内転・内旋、膝関節屈曲、足関節底屈、足部外反位。
   【粗大運動】
   　寝返り、腹臥位から割り座への姿勢変換可能。移動手段は床上では四つ這い❸。台につかまりながら立ち上がり、短い距離の伝い歩きが可能。歩行器を使用した歩行が可能。外での移動はバギーで全介助。
   【上肢機能】
   ・優位手：左上肢
   ・リーチ❹：重心移動を伴わない上肢長範囲内であれば、左右それぞれ頭部・前方・側方へのリーチ可能。下方・後方・背部へのリーチ困難。
   ・把持：左は指尖つまみ、右は指腹つまみレベル。布など柔らかい素材のものは、左は全指握りで把持できるが、手指の筋緊張を強める。右は把持困難。
   ・リリース：両上肢ともスムーズに可能。
   ・操作：ペン、スプーンは左手指回内握りで操作可能。右上肢は支持として使用されることが多い。
   【眼球運動】
   　注視が可能であるが持続性が乏しい。上下左右方向の追視は頭部の動きが伴い、眼球と頭部の分離運動困難。

3. **感覚・知覚・認知機能**
   【触覚】背中、上腕・前腕後面が鈍麻（右＞左）
   【触識別】
   　視覚遮断された状態で積み木の形を当てることが難しい。手指での識別能力不十分。
   【視知覚❺】
   ・フロスティッグ視知覚発達検査2（DTVP-2）：目と手の協応2：09、図と地3：00、形の恒常性2：09、空間における位置2：07、空間関係2：09
   【理解】数の概念（3まで）や色、形の理解良好

4. コミュニケーション・社会機能
【言語理解・表出】日常会話の理解可能。文章にして言語表出が可能。
【コミュニケーション】
初めての人や場所では緊張しやすい。新しい活動や苦手な活動に対して慎重になる。受け身的なかかわりが多い❻。

5. 遊び
かわいいキャラクターの人形をいつも持ち歩いている。ごっこ遊びが好き。家では妹の遊び相手をしている。

6. ADL
【WeeFIM】50/126点
【食事】
スプーン・フォークで自食可。幼児椅子での座位。上部体幹屈曲、体幹右側屈位で右上肢は支持に使用するため、食器の押さえは不十分。

【更衣】
病棟では朝と入浴前の2回、更衣場面がある。自宅および病棟では上衣全介助、下衣は時間をかければ1人で脱衣が可能。
- 上衣着衣：かぶりシャツ使用❼。服の方向を確認せず、どこから頭を入れればよいのかわからない。介助で襟部分に頭を入れた後は、袖を探さず姿勢が右後方に崩れる。
- 上衣脱衣：裾を両手で把持して持ち上げようとするがすぐに右手が外れ、そのまま後方に倒れる。

赤ペン添削
完成Report
→ p.253 参照

❶ どのような手段で来室しましたか？ 姿勢は？ 生活年齢と比較して、どのような印象をもちましたか？ 最初に抱いた印象が対象者の特性を表すヒントになります。
❷ 座位保持の耐久性はどうでしょうか。具体的に記載しましょう。
❸ どのように行っているのか、丁寧に運動分析をしましょう。 ➡+α知識 ①②③
❹ どのような姿勢で評価しましたか。評価時の姿勢も記載しましょう。
❺ DTVP-2以外の評価についても調べておきましょう。 ➡+α知識 ④
❻ どのように受け身的なのでしょうか。具体的に記載しましょう。
❼ どのような姿勢で評価しましたか。実際の生活に結びつくように姿勢も考慮しましょう。

---

①粗大運動機能分類システム (Gross Motor Function Classification System：GMFCS)
　脳性麻痺児の運動能力障害の重症度の分類尺度である。6歳以降の年齢で最終的に到達する機能的レベルを5段階に分類している。4つの年齢群に分け、各レベルの記述が説明されており、予後予測としても機能する。レベルⅤが最も重症となる。レベルⅠ：制限なしに歩く、レベルⅡ：制限を伴って歩く（歩行補助具なしに歩く）、レベルⅢ：手に持つ移動器具（歩行補助具）を使用して歩く、レベルⅣ：制限を伴って自力移動（電動の移動手段を使用してもよい）、レベルⅤ：手動車いすで移送される。

②把握・つまみの発達
　粗大運動の発達とともに、手の巧緻操作も発達し、より細かいものがつまめるようになる。把持・つまみ機能は以下のような段階で発達する。尺側握り（5カ月）、手掌握り（6カ月）、橈側握り（8カ月）、ピンセットつまみ（9カ月）、指腹つまみ（10カ月）、指尖つまみ（12カ月）。

③道具操作の発達

スプーンや鉛筆といった道具の操作は、手掌回内握り（1〜1.5歳）、手指回内握り（2〜3歳）、静的三指握り（3.5〜4歳）、動的三指握り（4.5〜6歳）と発達する。最初の手掌回内握りでは肩や腕も一緒に動かしているが、動的三指握りでは手指の細かい動きが可能になる。

④視知覚検査

CPは視力には問題がないにもかかわらず、目で見た情報を脳で正しく処理することが難しいというような視知覚の障害を併せもっていることが少なくない。標準化された評価を用い、子どもたちの視知覚機能の特性を把握することは、適切な支援手段につながると考える。CP以外にも自閉症スペクトラムや学習障害（Learning Disorders：LD）など発達障害の子どもたちにもこれらの検査が用いられることがある。ここでは、視知覚検査の1つとしてDTVPとWAVESを紹介する。

● Frostig（フロスティッグ）視知覚発達検査（Developmental Test of Visual Perception：DTVP）

DTVPの日本版は1977年に発行された。対象年齢は4歳0カ月〜7歳11カ月、検査の所要時間は30〜40分。その後1993年にDTVP-2が発表され、対象年齢は10歳11カ月まで上がった。DTVP-2は8つの下位検査（目と手の協応、空間における位置、模写、図と地、空間関係、視覚閉合、視覚運動速度、形の恒常性）から構築される。さらにDTVP-3が2013年に発表されている。2と3の日本版は出ていない。

● WAVES（「見る力」を育てるビジョン・アセスメント）

WAVESは2014年に発行され、日本の子どもの標準データに基づき小学校1〜6年生までの子どもの視覚関連基礎スキルを評価できる。3領域（視知覚、目と手の協応、眼球運動）の視覚関連基礎スキルを、10種類の下位検査でアセスメントして弱い部分を見つけ出すことができる。所要時間は60〜70分。弱い部分を把握したところで付属品のドリルによってトレーニングを行い、改善を図ることができる。

初期評価のまとめ（問題点と利点）

作業療法支援につなげるために、これまでの情報・評価を整理しましょう。対象者の生活に影響を与えている問題点の関連性を考え、そのなかでも重要となる問題点を確認しましょう。また、対象者ができることにも着目し、治療プログラムに活かしていきましょう。

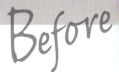

Ⅵ 問題点と利点 ❶
図1に示す。

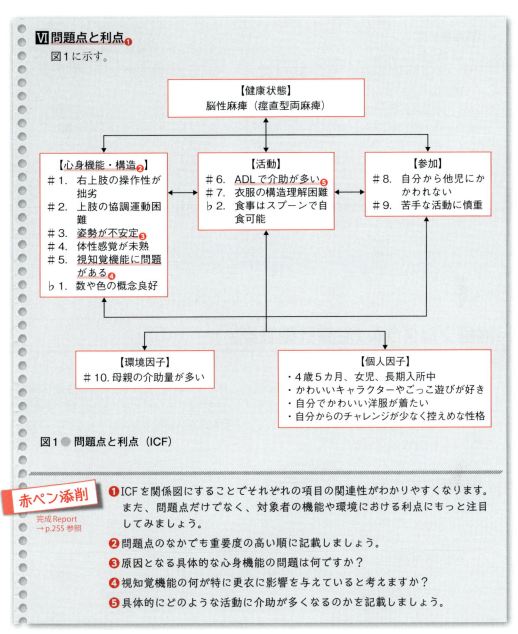

図1 ● 問題点と利点（ICF）

赤ペン添削
完成Report
→p.255 参照

❶ ICFを関係図にすることでそれぞれの項目の関連性がわかりやすくなります。また、問題点だけでなく、対象者の機能や環境における利点にもっと注目してみましょう。
❷ 問題点のなかでも重要度の高い順に記載しましょう。
❸ 原因となる具体的な心身機能の問題は何ですか？
❹ 視知覚機能の何が特に更衣に影響を与えていると考えますか？
❺ 具体的にどのような活動に介助が多くなるのかを記載しましょう。

治療目標（目標設定）

対象者や家族の主訴やホープに寄り添い、生活がより「豊か」になるための目標を設定しましょう。また、どのような内容でどのくらいの期間で達成可能かどうか、具体的に記載しましょう。

Ⅷ 治療目標

【長期目標（LTG）❶】
- かぶりシャツの前後・裏表を間違えずに1人で着られるようになる

【短期目標（STG）❶】
- かぶりシャツを着るときに姿勢を崩さない❷
- 袖に腕を通す際に反対の手で衣服を押さえられるようになり、スムースに腕を通せる
- 衣服の前後・裏表がわかるようになる

赤ペン添削
完成Report
→p.255 参照

❶ 各目標の具体的な期間を設定しましょう。また、どのような姿勢で遂行できることを目標としますか。設定姿勢を記載しましょう。

❷ どのような動作のときに姿勢を崩れないようにするのか具体的に記載しましょう。

治療プログラム（治療計画立案）

　問題点が改善し、目標につながるようにプログラムを立案しましょう。運動機能だけに注目するのではなく、子どもたち一人ひとりの特性を捉え、自らチャレンジしたくなるような遊び心を織り交ぜたプログラムが立てられるとよいでしょう。また、はじめに述べた「家族支援」のためのプログラムも立てましょう。その際は、それぞれの家族の生活状況や母親のキャラクターなどを考慮しながら内容を考えましょう。

Ⅷ 治療プログラム❶

①ボウリングゲーム❷
- **方法**❸：両上肢で抱えるサイズのボールを使用。複数のピンを一緒に並べ、離れた位置からボールを転がして倒す。

②輪入れ遊び❷
- **方法**❸：プラスチックの輪を頭部や腕に通したり、抜いたりする。

③着せ替え人形遊び❷
- **方法**❸：人形を使って着せ替え遊びを行う。

④病棟での着替え練習❷
- **方法**：病棟での着替えの時間に実施。後方から姿勢保持を介助した割り座。必要であれば衣服に目印を付けるなど工夫を検討する。

赤ペン添削
完成Report
→p.255 参照

❶ 退所後の家での取り組みにつなげられるよう、家族支援プログラムも考えてみましょう。

❷ 各プログラムがどの短期目標に対応しているか、また何を目的としているか記載しましょう。

❸ プログラム実施時の設定姿勢や作業療法士の位置などかかわりのポイントを記載しましょう。

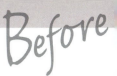

考察

　考察では、問題点の焦点化から目標設定、治療プログラムまでのプロセスにおいて、一連の関連性をもって自分の考えを説明していきます。また、作業療法支援が対象者の発達にどのような意味をもたらすのか、対象者と家族の生活にどのようにつながるのか、丁寧にまとめていきましょう。

Ⅸ 考察

　本症例は痙直型両麻痺を呈した4歳5カ月の女児であり、現在、手術の検討および集中リハビリテーションを目的に約2カ月間の長期入所中である。母親の主訴は介助量が多いことである。また、本症例のホープは「かわいい洋服を自分で着たい」ということから、まずは<u>介助量の軽減に向け、更衣動作の自立度向上を目標とした</u>❶。

　<u>上衣着衣の動作を困難にしている大きな問題として、以下の3つを考える</u>❷。①姿勢が不安定、②上肢の協調運動困難、③衣服の構造理解困難。まず①姿勢が不安定であることに関しては、本症例は上肢の空間操作に伴って姿勢が崩れやすく活動が中断される。②上肢の協調運動困難であることにより、衣服に合わせてスムーズに身体を動かせず、姿勢を崩してしまっている。③衣服の構造理解困難は、衣服の前後や裏表の弁別ができず、活動の開始時に影響を与えている。以上の問題点が、更衣動作のスキルを向上するために、自ら試行錯誤する機会を阻害していると考える。

　<u>治療プログラム</u>❸では、ボウリングゲームのなかで姿勢の安定性を促していく。そして、輪や着せ替え人形を利用して上肢の協調運動や視知覚機能を育てていく。また、病棟に出向き、実際の衣服を利用して日常生活に汎化できるように練習していく。

　これらのプログラムを通し、更衣動作の自立度が向上することで、<u>本症例の家族にとっても介助量が軽減し、より豊かな生活になると考える</u>❹。

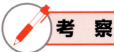

完成Report
→p.256 参照

❶ 介助量軽減だけが目的でしょうか。対象者の今後の発達について連続性をもって予測していくと、どのようなことが大切になってきますか？

❷ それぞれの問題について何が原因となっているか、もう少し具体的に記載しましょう。

❸ 立案したプログラムは、目標達成のためにどのようなことを促していきたいのか、具体的に記載しましょう。

❹ 更衣動作の自立度の向上は対象者にとってどのような「豊かさ」につながるのでしょうか。主役である対象者にとっての「豊かさ」についても考えてみましょう。

おすすめ書籍

Ⅰ）『発達障害の作業療法［基礎編・実践編］第2版』（鎌倉矩子，他／編，岩﨑清隆，岸本光夫／著），三輪書店，2015
　→ 正常発達や子どもの遊びについて丁寧に解説されている。また実践編では発達検査の説明や治療手段としての遊びについて分析、解説されている。

Ⅱ）『子どもの能力から考える 発達障害領域の作業療法アプローチ』（小西紀一，他／編），メジカルビュー社，2013
　→ 脳性麻痺に限らず、発達領域全般の作業療法について先輩OTRたちの臨床報告を交えてまとめられている。OTSにとってはより専門的な内容となるが、発達領域の作業療法を考えるうえで必要なエッセンスがつまっている。

Ⅲ）『子どもの感覚運動機能の発達と支援』（大城昌平，儀間裕貴／編），メジカルビュー社，2018
　→ 「感覚運動機能」を発達のエネルギーと捉え、その考え方を軸におきながら発達総論や疾患別各論について解説されている。脳科学、神経科学、発達心理学などに加え、最新のアプローチ方法など子どもたちの良質な「感覚運動経験」につながる情報が記載されている。

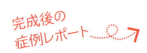

痙直型両麻痺の4歳女児に対する、自信につなげる更衣動作の自立度向上を目指した作業療法報告

○△専門学校作業療法学科3年　実習花子
実習指導者：石田麻子

今回、痙直型両麻痺の4歳女児の症例の作業療法評価および治療介入を行う機会をいただいた。本人と家族の希望である更衣動作の自立度向上を目標にし、遊びを通したプログラムおよび具体的な活動への介入を実施したので、ここに報告する。

I 一般情報

【氏名】Aちゃん
【年齢／性別】4歳5カ月／女児
【主訴】母親：「いつも介助が多くなってしまう」
【ホープ】
　本人：「かわいい洋服を自分で着てみたいな」
　母親：「身の回りのことを自分でできるようになってほしい」

II 医学的情報

【診断名】脳性麻痺（痙直型両麻痺）
【生育歴】
　在胎33週、2,148g、帝王切開で出生。アプガースコア1分値3点／5分値8点。出生後、NICU管理され、日齢31日目退院。MRI所見にて両側脳室の病変を認め、脳室周囲白質軟化症を伴う痙直型両麻痺と診断された。生後6カ月、B病院にて理学療法が開始となった。1歳3カ月で当センターの作業療法（月2回）、理学療法（月2回）を開始した。3歳0カ月から地域の通園療育開始（週5回）。今回、下肢の関節拘縮が進行し、手術の検討、集中リハビリテーションを目的に当センターに約2カ月間の長期入所をすることになった。入所中は作業療法（週3回）、理学療法（週4回）が実施される。

【発達歴】
　定頸5カ月、寝返り10カ月、座位1歳0カ月、つかまり立ち1歳6カ月

III 社会的情報

【家族構成】
　父（35歳）、母（32歳）、妹（8カ月／定型発達）の4人家族
【キーパーソン】母親
【家族状況】
　父親は営業職で平日は夜遅くに帰宅する。土日休みは、本症例と一緒に遊んだり、妹の世話を手伝う。母親は専業主婦。入所中は母親と妹がほぼ毎日面会にくる。母方祖父母が車で30分ほど離れた地域に住んでおり、何かあればすぐ駆けつけてくれる。

IV 他部門情報

【整形外科医】
　下肢の変形・拘縮が進んでいる。今回の入所で評価を行い、今後の手術を検討していく。
【理学療法士】
　体幹は低緊張で抗重力筋の発達不全がある。立ち上がり動作や立位の練習を行っている。下肢の短縮した筋の粘弾性を改善させること、立位での下肢の支持性向上を目標としている。
【臨床心理士】
　母親は本症例をとてもかわいがり、子育てに一生懸命であるが、その分子どもの反応を待たずに、すぐに手伝ってしまう傾向がある。
【看護師】
　食事は自食可。更衣は全介助になっている。同年代の他児が1人で着替えている姿を見て、本当は自分でやりたい気持ちがある様子。
【保育士】
　保育士や他児から遊びのきっかけをつくると一緒に遊べる。自分からは誘えない。

V 作業療法評価

1. 第一印象

　母親にバギーを押されて来室。背中が丸まっており、

小柄に見える。OTSが挨拶すると恥ずかしそうに目をそらすが、その後小さな声で「こんにちは」と答える。控えめな性格の印象。

2. 身体機能

【GMFCS】Ⅲレベル

【関節可動域検査】
ハムストリング筋・下腿三頭筋に短縮がみられる（右＞左）

【姿勢筋緊張】
座位では、体幹は低緊張、僧帽筋上部線維が亢進し肩甲帯は挙上している。下肢は移動や上肢操作時に過緊張となる。

【姿勢評価】
- 座位：日常生活では割り座でいることが多い。頭部後屈、上部体幹屈曲・右側屈、肩甲帯挙上、右肩甲骨後退、骨盤後傾・右回旋位で左右非対称。割り座、端座位で保持可能だが、左上肢の空間操作で体幹が右後方に崩れ、右上肢で支えている。両上肢の上方・前方リーチでは、体幹前屈、肩甲帯挙上し、体幹が後方に崩れる。
- 立位（前方テーブル支持あり）：頭部後屈、肩甲帯挙上、腰椎前彎、股関節屈曲・内転・内旋、膝関節屈曲、足関節底屈、足部外反位。

【粗大運動】
寝返りは体幹の分節的な回旋が乏しい。腹臥位から割り座へは、頭部後屈、上肢で体を後方へ押し上げて割り座の姿勢をとる。四つ這いは下肢の交互性が乏しい。台につかまりながら立ち上がり、短い距離の伝い歩きが可能。歩行器を使用した歩行が可能。外での移動はバギーで全介助。

【上肢機能】
- 優位手：左上肢
- リーチ：端座位にて評価。重心移動を伴わない上肢長範囲内であれば、左右それぞれ頭部・前方・側方へのリーチ可能。下方・後方・背部へのリーチ困難。
- 把持：左は指尖つまみ、右は側腹つまみレベル。布など柔らかい素材のものは、左は全指握りで把持できるが、手指の筋緊張を強める。右は把持困難。
- リリース：両上肢ともスムースに可能。
- 操作：ペン、スプーンは左手指回内握りで操作可能。右上肢は支持として使用されることが多い。

【眼球運動】
注視が可能であるが持続性が乏しい。上下左右方向は頭部の動きが伴い、眼球と頭部の分離運動困難。

3. 感覚・知覚・認知機能

【触覚】背中、上腕・前腕後面が鈍麻（右＞左）

【触識別】
視覚遮断された状態で積み木の形を当てることが難しい。手指での識別能力不十分。

【視知覚】
- フロスティッグ視知覚発達検査2（DTVP-2）：目と手の協応2：09、図と地3：00、形の恒常性2：09、空間における位置2：07、空間関係2：09

【理解】数の概念（3まで）や色、形の理解良好

4. コミュニケーション・社会機能

【言語理解・表出】
日常会話の理解可能。文章にして言語表出が可能。

【コミュニケーション】
初めての人や場所では緊張しやすい。新しい活動や苦手な活動に対して慎重になる。病棟では子どもたちの輪のなかで、他児の様子を見て笑顔でいるが、自分から積極的にかかわることが少ない。母親以外でも慣れた職員やリハスタッフには自発的な要求がみられる。

5. 遊び

かわいいキャラクターの人形を持ち歩いている。ごっこ遊びが好き。家では妹の遊び相手をしている。

6. ADL

【WeeFIM】50/126点

【食事】
スプーン・フォークで自食可。幼児椅子での座位。上部体幹屈曲、体幹右側屈位で右上肢は支持に使用するため、食器の押さえは不十分。

【更衣】
病棟では朝と入浴前の2回、更衣場面がある。自宅および病棟では上衣全介助、下衣は時間をかければ1人で脱衣が可能。
- 上衣着衣：割り座にてかぶりシャツ使用。服の方向を確認せず、どこから頭を入れればよいのかわからない。介助で襟部分に頭を入れた後は、袖を探さず姿勢が右後方に崩れる。
- 上衣脱衣：裾を両手で把持して持ち上げようと

するがすぐに右手が外れ、そのまま後方に倒れる。

Ⅵ 問題点と利点
ICF分類を用いて示す（図1）。

Ⅶ 治療目標
【長期目標（LTG）：約6週間】
- かぶりシャツの前後・裏表を間違えずに1人で着られるようになる

【短期目標（STG）：約4週間】
① かぶりシャツを頭部に通したり、袖に腕を通す際に姿勢を崩さない
② 袖に腕を通す際に反対の手で衣服を押さえられるようになり、スムースに腕を通せる
③ 衣服の前後・裏表がわかるようになる

［姿勢］
今回は1人でも安全に座って更衣ができることを重視し、割り座で後方にソファなどの壁を設定する。

Ⅷ 治療プログラム
① ボウリングゲーム（STG ①、③）
- 目的：体幹筋群の活性化、両手操作、空間関係・形の恒常性の理解を促す。
- 方法：端座位。作業療法士は後方から姿勢保持を介助し、体幹の伸展活動を促す。両上肢で抱えるサイズのボールを使用。複数のピンを一緒に並べ、離れた位置からボールを転がして倒す。

② 輪入れ遊び（STG ①、②）
- 目的：体幹筋群の活性化、両上肢の協調運動を促す。
- 方法：端座位。作業療法士は後方から姿勢保持を介助し、左右上下からプラスチックの輪を提示し、リーチに伴う重心移動を促す。輪を

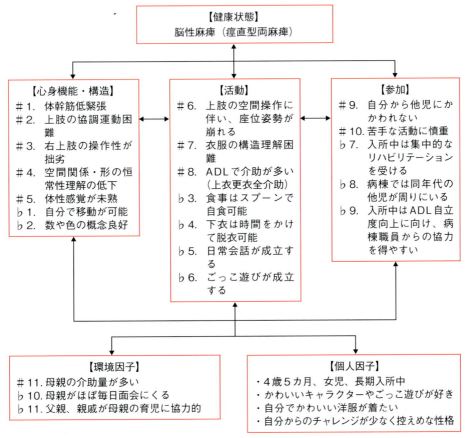

図1● 問題点と利点（ICF）

ネックレスやブレスレットに見立てて頭部や腕に通したり抜いたりする。
③着せ替え人形遊び（STG ②、③）
- 目的：両上肢の協調運動、空間関係・形の恒常性の理解を促す。
- 方法：端座位。作業療法士は後方から姿勢保持を介助する。人形を使って着せ替え遊びを行う。

④病棟での着替え練習（STG ①、②、③）
- 目的：実際の衣服での練習を通して、衣服を押さえるポイントや身体を動かす方向を学習する。病棟職員や他児に見てもらい、意欲につなげる。
- 方法：病棟での着替えの時間に実施。後方から姿勢保持を介助した割り座。必要であれば衣服に目印を付けるなど工夫を検討する。

⑤家族支援プログラム：更衣動作のポイントシート作成（STG ①、②、③）
- 目的：退所後、自宅での具体的な取り組みに向けての姿勢や介助ポイントを家族に伝える。
- 方法：写真や図を用いて、姿勢設定や本症例ができている部分、難しい部分への介助ポイントをまとめたシートを作成する。最初に病棟職員と共有し、病棟で実施する。

Ⅸ 考察

本症例は痙直型両麻痺を呈した4歳5カ月の女児であり、現在、手術の検討および集中リハビリテーションを目的に約2カ月間の長期入所中である。母親の主訴は介助量が多いことである。本症例はこれまで、脳性麻痺による運動機能や体性感覚、視知覚機能などに問題があり、かつ母親から介助を受けやすい環境から、自分で試行錯誤しながらスキルを獲得する経験を十分に積み重ねることが難しかったと考える。そして現在、上衣更衣に関しては全介助となっており、本症例にとっても苦手な活動となっている。しかし、病棟の他児から刺激を受け、「自分で着たい」という思いが芽生えてきている。更衣活動は毎日行われ、遂行する過程で重心移動や服の抵抗感を身体で感じるなどの多様な感覚運動を経験することができる。更衣動作を獲得することは、本症例の自信につながるとともに、さまざまな機能の獲得にもつながるといえる。また、将来、ADLの自立度が学校などへの社会参加の際にも大きく影響する。そこで今回、更衣動作の自立度向上を目標とすることにした。

上衣着衣における問題点を以下にあげる。まず1つに姿勢保持が難しいことがあげられる。体幹筋の低緊張により、両上肢の空間操作に伴い姿勢が崩れ、活動は中断される。次に上肢の協調運動困難、右上肢の操作性の拙劣により、衣服に合わせてスムースに身体を動かせず、姿勢を崩してしまっている。そして衣服の構造理解が難しいことは、視知覚検査の空間関係・形の恒常性のスコアの低さからも推測され、活動の開始時に影響を与えている。

これらの問題点に対して、まずは遊びを通して更衣動作に必要な要素を練習していく。上肢の空間操作のためには安定した座位が必要になる。ボウリングゲームでは、両上肢でボールを持ち、体幹の回旋や重心移動を促し、体幹筋群の活性化を図っていく。また、ピンまでの距離を捉えたり、倒れたピンを数えたり、立て直す活動を通して空間関係や形の恒常性の理解を促す。次に、輪入れ遊びでは、リーチに伴う重心移動とともに、形が安定した輪を頭部や腕に通したり抜いたりする動作から、上肢の方向性や協調運動、輪と身体の空間関係を学習していく。本症例が好きな人形を用いた着せ替え遊びでは、人形に服を着せてあげる過程を通して、衣服の構造理解や上肢の協調運動、素材に合わせた安定した把持を促していく。次に病棟での実際の着替えの時間を利用し、具体的な活動へとつなげていく。病棟で職員や他児に褒めてもらうことは苦手な更衣活動への動機づけになると考える。治療の後半は、退所に向け、姿勢の設定や介助のタイミングや方向など、ポイントを写真付きのシートにし、適切な介助量となるよう家族に説明していく。まずは病棟職員と共有し、病棟での日々の更衣で練習する。

本症例はこれまで、自分で試行錯誤する機会を積み重ねにくく、大人に依存することが多かった。今回の治療プログラムでは、本症例の得意な部分や環境の利点を活かしながら、遊びを通した練習から実際の衣服での具体的な活動へと段階をつけて介入していく。そして、「自分でできた」という成功経験を積み重ねることで、更衣以外のADLや友達とのかかわりへの積極的な参加へとつなげていきたい。

第4章　発達障害領域の症例レポート

2 発達障害

中山泰哲

はじめに

　発達障害の実習では、お子さんとコミュニケーションをとり、評価やアプローチプログラムに誘導することに最初のハードルがあります。お子さんには、主体的な意思があり、遊びに対するイメージや希望があります。「この活動をしてください」と言っても面白くなければ拒否されたり、モチベーションが得られずに、本来の力を見せてもらえないことも多くなります。

　ニードや興味・関心、自己有能感などの評価を踏まえたうえで認知面など各領域の発達段階を評価し、プログラムを進め、お子さんが楽しめる「遊び」と「治療」が両立した作業療法を実施する必要があります。そのためには作業活動がお子さんにとって主体的に統制できるものであり、内的な動機に裏づけられるものであり、成功につながる挑戦でなければなりません。これらが満たせる作業活動になるよう、お子さんの生活年齢や今後の成長も考慮して準備しましょう。

　また、発達障害の診断は、同じ診断名であってもお子さんにより状態像は大きく異なるので、本書を写してレポートを作成してもまったく意味がありません。何に注目し、考えることが大切なのかをアドバイスしているので、有意義な実習になるよう参考にしてください。

タイトル・はじめに（報告の目的）

　発達障害関連の診断をもつお子さんは、同じ診断名であっても発達の状態や合併している症状の度合いにより様子は大きく異なります。お子さんのもつ発達の特徴がわかるように、またどのようなアプローチをして、どのような変化があったのかがイメージできるようなタイトルにしましょう。

　【はじめに】は、どのような状態像の対象者に、どのようなアプローチを行い、どう変化したのかがわかるように書きます。何が主要なポイントなのか印象からではなく、考察からポイントを整理します。

【タイトル】
　感覚や姿勢運動へのアプローチを通した視覚機能の向上が、対人コミュニケーションやADLの改善につながった中等度の精神発達遅滞と自閉症スペクトラムの疑いがある事例

【はじめに】
　<u>精神遅滞と自閉症の疑いの症例に対して、感覚統合療法を基本とした作業療法を行ったので報告する</u>❶。

❶ 具体的に困っていることや、どのような発達の特徴があるのか、また何にアプローチし、結果として改善したことを簡潔に記載しましょう。

完成Report
→ p.269 参照

ケース紹介・一般情報（基本情報）

　環境要因は成長に大きな影響を及ぼすので、日々の生活がイメージできるよう情報を収集しましょう。

　主訴は対象者から聴取できないことも多いです。保護者や保育士の先生から主訴だけでなく、状況や頻度や理由などの情報を集め、困り感がほかにもないか主訴を掘り下げて確認しましょう。さらに、本人の主訴についても想像すると考察につながるでしょう。

　周産期を含めた経過には、お子さんを理解するうえで大切な情報が多くあります。特徴的な経過や、現在に影響する事柄がないか確認しましょう。

Ⅰ 一般情報
　【氏名】Aくん
　【年齢／性別】5歳7カ月／男児
　【家族構成】<u>父（38歳）、母（36歳）</u>❶
　【所属・関係機関】
　　①B保育園：（3日／週❷）
　　②C病院小児科：2回／年❷、経過観察
　【手帳の有無】療育手帳A-1（5歳時）

【主訴❸】
① 「お風呂に入るのを嫌がる❹」
② 「耳を押さえたり座り込んだりする❹」
③ 「家ではごろごろしている❺」
④ 「砂場で遊べない（砂が触れない）」

【生育歴】
・出生状況：在胎40週、出生時体重3,150g❻
・マイルストーン❼：定頸5カ月、寝返り6カ月、座位7カ月、四つ這い10カ月、つかまり立ち1歳1カ月、立位1歳5カ月、独歩1歳6カ月、初語3歳1カ月❽

【既往歴】
・診断名：精神発達遅滞、自閉症スペクトラムの疑い
・合併症：左眼に外斜視❾
・服薬：なし

赤ペン添削
完成Report
→p.269 参照

❶ 保護者の仕事や生活状況を記載すると家庭状況がわかりやすいでしょう。
❷ 対象者の生活リズムが推測できるよう保育時間なども記載しましょう。別途生活のタイムスケジュールを記載してもよいでしょう。また、利用開始年齢も記載しましょう。また、保育園以外の療育の利用状況も記載しましょう。
❸ 対象者から聞き取ることが難しい場合、誰が発言した主訴か発言元を記載しましょう。
❹ 何が嫌なのか確認しましょう。原因を探さなければ、評価も支援方針も立てられません。
❺ どんなときに、どの程度なのか記載しましょう。
❻ 出生の状況がわかる情報があれば記載しましょう。
❼ 発達歴をチェックしましょう。 ➡ +α知識 ①
❽ 初語が何かも調べておくと、発達傾向の理解のヒントになることがあります。また、指差しがどの程度、表現・理解しているかも記載すると評価につながります。
❾ 視力や聴力の器質的な問題がないか確認することが大切です。

 ①マイルストーン

　古代ローマの道標になぞらえて、発達における代表的な変化が何歳何カ月のときに起こったかを記したものである。発達経過を端的に表したものだが、現状の把握や発達の傾向を大まかに伝えることができる。構成的な評価としては、津守式乳幼児精神発達診断、遠城寺式乳幼児分析的発達検査、日本版デンバー式発達スクリーニング検査などがある。

 ## 他部門情報

　効果的な支援を行うには、多くの視点が必要となります。それは、人の発達がとても複雑で、個人差も大きいものだからです。例えば、操作性に対してアプローチするとき、手指の運動だけ

ではなく、集中力や理解力などさまざまな評価が必要になり、他職種からの情報が有益になります。

II 他部門情報

【臨床心理士】
- 新版K式発達検査：生活年齢5歳3カ月、姿勢―運動2歳（38）、認知―適応2歳6カ月（48）、言語―社会2歳3カ月（43）、全領域2歳4カ月（43）❶

【集団療育担当保育士】
わざとふざけて指示に応じない❷。着席はしているが、あまりリーダーを見ていなかった❸。

赤ペン添削
完成Report
→p.269参照

❶ 検査で集められる情報は、発達の状態を横断的に把握できるものではなく、検査の性質に沿った限定的な情報です。検査者は、検査項目だけでなく検査の様子からさまざまな評価をしていますので、検査時の様子も聞くようにしましょう。アプローチ内容や目標も記載しましょう。➡ +α知識 ②

❷ 最近の変化などについて記載しましょう。成長している機能があるかもしれません。過去の状態を聞き取ることも大切です。

❸ 見ていないときには何をしているのでしょう。できるできないということ以上に、なぜなのか理由についても聞き取ることが大切です。

②新版K式発達検査

知能検査の1つで、IQだけでなく姿勢―運動・認知―適応・言語―社会といった3つの下位の領域に分かれて発達年齢と発達指数が示される。WISC-IVなどの他の検査に比べ、言語理解が未熟であったり、指示応答性に未熟さがあっても施行しやすい検査である。知能検査にはさまざまなものがあり、また単にIQを調べているわけではない。どのような苦手分野と得意分野があるのかを把握し、お子さんの強みを活かし、苦手さを補う支援を考案することに検査を行う意義がある。

作業療法評価（初期評価）

対人関係技能に未熟さがあると検査が難しいため、臨床観察によって評価することも多くあります。評価では、課題の意図が理解できていなかったなどの他の要因が混入しないよう条件設定を明確にしながら、どのレベルまで成長しているのか、獲得した発達と未発達の境界がわかるように評価します。このため、評価の準備として、作業分析を十分に行う必要があります。

III 作業療法評価❶

1. 第一印象
四肢が細く体の大きな短髪の男児だった。拒否的な表現がみられたが、単語は少なかった。具体的な言葉は理解して取り組めるようであった❷。

2. 感覚❸
　【触覚】鈍麻や過敏さがみられた。感覚の欲求があった❹。
　【固有覚】鈍麻がみられた❹。
　【前庭覚】鈍麻がみられた❹。
　【視覚】注意の持続が難しく❺、光のほうをすぐに見ることが多い。
3. 姿勢─運動
　【反射・反応】
　・原始反射：把握反射（－）、STNR（－）、TLR（－）、ATNR（－）
　・立ち直り反射：遅延しやすく弱いうえ、持続しにくかった❻。
　・平衡反応：無
　【筋緊張】
　　全身に低緊張がみられ、特に頸部の低緊張が顕著であった。
　【上肢機能】
　・支持性：不安定。肩の屈曲や空中での保持ができなかった❻。
　・目と手の協応：手元を見ていないことが多い❼。
　・前腕の回内外：可能❽。
4. 認知
　【記憶】
　・短期記憶：可能❹
　・長期記憶：繰り返し経験する事柄は憶えている（歌など）
　【視知覚・視覚認知】
　・形態弁別：○△□は区別が可能で、同形の穴に入れられた。穴を6種類に増やすとわからなかった。また、凸◇♡は弁別できなかった。
　【感覚と運動の高次化❸】
　　机上課題ではパターン知覚水準を示す様子が観察されたが、日常生活では手元を見ていないことも多く、知覚運動水準を示す様子が頻繁にみられた。また、自己刺激行動も多くみられた。
　【注意機能❸】
　・注意の持続：弱い。絵本読みなどでは30～60秒ほど持続する。
　・注意の解放：難しい。光刺激など感覚的な刺激に注意が向くと、ほかに注意を向けられなかった。
5. 対人面
　・対人意識：人に対して注意が向きにくかった❾。
6. ADL
　【更衣】
　　上衣は最大介助、下衣は中等度介助。衣服を見せると自発的に手足を差し込むが、最後までしっかりと見ていないことが多くやり直すことが多かった。
　【排泄】排尿は時間排泄での自立だった。排便は自立していた❿。

赤ペン添削

完成Report
→ p.269 参照

❶ ケースにより評価すべき評価項目は異なりますが、本症例ではほかにも次のような項目の評価が考えられます。感覚（身体図式）、運動（姿勢・手指機能・肢位模倣・眼球運動）、認知（表象・概念）、言語、対人（母子関係・応答性）、ADL（食事・移動など）、情緒、個人因子、環境因子など。

❷ 見た目の印象や発語内容や行動や人とのかかわり方について、イメージで

きるよう記載しましょう。

❸ 内容を他の機能と混同して記載しないよう、各機能について明確に理解しておきましょう。➡ +α知識 ③〜⑦

❹ 計測器や検査での評価ができなかった場合、客観性が得られにくいため、具体的な現象を添え、能力の上限がわかるようにしましょう。➡ +α知識 ③

❺ 視覚ではなく、注意機能の項目で記載すべき内容が混入しています。

❻ できるだけ数値化し、能力の上限がわかるように記載しましょう。効果判定もしやすくなります。

❼ 目と手の協応は、認知機能の感覚の高次化と非常に関係の深い機能です。リーチする前から対象を操作し終わるまで目を離さず見ているか、どのようなタイミングで目を離してしまうのかなど細かく観察しましょう。

❽ 可能であっても、条件により限局されないか、代償的な動きはあるのかなど、できるかどうかだけではなく、日常生活の状況が推測できるように書くことも大切です。

❾ 対人意識の有無は重要な評価項目です。アイコンタクトや共同注視など視線の様子、共感性、人への興味・関心などよく観察しましょう。

❿ WeeFIMなど構成的な評価を記載し、数値化することで効果判定を明瞭にすることも大切です。しかし、検査することや自立の有無を調べることに固執するのではなく、その状態や課題点を把握することが評価ではより大切です。更衣では、状況を目と手の協応の評価を一致する形で記載されています。排泄であれば、トイレが使用できるか、オムツの使用状況や事後処理の様子などを記載すると状況や課題が伝わりやすいでしょう。

③ **防衛反応と感覚経路**

感覚刺激に対する不快感や回避行動を防衛反応という。例えば触覚刺激は、分析・判断する経路と素早く防御・攻撃的反応を行うための経路の2つの神経経路で処理される。2つの経路の反応性に不均衡があり、防衛的な経路が過活動だと判別できなかったり、刺激を回避するようになる。感覚の評価では、過敏のあるなしではなく、注意機能や緊張といった心理要因などと鑑別しながら、経路別に分析することが大切である。

④ **中心視と周辺視**

視覚は視野の中心部で見る中心視と、中心から離れた周辺部で見る周辺視がある。中心視は色覚があり解像度が高く視力がある。周辺視は、解像度は低く識別的な視力はないが、視覚的変化に対する反応性が高い部分である。人は周辺視で素早く気がついた変化に、中心視を向け分析することで効果的に周りを見ている。視覚ではこのような役割分担が成長することが大切である。

⑤ **身体図式 (Body Shema)**

運転でいうところの車体感覚のようなもの。自分の体の大きさや形（地理的身体図式）、能力や機能（機能的身体図式）について把握している力で、運動経験などの感覚フィードバックにより形成される。幼児が頭をよくぶつけるのは、頭の大きさの身体図式が未熟であることが一因にある。身体図式によって外界に体を適合させることができ、何をするか（観念化）、どうやるか（運動企画）を決めることができる。カップの水を飲むときに、手があるという身体図式があることで、カップを持って飲むことを思いつき、手指の身体図式により持ち方を選択することができる。

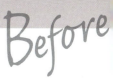

 ⑥知覚運動水準、パターン知覚水準

　　感覚と運動の高次化理論で示される8つの水準のうち、知覚運動水準では視覚弁別などの認知において目で見ただけでは判断が難しく、運動フィードバックの体性感覚情報が必要で、視覚による認知は運動に追従する段階。目と手の協応は、完成に近いが十分ではない。型を同じ型の穴に入れる型はめの玩具では、同じ形の穴がどれか見ただけではわからず、入るかどうか一つひとつ試して運動による確認をしないとわからない。

　　一つ進んだパターン知覚水準では、視覚弁別などの認知において繰り返し学習された事柄は、視覚情報だけで予測的に判断できるようになるが、丸憶えでの理解で反応が画一的である段階。類似の課題でも、状況や指示に合わせて臨機応変に反応することが難しい。型はめの玩具では、繰り返し経験した形については洞察的に見分けて穴に入れられるが、指示された形に合うものを見比べて、即応的に選択することは難しい。

 ⑦注意機能

　　注意を集中するには、それまで注意を向けていたものから注意を外す（注意の解放）、注意を向ける、注意を持続するという過程が必要である。注意の種類には、分割的注意（複数の対称に注意を向ける機能）、注意の持続（長く注意を向け続ける機能）、選択的注意（複数の情報に対して、能動的に対象を選択し注意を向ける機能。これにより、阻害する他の情報に注意を向けずに注意を持続することができる）などがある。

 ## 初期評価のまとめ（問題点と利点）

　ICFにより機能的評価だけではなく、生活をイメージしながら家族一人ひとりの生活スケジュール、介助や家事の負担などを確認し、本当に困っていることや、獲得したい活動や参加について考えましょう。大変なことでも子育てで当たり前になっていることは、主訴に上がらずに潜在的なニードとなっているため、支援者が掘り起こしていくことが大切です。

Ⅳ 問題点と利点

ICF分類を用いて図1に示す。

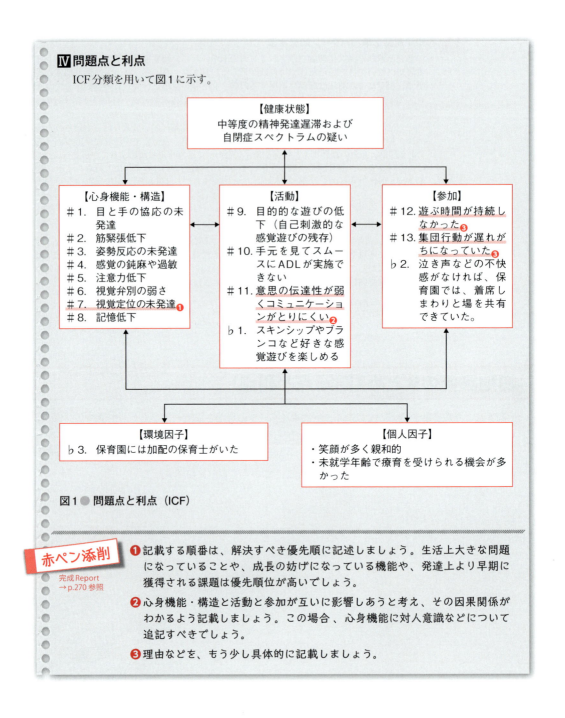

図1 ● 問題点と利点（ICF）

完成Report
→p.270 参照

❶ 記載する順番は、解決すべき優先順に記述しましょう。生活上大きな問題になっていることや、成長の妨げになっている機能や、発達上より早期に獲得される課題は優先順位が高いでしょう。

❷ 心身機能・構造と活動と参加が互いに影響しあうと考え、その因果関係がわかるよう記載しましょう。この場合、心身機能に対人意識などについて追記すべきでしょう。

❸ 理由などを、もう少し具体的に記載しましょう。

治療目標（目標設定）

　成長にはさまざまな視点があり、何を目標にしたらよいか迷うことも多いでしょう。考察で考えた根本的な発達上の課題に対して行うアプローチの目標や、主訴の改善につながる目標を決定すると、一貫した目標設定ができるでしょう。

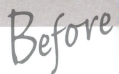

Ⅴ 治療目標

【長期目標（LTG）❶】
①手元をみて操作できるようになる❷
②コミュニケーション手段を育て、不快感を言葉で訴えられるようになる❸

【短期目標（STG）❶】
①触覚の過敏さを軽減する❷
②振幅が40°程度のブランコの揺れに対して、頭部が揺れないよう頸部で支持できるようになる

赤ペン添削
完成Report
→p.270参照

❶ 目標設定では、数週間後であったり、実習終了時など具体的な期間を想定しましょう。
❷ 目標設定はかなり具体的に記載すべきです。
❸ 設定期間内で達成可能な目標を考えましょう。

治療プログラム（治療計画立案）

考察で立てられた方針と食い違いがないようにプログラムを立案しましょう。記載の際には、プログラムの目的ごとに項目を分け優先順に記載しましょう。方法については、対象者の成長に合わせスモールステップで段階的に課題をレベルアップできるように記載しましょう。

Ⅵ 治療プログラム

①感覚調整（STG①、②）
  ・目的：触覚、前庭覚、固有覚の原始系による反応を低減し、識別系の促通を行う。
  ・方法：例）触覚の調整
         体への圧迫タッチを行い視覚定位を促す❶
②姿勢運動の促通❷（STG②）
  ・目的：同時収縮や抗重力運動を育て筋緊張を調整する。立ち直り反応などの姿勢反応を促通する。これらにより頸部の支持性を育てる。
  ・方法：例）抗重力性の促通
         つり棒へのぶら下がり活動などを通して、全身の抗重力伸展を促す❸。
③目と手の協応の促通（LTG①、②）
  ・目的：視覚での運動コントロールを育てる。
  ・方法：体性感覚を感じとり、視覚で確認しながら操作する課題を経験する。2カ所以上の屈折がある輪抜きを経験し、スムースに抜けるようになったら簡単な形の型はめで遊ぶ❹。
④偏食へのアプローチ
  ・目的：好き嫌いを低減する
  ・方法：野菜などは少量を皿に盛るようにし、食べきれるようにすることで達成感を高めることにより偏食を低減する ❺

赤ペン添削
完成Report
→p.270参照

❶ 課題を成長に合わせステップアップするために必要な段階づけがありません。スモールステップでの段階づけが考えられていないと、課題がまったくできなかったときや、難なくできたときにそれ以上のアプローチができなくなってしまいます。

❷ 実施の際の注意点やねらいを具体的に記載しましょう。

❸ 作業分析をしっかり行いましょう。目的となる機能が使用されない作業を用意しても、ねらいを定めたアプローチになりません。

❹ 高次な機能に向けたアプローチでは、複数の下位の機能に向けたアプローチが必要になることがありますので、機能別に整理して記載しましょう。

❺ 評価していない機能に向けたアプローチが混入しています。摂食について評価しプログラム立案における考察を加筆したうえで記載するか、プログラム自体を再考しましょう。

考 察

　各発達領域の状況やそれらの関係性について考察し、状態像を分析しましょう。そこから、主訴や日常の課題と状態像との関連について考察しましょう。構造化してから整理していくと考えやすいでしょう（→+α知識⑧）。そのうえで、主要な発達課題を見つけ、アプローチ方針を決めます。環境因子やニーズや性格なども踏まえてどのようにアプローチしていくのか治療の戦略も考えましょう。

　本書では再評価の考察は記載していませんが、再評価に対する考察も行いましょう。状態像の変化した点について、どのような成長が変化をもたらしたのかなどを考察しましょう。またアプローチについて、その是非や工夫してよかったことなどを記述することもよいでしょう。さらに、今後のアプローチ内容やホームプログラムや展望などについて記述することもよいでしょう。

Ⅶ 考察

　型はめなどの形の弁別課題において繰り返し経験したことのある形であれば、手元の型を一つひとつ順にはめ板に当てて試行錯誤して適合するはめ板を探すのではなく、見ただけで探すことができていた。しかし、はめ板の向きや位置などを変えてしまうと見ただけではわからなくなるため、感覚と運動の高次化の発達はパターン知覚水準であると考えられた。❶

　しかし、手元を見ないなど視覚を使っていない様子がみられ、知覚運動水準の様子もみられた。このことから機能としてはパターン知覚水準に成長しているが、力が発揮されておらず知覚運動水準になっていると考えられた。❷

　以上の考察から、視覚情報に十分に定位し認知していけるようにすることが、本症例のもつ知的な力が発揮できるように支援することになると考えられた。

　視覚には周辺視の過敏さがあり、視覚情報処理の発達を阻害していると推測された。感覚面の評価では触覚に過敏がみられており、外界からの刺激に対して視覚的に定位するといった識別機能が育ちにくかったものと考えられた。❸

　また、頸部の支持性についても筋緊張が低く、未熟と評価された。前庭覚・固有覚など

の感覚調整を行うことや、筋緊張を調整し、姿勢反応を高めることで頸部の支持性を育てることが必要であると考えられた❷❸。

以上の状態が課題となり、主訴につながっていると考えた❹。

赤ペン添削
完成Report
→p.271 参照

❶ 評価した内容についてなぜそのように評価したのかを考察することは、評価のときにすでに分析したことであるので、あまり考察で行わないでもよいです。考察では、なぜそのような状態になっているのかを考えましょう。

❷ 単に問題と決めるのではなく、他の機能の成長にどう影響しているのかなどを構造化した図をもとに考察しましょう。

❸ どのようなアプローチが有効か考えましょう。

❹ 構造化した図をもとに、主訴と状態像がどう関係しているのか考察しましょう。この考察により、どのようなアプローチが主訴の解決に貢献するか見えてくるでしょう。

+α知識 ⑧構造化

各種評価からそれぞれの関連を整理し、全体像を捉え、主訴との関連や主要な課題などを把握するために図解する手法である（**図A**）。

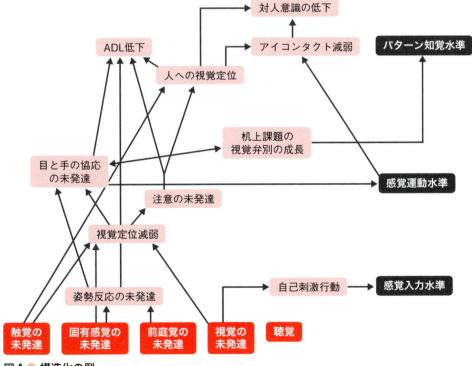

図A ● 構造化の例

おすすめ書籍

Ⅰ）『発達障害の作業療法 ［基礎編・実践編］第2版』（鎌倉矩子，他／編，岩﨑清隆，岸本光夫／著），三輪書店，2015
→ 基礎編では発達障害の定義・正常発達の基礎知識などについて，実践編では支援の内容ごとに各疾患の特徴に沿って解説している教科書。基礎的で重要な内容を網羅している。

Ⅱ）『感覚統合とその実践 第2版』（Bundy AC，他／著，土田玲子，小西紀一／監訳），協同医書出版社，2006
→ 感覚統合理論を神経学な基礎から理論構成・評価と解釈・介入方法まで網羅した専門書である。感覚統合の専門書としては，最も詳しく書かれている書籍の一つ。

Ⅲ）『感覚と運動の高次化からみた子どもの理解』（宇佐川浩／著），学苑社，2007
→ 認知・情緒・自己像の発達を運動表現と視聴覚の統合という視点から，8水準の発達に分析した理論書。また，支援に必要な基本姿勢・考え方から症例まで示した実用書でもある。

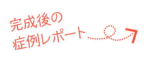

感覚や姿勢運動へのアプローチを通した視覚機能の向上が、対人コミュニケーションやADLの改善につながった中等度の精神発達遅滞と自閉症スペクトラムの疑いがある事例

○○大学作業療法学科4年　実習太郎
実習指導者：中山泰哲

感覚の問題から視覚定位が未発達だった中等度の精神発達遅滞と自閉症スペクトラムの疑いがある事例に対し、感覚や姿勢運動にアプローチした結果、視覚情報処理・コミュニケーション・操作性が成長したので報告する。

I 一般情報

【氏名】Aくん
【年齢／性別】5歳7カ月／男児
【家族構成】
　父（38歳、正社員）、母（36歳、パート15時帰宅）
【センタースケジュール】
　1歳7カ月より利用
　①作業療法：1回／月
　②臨床発達心理：1回／月
　③集団保育：2日／週
【所属・関係機関】
　①B保育園：3日／週（8:30～15:30、3歳児より利用）
　②C病院小児科：2回／年（経過観察、2歳児より通院）
【手帳の有無】療育手帳A–1取得（5歳時）
【主訴】
　母より聴取（保護者の優先順に記載）
　①「触られるのが嫌で入浴で体を洗うのが大変」
　②「泣き声が嫌で、耳を押さえたり座り込んだりする」
　③「何もすることがないときはいつも自宅では寝そべっている」
　④「砂場で遊べない（砂が触れない）」
【生育暦】
- 出生状況：在胎40週、出生時体重3,150g、アプガースコア9点、帝王切開で出産、黄疸普通、ABR検査問題なし
- マイルストーン：定頸5カ月、寝返り6カ月、座位7カ月、四つ這い10カ月、つかまり立ち1歳1カ月、立位1歳5カ月、独歩1歳6カ月、初語3歳1カ月（車をブーブ）、叙述の指差し3歳2カ月、指差しの理解－

【既往歴】
- 診断名：精神発達遅滞、自閉症スペクトラムの疑い
- 合併症：左眼に外斜視（屈折検査では左右とも2.0）
- 服薬：なし

II 他部門情報

【臨床心理士】
- 新版K式発達検査：生活年齢5歳3カ月、姿勢－運動2歳（38）、認知－適応2歳6カ月（48）、言語－社会2歳3カ月（43）、全領域2歳4カ月（43）
  ▶検査時の様子：手元をよく見ないためできない課題があった。
- 目標：よく見てズボンに足を通せるようになる。
- 支援方針：手元の感覚を目で確認する経験を積む。

【集団療育担当保育士】
入園当時に比して目線が合うことが増えたが、ふざけて指示に応じない様子も増えた。着席はしているがリーダーを見ずに服を噛んだり、天井の電気を見ていた。

III 作業療法評価

1. 第一印象
四肢が細く体の大きな短髪の男児で、指を噛んでいた。視線が合わず「嫌」などの言葉があったが、単語は少なかった。「座る」などの指示は理解していた。

2. 感覚
   【触覚】
   鈍麻と過敏（軽く触れても気づかない、糊を触れないなど）、頻繁に指を噛むなど感覚欲求があった。
   【固有覚】
   鈍麻（体が服に引っかかっても気づかないなど）
   【前庭覚】
   鈍麻（大きな体の傾きに気がつかない）
   【視覚】
   光を視野の端で見続けるなど、周辺視の自己刺激行動がみられた。

3. 姿勢―運動
   【反射・反応】
   - 原始反射：把握反射（−）、STNR（−）、TLR（−）、ATNR（−）
   - 立ち直り反射：遅延しやすく弱いうえ、持続しにくかった。バルーンシッティングでは15°程度の傾きに対して立ち直るが維持できなかった。15～25°では立ち直りが不十分で倒れた。
   - 平衡反応：無
   【筋緊張】
   全身に低緊張がみられ、特に頸部の低緊張が顕著であった。
   【上肢機能】
   - 支持性：不安定。肩の100°以上の屈曲位保持は不可。
   - 目と手の協応：不十分（リーチ開始時点は見るが、すぐ視線が外れた。触れると再び見た）
   - 前腕の回内外：体を触る時など可能。道具操作では肩の外転で代償した。

4. 認知
   【記憶】
   - 短期記憶：1つは可能、2つは不可
   - 長期記憶：繰り返し経験する事柄は憶えている（歌など）
   【視知覚・視覚認知】
   - 形態弁別：○△□は区別が可能で、同形の穴に入れられた。穴を6種類に増やすとわからなかった。また、凸◇♡は弁別できなかった。
   【感覚と運動の高次化】
   机上課題ではパターン知覚水準を示す様子が観察されたが、日常生活では手元を見ていないことも多く、知覚運動水準を示す様子が頻繁にみられた。また、自己刺激行動も多くみられた。
   【注意機能】
   - 注意の持続：弱い。絵本読みなどでは30～60秒ほど持続する。
   - 注意の解放：難しい。光刺激など感覚的な刺激に注意が向くと、ほかに注意を向けられなかった。

5. 対人面
   - 対人意識：弱かった。注意が向きにくく、アイコンタクトが少なかった。スキンシップ遊びでは相手を見て、かかわりを期待していた。

6. ADL
   【更衣】
   上衣は最大介助。下衣は中等度介助。衣服を見せると自発的に手足を差し込むが、最後までしっかりとみていないことが多くやり直すことが多かった。
   【排泄】
   排尿は予告がなく、1時間ごとの促しで排尿した。排便は自立。後始末は全介助。

Ⅳ 問題点と利点
ICF分類を用いて図1に示す。

Ⅴ 治療目標
【長期目標（LTG）：2カ月】
①手元を見て靴を履けるようになる
②相手の顔を見てコミュニケーションをとれるようになる
【短期目標（STG）：1カ月】
①大人に上腕を握られるなどの触刺激を受容する
②振幅が40°程度のブランコの揺れに対して、頭部が揺れないよう頸部で支持できるようになる

Ⅵ 治療プログラム
①感覚調整（STG ①、②）
- 目的：触覚、前庭覚、固有覚の原始系による反応を低減し、識別系の促通を行う。
- 方法：例）触覚の調整
  体への圧迫タッチを行い視覚定位を促す。使用する素材は、硬く肌触りのよい物からやわらかく、粘着感のあるものにステップアップしていく。

②姿勢運動の促通（STG ②）

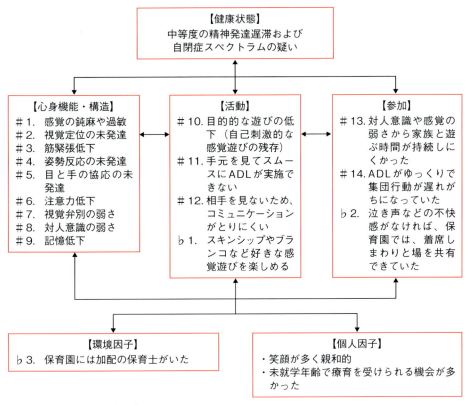

図1 ● 問題点と利点（ICF）

＊十分な前庭覚や固有覚の調整を行った後に実施する。
・目的：同時収縮や抗重力運動を育て筋緊張を調整する。立ち直り反応などの姿勢反応を促通する。これらにより頸部の支持性を育てる。
・方法：例）抗重力性の促通
腹臥位で遊具に乗り、全身の抗重力伸展を促す。肩関節の伸展による体幹伸展の代償動作に注意する。徐々に抗重力屈曲も促通する。

③目と手の協応の促通（LTG ①、②）
・目的：視覚での運動コントロールを育てる。
・方法1）プログラム①、②のアプローチで手先の体性感覚と手元を見るためのヘッドコントロールを育てる。
・方法2）体性感覚を感じとり、視覚で確認しながら操作する課題を経験する。2カ所以上の屈折がある輪抜きを経験し、スムースに抜けるようになったら簡単な形の型はめで遊ぶ。

Ⅷ 考察
1. 治療方針・戦略

　認知機能では、机上課題においてパターン知覚水準の力が発揮できるが、日常では手元を見ておらず未熟な知覚運動水準が多くみられた。自己刺激行動も多く、さらに未熟な感覚入力水準も頻繁にみられた。このため、相手の顔や手元をよく見ないことが多く、結果的に光を見続けるなどの一人遊びになりやすいうえ、ADLも未熟であった。
　このような机上課題と日常との場面差は、視覚での識別と運動調節が未熟なため、操作面や対人コミュニケーション面にまで認知の成長が拡大していないことが一因と考えられた。視覚情報処理を育てることが知的な力を発揮させ、ADLの成長や自閉的傾向の緩和につながると考えられた。
　しかし視覚は、周辺視の過敏さがあり、視覚情報処理の発達を阻害していた。また、他の感覚でも過敏や鈍麻があり、外界の刺激に視覚定位する機能が育ちにくかったため、中心視を使い人や物へ注意を向けることが未発達となったと考えた。このため、

感覚統合療法により前庭覚や体性感覚や視覚の感覚を識別する機能を育て感覚調整を行うことで、中心視による視覚定位を促すことが視覚情報処理の向上に有効なアプローチであると考えた。

また、視覚定位を行うには頭部および眼球を対象に向け続けることが必要だが、これには適度な筋緊張をもとにした、姿勢反応の成長から頸部の支持性獲得が前提となる。しかし、本症例は前庭覚と固有覚の鈍麻によって筋緊張が低く、姿勢反応が減弱していたと考えられた。前庭覚や固有覚の感覚調整を行い、前庭覚や固有覚の統合による姿勢反応を育てることで、見るために安定した姿勢が獲得され、視覚定位も発達すると考えた。これらの成長により、大切な情報に視覚定位しやすくなり、目と手の協応や対人意識の成長につながると考えられた。

2. 主訴との関連

主訴の①と④は触覚の過敏性、②は聴覚の過敏性によるものと考えた。よって、感覚調整により改善がみられると考えられた。③は低緊張と姿勢反応の弱さが背景にあると考えられた。感覚調整と姿勢反射・反応の促通により改善されると考えた。

3. プログラムに対する考察

【感覚調整】

体への圧迫タッチ課題では、触覚の過敏性が特に頸や体幹などの近位部にみられたため、経過とともに手足から体幹に近い部位に変移して行った。素材のステップアップと合わせ部位にも配慮したことで、識別的な機能を促通することができた。しかし、繰り返し何度も実施することに抵抗がみられるようになった。タッチと同時に手遊び歌を歌うなど遊びの要素を取り入れながら、歌によって終了までの時間を見通せるように工夫することで、心理的な不安を除去することができ抵抗がなくなった。

【姿勢運動の促通】

大きな板状のブランコに腹臥位で乗る課題では、頭部や上下肢の抗重力伸展が現れなかった。しかし、風船にタッチを促すなど、手を挙上してリーチする目的を用意することで、抗重力姿勢を発揮することができ、広背筋による代償動作も抑制できた。また、モチベーションも持続でき、視覚定位も促しやすかった。ブランコが揺れの頂点ではリーチしやすく、底辺ではリーチがみられなかったが、位置により水平面に対するブランコの角度が違うことで、抗重力方向への負荷が変わることが抗重力姿勢をとれるか否かの違いになったと考えられた。

【目と手の協応の促通】

2カ所以上の屈折がある棒から輪を抜きとる課題では、動作の開始では手元を見ているが視線が外れやすく、屈折箇所で棒に輪がぶつかって、また手元を見るといった様子だった。屈折しているところをじっくり触りながら視覚的にも確認することや、提示位置を真正面から右側に寄せることで、右手の正中線を越えたリーチが起こらないように配慮しながら実施した。結果、常時視覚的に確認しながらスムースに輪を抜きとることができるようになった。今後は、対側方向や正中を交差したリーチが起こるようにしたり、屈折回数の多い棒からの抜きとりを課題にしていき、順次型はめ課題も実施していくことでステップアップが図られると考えられた。

略語一覧

疾患名・解剖学用語

略語	欧文	日本語
CI	Cerebral Infarction	脳梗塞
CP	Cerebral Palsy	脳性麻痺
CVA	Cerebrovascular Vascular Accident	脳卒中
DVT	Deep Vein Thrombosis	深部静脈血栓症
PD	Parkinson's Disease	パーキンソン病
SAH	SubArachnoid Hemorrhage	くも膜下出血
TIA	Transient Ischemic Attack	一過性脳虚血性発作

評価尺度・検定

略語	欧文	日本語
ABR	Auditory Brain Stem Response	聴性脳幹反応
ACIS	Assessment of Communication and Interaction Skill	
ADL	Activities of Daily Living	日常生活動作
AMPS	Assessment of Motor and Process Model	
BADS	Behavioural Assessment of the Dysexecutive Syndrome	遂行機能障害症候群の行動評価
BIT	Behavioral Inattention Test	
BPSD	Behaviorl And Psychological Symptoms	
CAT	Clinical Assessment for Attention	標準注意検査
DASH-JSSH	Disability of the Arm, Shoulder and Hand–Japanese Society for Surgery of the Hand	上肢障害評価表
DTVP	Developmental Test of Visual Perception	視知覚発達検査
FAB	Frontal Assessment Battery	前頭葉機能検査
FIM	Functional Independence Measure	機能的自立度評価表
FIQ	Full Scale IQ	全検査指数
GAF	Global Assessment of Functioning	機能の全体的評定尺度
GATB	General Aptitude Test Battery	厚生労働省編一般職業適性検査
GCS	Glasgow Coma Scale	グラスゴー コーマ スケール
GDS15	Geriatric Depression Scale 15	老年期うつ病評価尺度
GMFCS	Gross Motor Function Classification System	粗大運動機能分類システム
HAM-D	Hamilton Rating Scale for Depression	ハミルトンうつ病評価尺度
HDS-R	Hasegawa Dementia Rating Scale-Revised	改訂 長谷川式簡易知能評価スケール
IADL	Instrumental Activities of Daily Living	手段的日常生活動作
ICF	International Classification of Functioning, Disability and Health	国際生活機能分類
JCS	Japan Coma Scale	ジャパン コーマ スケール
MAS	Modified Ashworth Scale	痙縮評価法
MMSE	Mini-Mental State Examination	簡易認知機能検査
MMT	Manual Muscle Test	徒手筋力検査

略語	欧文	日本語
NRADL	the Nagasaki University Respiratory Activities of Daily Living Questionnaire	長崎大学呼吸日常生活活動評価表
NRS	Numeric Rating Scale	
PASAT	Paced Auditory Serial Addition Test	
PIQ	Performance IQ	動作性指数
PO	Perceptual Organization	知覚統合
PS	Processing Speed	処理速度
RBMT	Rivermead Behavioural Memory Test	リバーミード行動記憶検査
RCPM	Raven's Coloured Progressive Matrices	レーヴン色彩マトリックス検査
ROCFT	Rey-Osterrieth Complex Figure Test	Rey複雑図形検査
ROMT	Range of Motion Test	関節可動域検査
SDS	Self-rating Depression Scale	うつ性自己評価尺度
SIAS	Stroke Impairment Assessment Set	脳卒中機能障害評価法
SLTA	Standard Language Test of Aphasia	標準失語症検査
SMSF	Invetory Scale for Mood and Sense of Fatigue	気分と疲労のチェックリスト
S-PA	Standard verbal paired-associate learning test	標準言語性対連合学習検査
SPTA	Standard Performance Test for Apraxia	標準高次動作検査
STEF	simple test for evaluating hand function	簡易上肢機能検査
SWT	Semmes-Weinstein Monofilaments test	
TMT	Trail Making Test	トレイルメーキングテスト
TUG	Timed Up and Go Test	
UPDRS	Unified Parkinson's Disease Rating Scale	
VAS	Visual Analogue Scale	
VC	Verbal Comprehension	言語理解
VIQ	Verbal IQ	言語性指数
VPTA	Visual Perception Test for Agnosia	標準高次視知覚検査
VQ	Volitional Questionnaire	意志質問紙
WAB	Western Aphasia Battery	
WAIS-Ⅳ	Wechsler Adult Intelligence Scale-Ⅳ	ウェクスラー成人知能検査
WCST	Wisconsin Card Sorting Test	
WM	Working Memory	作動記憶
WMS-R	Wecheler Memory Scale-Reviced	ウェクスラー記憶検査法

その他の用語

略語	欧文	日本語
BMI	Body Mass Index	
BRS	Brunnstrom Recovery Stage	ブルンストローム回復段階
CT	Computed Tomography	コンピューター断層撮影法
HR	heart rate	心拍数
ICD-10	International Statistical Classification of Diseases and Related Health Problems-10	国際疾病分類 第10版

略語	欧文	日本語
ICU	Intensive Care Unit	集中治療室
LTG	Long Term Goal	長期目標
MFS	Manual Function Test	脳卒中上肢機能検査
MRI	Magnetic Resonance Imaging	磁気共鳴画像
MTDLP	Management Tool for Daily Life Performance	生活行為向上マネジメント
POD	Post Operation Days	術後
PR	pulse rate	脈拍数
ROM	Range of Motion	関節可動域
SSRI	Selective Serotonin Reuptake Inhibitor	選択的セロトニン再取り込み阻害薬
SST	Social Skills Training	社会生活技能訓練
STG	Short Term Goal	短期目標

血算・血液生化学検査

略語	日本語	基準値（単位）
Alb	アルブミン	3.8〜5.3 (/μL)
CPK (CK)	クレアチンフォスフォキナーゼ	男性：60〜270 (IU/L) 女性：40〜150 (IU/L)
CRP	C-リアクティブ・プロテイン（C反応性タンパク）	0.30以下 (mg/dL)
D-dimer	Dダイマー	150以下 (ng/mL)
Hb	ヘモグロビン	男性：13.5〜17.5 (mg/mL) 女性：11.5〜15.0 (mg/mL)
HbA1c	糖化ヘモグロビン	4.6〜6.2 (%)
Ht	ヘマトクリット	男性：39.7〜52.4 (%) 女性：34.8〜45.0 (%)
HDL-C	高比重リポタンパク（HDL）コレステロール	男性：40〜85 (%) 女性：40〜95 (%)
LDL-C	低比重リポタンパク（LDL）コレステロール	65〜139 (mg/dL)
RBC	赤血球数	男性：430万〜570万 (/μL) 女性：380万〜500万 (/μL)
T-cho	総コレステロール	120〜219 (mg/dL)
TP	総タンパク	6.7〜8.3 (g/dL)
TG	中性脂肪	30〜149 (mg/dL)
WBC	白血球数	3,000〜9,000 (/μL)

索引

● 欧文 ●

A
ACIS ……………………………… 66
AMPS ……………………………… 70
Andersonの基準の土肥変法
  ………………………………… 36, 218

B
BIT行動性無視検査日本版 …… 37

C
CAT ……………………………… 51
CP ………………………………… 242

D
D-dimmer値 …………………… 228
DTVP …………………………… 248

F
FAB ……………………………… 51
Frostig視知覚発達検査 ……… 248

G
GAF ……………………………… 169
GDS15 …………………………… 215
GMFCS ………………………… 247

H
HAM-D ………………………… 196
HDS-R …………………………… 51
Hoehn & Yahrの重症度分類
  …………………………………… 111
Homans徴候 …………………… 228

K
Kohs立方体組み合わせテスト
  …………………………………… 183

M
MAS ……………………………… 51
MMSE …………………………… 51
Modified Stroop Test ………… 51
MTDLP …………………………… 38

N
N式老年者用精神状態尺度 … 230

P
PASAT …………………………… 51

R
RBMT …………………………… 51
RCPM …………………………… 51
Rey複雑図形検査 ……………… 51

S
SDS ……………………………… 196
SLTA …………………………… 51
SMART Goalsの原則 ………… 26
SMSF …………………………… 154
SPA ……………………………… 51
SPTA …………………………… 51
SST ……………………………… 172

T
TMT ……………………………… 51
TUG ……………………………… 118

U
UPDRS ………………………… 116

V
Vitality Index ………………… 215
VPTA …………………………… 51
VQ ……………………………… 154

W
WAB総合失語症検査 ………… 68
WAIS-Ⅲ ……………………… 182
WAIS-Ⅳ ……………………… 51
WAVES ………………………… 248
WCST …………………………… 51
wearing off現象 ……………… 118
WMS-R ………………………… 51

索引

● 和　文 ●

あ
アンダーソンの基準の土肥変法 36, 218

い
医学的情報 25
移行支援 165
意志質問紙 154
一般情報 25
意欲の指標 215

う
ウェクスラー記憶検査法 51
ウェクスラー成人知能検査 51
うつ病 191
うつ病自己評価尺度 196
運動合併症 118
運動強度の目安 218

お
オコナー巧緻テスト 136

か
解体型 164
外的補助具 88
かなひろいテスト 51
カルボーネン法 218
簡易認知機能検査 51
患者プライバシー保護 28

き
記憶 86
気分障害 191
気分と疲労のチェックリスト 154
希望 21
基本訓練法 172

基本情報 25
興味関心チェックシート 154
筋緊張 51

く
くも膜下出血 81

け
頸椎症性脊髄症 130
血圧管理 36
血清アルブミン値 228
現代型うつ病 191
現代抑うつ症候群 191

こ
考察 27
高次脳機能検査 51
高次脳機能障害 80
高次脳機能のテストバッテリー ... 51
構造化 267
巧緻動作 131
コース立方体組み合わせテスト
 .... 51, 183
個人情報保護 28

さ
最終評価 26
再評価 26
作業療法評価 25

し
視覚 262
ジスキネジア 118
視知覚検査 248
失行 69
失語症 61
失語症状 68
社会的情報 25
従来型うつ 191

就労移行支援事業所 164, 165
就労継続支援 171
主訴 21
障害高齢者の日常生活自立度
 215
症例紹介 25
症例報告書の書き方 25
初期評価 25
初期評価のまとめ 25
人工骨頭置換術 227
身体図式 262
新版K式発達検査 260
深部静脈血栓症 228

す
図形模写課題 51
ストレングスモデル 150

せ
生活機能障害度分類 116
生活行為向上マネジメント 38
生活年表 151
精神発達遅滞 178
接枝分裂病 178
前駆期 164
全体像 21
全体像のまとめ 25
前頭葉機能検査 51
線分二等分試験 51
線分抹消試験 51

そ
粗大運動機能分類システム ... 247

た
大腿骨頸部骨折 224, 227
タイトル 16
田中ビネー式知能検査 182
他部門情報 25

277

ち

地域活動支援センター …… 164, 165
知覚運動水準 …………………… 263
地活 ………………………………… 165
注意機能 …………………………… 263
治療計画立案 ……………………… 26
治療契約 …………………………… 207
治療プログラム …………………… 26
治療（プログラム）経過 ………… 26
治療目標 …………………………… 26

て

ディスチミア親和型うつ ……… 191
デマンド …………………………… 21

と

統合失調症 ……………… 148, 164, 178
統合と解釈 …………………… 21, 25
橈骨遠位端骨折 …………………… 96
動作分析 …………………………… 52
特別支援学級 …………………… 181
閉ざされた質問 ………………… 150

に

ニーズ ……………………………… 21
ニード ……………………………… 21
認知症 …………………………… 210
認知障害 …………………………… 80
認知症高齢者の日常生活自立度
 ………………………………… 215

ね

寝たきり度 ……………………… 215

の

脳出血 ……………………… 30, 45
脳性麻痺 ………………………… 242
脳卒中 ……………………………… 30

は

パーキンソン症候群 …………… 111
パーキンソン病 ………………… 110
パーデューペグボードテスト … 136
バイタルサイン …………………… 36
破瓜型 …………………………… 164
はじめに …………………………… 25
長谷川式簡易知能評価スケール
 …………………………………… 51
パターン知覚水準 ……………… 263
発達障害 ………………………… 257
ハミルトンうつ病評価尺度 …… 196

ひ

左半側空間無視 ………………… 54
左片麻痺 …………………… 30, 45
必要性 ……………………………… 21
評価項目 …………………………… 17
評価のまとめと考察 ……………… 25
標準言語性対連合学習検査 …… 51
標準高次視知覚検査 …………… 51
標準高次動作検査 ……………… 51
標準失語症検査 ………………… 51
標準注意検査 …………………… 51
開かれた質問 …………………… 150

ふ

服薬アドヒアランス …………… 174
フロスティッグ視知覚発達検査
 ………………………………… 248
文献 ………………………… 18, 23, 24

へ

ベントン視覚記銘検査 ………… 51

ほ

防衛反応 ………………………… 262
ホーエン・ヤールの重症度分類
 …………………………………… 111
ホープ ……………………………… 21
ホーマン徴候 …………………… 228

ま

マイルストーン ………………… 259

み

右片麻痺 …………………………… 61
「見る力」を育てるビジョン・アセスメント ……………………… 248

め

メモリーノート …………………… 88
メランコリー親和型うつ ……… 191

も

妄想型 …………………………… 148
目標設定 …………………………… 26
文字抹消試験 …………………… 51
問題解決法 ……………………… 172
問題点の焦点化 …………………… 26
問題点の抽出 ……………………… 26

や

薬剤情報 …………………………… 22

り

利点と問題点 ……………………… 26
リバーミード行動記憶検査 …… 51
リハゴール ………………………… 26
リハ中止基準 ……………………… 36

れ

レーヴン色彩マトリックス検査 … 51
レポート作成のためのセルフチェックシート ……………………… 19

ろ

老年期うつ病評価尺度 ………… 215

編者 Profile

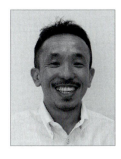

岡田　岳　Gaku Okada

マロニエ医療福祉専門学校 作業療法学科
資格　作業療法士、精神保健福祉士、社会福祉士

2000年 東京都立医療技術短期大学作業療法学科卒業、2012年 日本福祉大学通信教育部福祉経営学部医療・福祉マネジメント学科卒業〔学士（福祉経営学）〕、2018年 目白大学大学院リハビリテーション学研究科リハビリテーション学専攻〔修士（リハビリテーション学）〕修了。2000年社会福祉法人美里会入職（知的障害領域、精神障害領域、職業リハビリテーション領域を主に行う）、2005年 同法人通所介護施設運営管理者、2007年 学校法人産業教育事業団マロニエ医療福祉専門学校作業療法学科専任教員

Message　学生時代に実習は正直辛いと感じていました。しかし、資格を取り現場に出て悩んだときに手に取っていたのは、実習中のレポートや実習指導者から指導を受けた内容でした。レポート作成を通じて皆様の成長に繋がることを願っています。

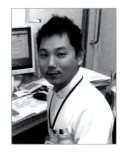

長谷川 明洋　Akihiro Hasegawa

群馬大学医学部附属病院 リハビリテーション部
資格　作業療法士、保健学修士

2000年 東京都立医療技術短期大学作業療法学科卒業、2000年 財団法人脳血管研究所美原記念病院リハビリテーション科入職、2007年 群馬大学医学部附属病院リハビリテーション部入職、2009年 Funcitional Capacity Evaluations Hands On Work shop and Certification seminaor 米国（ミネソタ）研修、2010年 同リハビリテーション部主任作業療法士、群馬大学大学院医学系研究科保健学専攻博士前期課程修了、日本救急医学会認定第3回群馬大学ICLSコース認定、2013年 群馬大学非常勤講師、2017年 群馬県作業療法士会理事、事務局長、現在に至る

Message　実習で疲れ果ててしまう前に、本書を開き、少しでも楽できることは楽をしていただきたいと思います。新人の作業療法士の方やこれから実習指導や教育に当たる方々にも多く読んでいただき、指導の際の一助としていただきたいと思います。すべての方にとって、豊かで実りある実習経験となりますように。

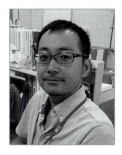

照井 林陽　Rin-yo Terui

専門学校社会医学技術学院 作業療法学科
資格　作業療法士

2004年 関東リハビリテーション専門学校作業療法学科卒業、2004年 医療法人社団明和会西八王子病院リハビリメーション科入職、2010年 一般財団法人日本リハビリテーション振興会専門学校社会医学技術学院作業療法学科入職

Message　私は、学生時代に楽しい実習と辛い実習の両方を経験しています。今でも思うのは、「レポート作成を円滑に行えたなら、ケースに対してもっとエネルギーと時間を割けたのではないか」ということです。この本を、準備性が低い学生時代の自分、自己流でレポート指導を行う指導者時代の自分に手渡すことはできませんが、少しでも多くの方々の手に渡ることで対象者への還元、貢献となることが何よりの望みです。

OT症例レポート赤ペン添削　ビフォー&アフター

2018年9月20日　第1刷発行	
2021年2月20日　第2刷発行	

編　集	岡田　岳，長谷川明洋，照井林陽
発行人	一戸裕子
発行所	株式会社　羊　土　社
	〒101-0052
	東京都千代田区神田小川町2-5-1
	TEL　　03 (5282) 1211
	FAX　　03 (5282) 1212
	E-mail　eigyo@yodosha.co.jp
	URL　　www.yodosha.co.jp/
装　幀	山口秀昭 (Studio Flavor)
印刷所	株式会社平河工業社

ⓒ YODOSHA CO., LTD. 2018
Printed in Japan

ISBN978-4-7581-0232-2

本書に掲載する著作物の複製権，上映権，譲渡権，公衆送信権（送信可能化権を含む）は（株）羊土社が保有します．
本書を無断で複製する行為（コピー，スキャン，デジタルデータ化など）は，著作権法上での限られた例外（「私的使用のための複製」など）を除き禁じられています．研究活動，診療を含み業務上使用する目的で上記の行為を行うことは大学，病院，企業などにおける内部的な利用であっても，私的使用には該当せず，違法です．また私的使用のためであっても，代行業者等の第三者に依頼して上記の行為を行うことは違法となります．

JCOPY ＜(社)出版者著作権管理機構　委託出版物＞
本書の無断複写は著作権法上での例外を除き禁じられています．複写される場合は，そのつど事前に，(社) 出版者著作権管理機構（TEL 03-5244-5088, FAX 03-5244-5089, e-mail：info@jcopy.or.jp）の許諾を得てください．

乱丁，落丁，印刷の不具合はお取り替えいたします．小社までご連絡ください．